大健康系列教材

中医健康管理
适宜技术

主　编　冯毅翀　周秀芳

U0206197

西南交通大学出版社
·成　都·

图书在版编目（ＣＩＰ）数据

中医健康管理适宜技术 / 冯毅翀，周秀芳主编. —
成都：西南交通大学出版社，2023.6
ISBN 978-7-5643-9311-3

Ⅰ. ①中… Ⅱ. ①冯… ②周… Ⅲ. ①中医学－保健
Ⅳ. ①R212

中国国家版本馆 CIP 数据核字（2023）第 102238 号

Zhongyi Jiankang Guanli Shiyi Jishu

中医健康管理适宜技术

主编　冯毅翀　周秀芳

责 任 编 辑	牛　君
助 理 编 辑	姜远平
封 面 设 计	阎冰洁
出 版 发 行	西南交通大学出版社
	（四川省成都市金牛区二环路北一段 111 号
	西南交通大学创新大厦 21 楼）
发行部电话	028-87600564　028-87600533
邮 政 编 码	610031
网　　　址	http://www.xnjdcbs.com
印　　　刷	四川煤田地质制图印务有限责任公司
成 品 尺 寸	185 mm × 260 mm
印　　　张	14.25
字　　　数	312 千
版　　　次	2023 年 6 月第 1 版
印　　　次	2023 年 6 月第 1 次
书　　　号	ISBN 978-7-5643-9311-3
定　　　价	45.00 元

大 健 康 系 列 教 材

建设委员会

《中医健康管理适宜技术》

编 委 会

主　　编　冯毅翀（贵州中医药大学）

　　　　　周秀芳（贵州中医药大学）

副 主 编　韩良福（贵州中医药大学）

　　　　　荆纯祥（广州中医药大学）

　　　　　刘婉祯（广州市海珠区妇幼保健院）

编　　委（以姓氏笔画为序）

　　　　　王汉华（贵州中医药大学）

　　　　　叶恩辰（维蜜医疗有限公司）

　　　　　汶　希（西安工业大学）

　　　　　陶景景（西南财经大学天府学院）

　　　　　宿　凡（贵州中医药大学）

编写秘书　杨　堂（贵州中医药大学）

　　　　　舒福超（贵州中医药大学）

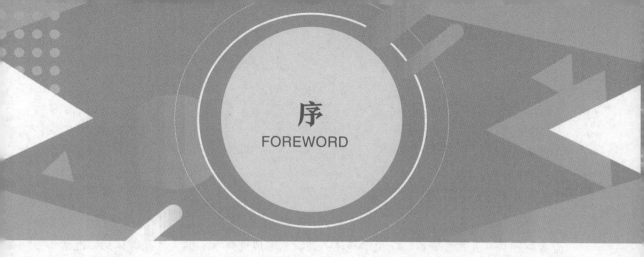

序
FOREWORD

　　党的十八大以来，以习近平同志为核心的党中央把维护人民健康摆在更加突出的位置。为推进健康中国建设，提高人民健康水平，2016 年，中共中央、国务院印发并实施《"健康中国 2030"规划纲要》。2017 年，党的十九大作出实施健康中国战略的重大决策部署。2019 年 6 月，国务院相继印发《国务院关于实施健康中国行动的意见》及《关于促进健康服务业发展的若干意见》，指出人民健康是民族昌盛和国家富强的重要标志，为健康中国行动明确了具体目标，也为全民的健康服务事业发展提供了行动指南。

　　健康中国的内涵，不仅是确保人民身体健康，更涵盖全体人民健康环境、健康经济、健康社会在内的"大健康"。习近平总书记强调，"要倡导健康文明的生活方式，树立大卫生、大健康的观念，把以治病为中心转变为以人民健康为中心"。所谓大健康，就是围绕人的衣食住行、生老病死，对生命实施全程、全面、全要素呵护，不仅追求个体身体健康，也追求心理健康、精神健康。构建大健康体系、推进健康中国建设，需要在各个领域深化改革、守正创新。

　　2020 年上半年，新冠疫情在全球范围暴发，使"健康"成为全球性议题，也使人们的健康理念发生深刻变化。这场疫情对健康管理服务体系和健康管理学科提出更多、更深层次的要求，也暴露出我们在很多问题上认识的不足，以及相关领域人才的匮乏。

　　面对疫情提出的新挑战、实施"健康中国"战略的新任务、世界医学发展的新要求，我国医学人才培养结构亟须优化，人才培养质量亟待提高。因此，高校医学类专业如何加快专业教育变革，立足学科体系建设，形成更高水平的人才培养体系，推动相关专业规范化、高质量发展，提升专业人才培养和精准服务能力，成为一个突出的、紧迫的课题。这也对健康教育教材的编写理念，内容的更新速度、全面性和生活性等方面提出了新的更高要求。

在此背景下，西南交通大学出版社立足西南高校，重点针对应用型本科高校学生的特点，以培养应用型、技术技能型人才为目标，适时组织策划了这套"大健康"系列教材。本套教材的编写适应时代要求，以推进"健康中国"建设为使命，符合我国高等医学教育改革和健康服务业发展趋势，突出内容上的两个特点：一是坚持"三基五性三特定"的基本原则，力求体现专业学科特点和"以学生为中心"的编撰理念。二是展现大健康体系建设的开创性与实用性，并按照"课程思政"教学体系改革的要求，体现了教材的"思政内涵"；丰富了教材的呈现方式，实现了数字技术与教材的深度融合，也体现了本套教材侧重应用型的编写初衷。

无论是常态化疫情防控，还是推进"健康中国"建设，都需要党和政府强力推进，更需要全社会普遍参与。把健康融入所有政策之中，将卫生健康事业从少数部门的业务工作变成全党全社会的大事，才能为提高人民健康奠定更广泛的社会基础。本套教材的出版，对推动建设具有中国特色的健康管理学科，培养复合应用型公共卫生与健康人才，构建大健康体系，助力"健康中国"战略实施，具有一定的推动作用。同时，本套教材可作为各地培养大健康产业发展急需专业人才的通用性系列教学用书，还可以满足广大读者对大健康产业发展知识与技能的自学之需，填补了目前国内这方面教材的短板与不足，实现了编写者们辛勤努力的共同愿景。

为此，特以作序。

海南医学院管理学院
海南南海健康产业研究院　　曾　渝

2021 年 5 月于海口

前 言
PREFACE

随着我国经济社会的进步，人民生活水平的提高，以及健康转型、老龄化社会到来、疾病谱变化等，人民群众对健康服务有了更高层次、更加多样的需求，对中医药健康服务也提出了新期待。作为健康服务与管理专业的特色课程，中医健康管理适宜技术旨在培养满足社会多样化需求，适应健康模式转变和大健康产业发展需要，德、智、体、美全面发展，具有良好的职业道德、职业技能和协调沟通能力以及创新精神，掌握中医健康管理理论知识与实践技能的健康服务与管理的专业人才。本教材既可以作为全国高等院校健康服务与管理及相关本科专业（如中医养生学、中医康复学等）的教材，也可以作为高职高专院校相关专业的教材。

本教材秉承系列教材编写初衷，从健康服务与管理专业的培养目标出发，注重教材的思想性、科学性、适用性和创新性。教材主要内容包括绪论、中医健康管理的理论基础、中医健康信息采集与管理、中医健康风险评估、中医药健康素养与健康教育、中医健康干预手段、不同人群的中医健康管理、社区中医健康管理以及常见慢性病（糖尿病、高血压、冠心病、脑卒中等）的中医健康管理。全书紧扣《"健康中国2030"规划纲要》《中医药发展战略规划纲要（2016—2030 年）》等中医药健康管理政策，在每一章节，都明确了知识目标和思政目标，编写时注重知识的重点和难点，并通过案例和实训，引发学生的兴趣和思考，也强化了实践能力的培养。在每章节学习后，精心准备了思考题，帮助学生巩固所学内容，并引导学生思考创新。

本教材编写分工具体为：第一章（冯毅翀），第二章（周秀芳、王汉华），第三章（韩良福），第四章（荆纯祥、刘婉祯），第五章（陶景景），第六章（周秀芳、刘婉祯），第七章（汶希），第八章（周秀芳、叶恩辰），第九章（冯毅翀）。舒福超、杨堂协助排版整理，冯毅翀、周秀芳负责全书的统稿工作。

当今社会健康管理学科、健康服务业和产业发展迅速，中医健康管理内容涉及面广，但由于中医健康管理起步相对较晚，并且限于编者水平及编写时间仓促等，本书难免存在纰漏和错误，恳请同行专家和广大读者批评指正。

编 者

2022 年 8 月

目录
CONTENTS

第一章

绪　论

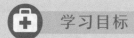

学习目标

知识目标：

（1）掌握中医健康管理和中医健康管理适宜技术等相关概念。

（2）熟悉中医健康管理的发展历史，德尔菲法和成分分析在适宜技术指标体系构建中的应用。

（3）了解中医健康管理服务发展现状，互联网+中医健康管理模式。

思政目标：

结合我国卫生健康事业和中医药事业发展的实际情况，认识推广应用中医健康管理适宜技术的重要性。同时，激发对中医健康管理的兴趣，培养对中医健康管理适宜技术推广应用的专业价值追求。

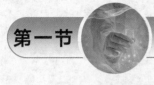

第一节 中医健康管理概述

一、中医健康管理的概念与内涵

学术界对中医健康管理的研究起步较晚，而且更多的是将健康管理与中医临床相结合，运用于慢性病与常见病的预防、干预控制及康复。在当前互联网+医疗健康迅速发展的背景下，也涌现出借助现代信息技术，提出并开发中医健康管理系统的研究与实践。但目前对于中医健康管理的概念描述较少，对其理论体系的认识更是不成系统。2009年7月国家发起"中医健康管理工程"时，开始明确提出中医健康管理定义，即"根据人的不同体质，进行防治、维护的全过程，中医调理的过程，也就是依据不同体质来调动人这一复杂、开放系统的自我组织能力，进行康复"。而后，学术界一些学者从不同角度对中医健康管理进行阐释：如杨贵尧等认为中医健康管理是基于中医整体观念与辨证论治等核心理念，结合健康管理学理论体系，对影响健康的危险因素以及社会个体或群体的健康状况进行系统的信息采集、科学评估和及时干预，形成具有中医特色的全新健康管理模式；张海生等认为中医健康管理为在参考健康管理检测结果的基础上，主要运用中医望闻问切的手段与方法以及相应的检测设备，对个体或群体健康进行全面监测、分析与评估，从而提供中医养生与辅导，并对健康风险因素进行中医干预的全面过程；张思超教授则认为中医健康管理学是在中医学理论指导下，结合健康管理的理论方法，通过对健康进行中西医的全面相关信息采集、监测、分析和评估，从而提供中医健康咨询指导、中医健康教育以及对健康危险因素进行中医干预，以维护个体和群体健康的一门应用基础学科。

当前，学术界从不同角度对于中医健康管理的概念认识，存在一定的差异，但基本涵盖以下五个方面。① 理论思想：在中医理论的指导下，运用中医学整体观念、辨证论治等核心思想，融合现代健康管理的理念、模式、技术及方法，亦即借鉴并融合健康管理学的理论体系。② 范围：涉及一般健康教育普及与健康促进，影响健康的各种危险因素的监测与干预，个体或群体的健康状况评估与干预管理。③ 方法：对健康进行中西医的全面相关信息采集、监测、分析、评估。④ 性质：提供健康教育与健康咨询指导和对健康危险因素进行全面干预，并整合医疗资源以指导就医，为社会提供健康政策信息参考，并以此构建多学科交叉、多层次的综合性服务平台。⑤ 强调管理性质：对涉及健康管理的各个步骤和对象进行多层次、多方位管理，泛指公共卫生服务政策，具体至个人或群体的健康管理。

总的来看，中医药健康管理是将西方健康管理理念与我国传统医学相结合而建立的有中国特色的健康管理模式。中医学认为，状态是生命过程中人体脏腑、经络、气血等受到自然、社会等因素的变化刺激后，作出与之相应的调整而形成的生命态，包含了健康、疾病、痊愈或衰亡等不同阶段。中医药健康管理的核心在于对健康状态的把握。中医药健康管理不同于既往的西医体检，它不局限于生化指标、病理标本的收集，更多的是从整体出发，将人作为一个整体看待，以"阴阳平衡""整体观念""辨证论治"等思想为指导，结合现代健康管理学的理论方法，是集健康体检、体质辨识、经络调理、危险因素控制、健康教育、生活方式干预，以及效果评价于一体的新型健康管理模式。中医药健康管理是中医药"治未病"思想的表现形式。中医药"治未病"中的"未病"是指疾病未生、疾病未发、疾病未传和疾病未复，"治未病"是指无病养生以防患于未然，欲病救萌以防微杜渐，已病早治以防其传变，病后调摄以防止复发。而需要特别指出的是，中医健康管理的范畴不仅仅是疾病的预防、常规干预治疗与康复这一种方法，而是对于机体不同状态制定适宜的健康管理策略，是一项系统工程。

二、中医健康管理历史发展

中国古代医学文献中虽无"健康管理"这一名词，但蕴藏着丰富而系统的健康管理理念。中医对于健康的认识源于先秦以前人们在漫长历史长河中，对于健康问题的经验积累，并通过思考加以总结提炼，其思想最终定型于《黄帝内经》。两千多年以来，人们基本以此为基准进行研究与探索，不断推演其内涵，丰富其实践形式。

（一）萌芽阶段（先秦及以前）

自古以来，先民们为了自身健康，而主动地探索与发现辟邪调护的手段和方法，并总结经验，进行哲学思考，提出了初步的维护健康思想。这一时期对于健康调护与疾病的防范认识与实践，先秦以前以及先秦时诸子百家的论述虽分散凌乱、不成体系，但内容较为广泛，且不乏精辟论述，闪耀着健康管理的智慧火光，足为中医健康管理的思想与实践提供启发。

1．古代先民生活实践经验

先民们从初始相当长的时间里赤身裸体地生活在山林等地区，处于风雨、饥饿、猛兽等危险威胁生存之下生产劳动，用自己的聪明智慧不断改善居住、食物以及与疾病作斗争的条件，即"构木为巢，以避群害""钻燧取火，以化腥臊"，以预防疾病灾伤。又为索食充饥，采集野果杂草，渐分辨其良莠，或宜于食，或宜为药，或有毒宜慎，如"神农尝百草"，大大减少了因饮食条件和居住环境不适对人类健康的危害，这可以看作最原始的养生预防行为。随着对医药卫生知识和经验的逐渐积累，认识到虫蚀龋痛、寄生虫致腹疾，居住水湿环境易患"筋骨瑟缩"等。殷墟出土文物证明，当时人们已知道除虫、排水、清扫等干预外界大环境的公共卫生措施；懂得洗脸、洗手、洗澡等调理小环境的个人卫生措施，并认识到灭害鼠、逐瘈狗的必要性；以及掌握酿酒技术与精于食物烹调。并注意到优生问题，认为"男女同姓，其生不蕃"，强调"礼不娶同姓"，这一良俗的形成，大大减少了遗传病的发生率，提高了民族素质。《左传》有论"土厚水深，居之不疾"，注意到良好的自然环境对健康的影响。郑国子产认为"出入饮食哀乐之事也，山川星辰之神，可何为焉？"告诉人们疾病要注意调整饮食、哀乐，而不是去占卜、求神。春秋秦国名医医和提出了著名的"六气致病说"，从四时、五节、六气以及人情喜怒等天人结合的角度认识疾病，表明对于健康、疾病客观的认识提高，这也为疾病的防治指明了方向。

2．有关健康的中国传统哲学理论

（1）有备无患。至少殷商时期，人们的预防意识已渐渐形成，如《尚书》曰"惟事事，乃其有备，有备无患"，认识到预防的重要性。这一时期人们在实践中摸索出一些治未病的方法和经验，表明健康管理思想及其实践初露萌芽。春秋战国时期，"有备无患"的思想得到进一步发展，如《左传》"思则有备，有备无患。"这种避祸防患的观念，进而影响到当时的中医学。如《史记·扁鹊仓公列传》记载扁鹊对齐桓公望色诊病的案例，从"君有疾在腠理，不治将深"终至"其在骨髓，虽司命无奈之何"，突出反映了扁鹊能够预知疾病的发生发展和转归，提出疾病要早发现、早治疗的理念，见微知著，防微杜渐。这些朴素而原始的有备无患理念，实为中医健康管理思想的萌芽。

（2）思患预防。《周易》提出了居安思危的理论，《易经·既济卦》谓"既济：亨，小利贞；初吉终乱"。《易传·象》中解释此卦为"君子以思患而豫（豫，通预）防之"，亦即防在于预，预在于思"患"，充分反映了防患于未然的预防思想。《管子·牧民》也记载"惟有道者，能避患于未形，故祸不萌。"《庄子·盗跖》云："丘，所谓无病自灸也。"反映当时人们已经使用灸法来防病。《论语》记载"君子有三戒，少之时，血气未定，戒之在色……"，指出在不同生命周期中，人的行事作为需与身体状态相适应，提前规避某些不利因素，思患以预防之。

（3）谨慎药食。"民以食为天"，而饮食药物的种类需要辨清，食物的毒性和补益性则需分辨，因此有上古有神农尝百草，以区分药物的毒性与作用，《周礼》将"食医"定为四医（食医、疡医、疾医、兽医）之首，以慎辨饮食宜忌。《礼记·曲礼》载有"君有疾饮药，臣先尝之；亲有疾饮药，子先尝之。"说明当时对于药物毒性的认识尚显模糊以及对于服药的慎重。《周易·无妄卦》谓"无妄之疾，勿药有喜"，指出不可乱用药物，正如象辞谓"无妄之药，不可试也"。《论语》记有："子之所慎：斋、战、疾。"明确表明对于疾病的态度为"慎"，如"丘未达，不敢尝"，孔子由于不明药物的功效和配伍，故谨慎而不随便服用。孔子亦十分重视饮食宜忌、调养，如"食不厌精，脍不厌细……食不语，寝不言。"而《礼记·曲礼》记载"医不三世，不服其药"，指出了对于选择医治的审慎态度。

（4）治于未乱。《道德经·六十四章》谓："其安易持，其未兆易谋，其脆易泮，其微易散，为之于未有，治之于未乱。"警示我们需居安思危，及时发现变化的征兆，从而采取相应措施，论述了"治之于未乱"的理念。这一思想运用于医学，即为《道德经·七十一章》提出的"夫唯病病，是以不病"，若时常担忧生病以预先防之，就可以避免疾病的危害。《易经·坤卦》"履霜，坚冰至。"《文言》解释为"其所由来者渐矣，由辨之不早辨也。易曰'履霜，坚冰至'，盖言顺也。"明确指出要善察秋毫，把握规律，提前预测并予以治疗，则事半功倍。

（5）早期防治。《鹖冠子·世贤》中记载"魏文王问扁鹊曰：子昆弟三人其孰最善为医……扁鹊曰：'长兄于病视神，未有形而除之，故名不出于家。中兄治病，其在毫毛，故名不出于闾。若扁鹊者，镵血脉，投毒药，副肌肤，闲而名出闻于诸侯。'"此中说明了预防诊治的三个层次阶段：第一种境界即为扁鹊之"对症下药，救死伤于濒危"，扁鹊灵活运用针石之效让病入膏肓者起死回生；第二种境界为扁鹊二哥之"见微知著，除病症于萌芽"，从身体微小的症状敏锐判断未来的发展趋势而将病症医治于萌芽状态；第三种境界为扁鹊大哥之"未雨绸缪，防隐患于未然"，透过平静的表象看到隐藏的病因而达到"良医治未病"的境界。扁鹊治有形之疾，其大哥治病于无形，故"长兄最善，中兄次之，扁鹊最为下"，可反射出当前防治疾病的状况：忽视细微之疾的调护，而一直追逐于重症的救治，以使疾病越来越多且难于应付。

（6）中庸思想。中庸思想，亦称"中和"。《中庸》称"中也者，天下之大本也；和也者，天下之大道也。"《辞源》注解为"中庸，不偏叫中，不变叫庸。"指出处理事情不偏不倚、无太过不及的态度与事物状态。中庸思想的核心是平衡与和谐，这种思想贯穿于中医学理论体系的各个方面，深深影响中医的健康观，也反映了中医健康管理思想的基本原则，对于中医健康管理的实践具有重要指导意义。

（二）奠定基础（秦汉时期）

1.《黄帝内经》奠定中医健康管理的理论基础

《黄帝内经》不但为整个中医学理论体系的理论根柢，同时也奠定了中医健康管理认识与实践的基石，具体体现如下：

（1）首重养生防病，提出养生预防原则。

首于《素问·上古天真论》中详述人体生长壮老已的生理与疾病规律，明达养生防病的道理；次在《素问·四气调神大论》中提出"治未病"，孕育出"预防为主"的健康管理思想；再述养生顺乎自然，正如朱丹溪所说"昔黄帝与天师难疑答问之书，未尝不以摄养为先……谆谆然以养生为急务者，意欲治未然之病，无使至于已病难图也。"《素问·上古天真论》指出养生贵于"知道"，以"法于阴阳，和于术数，食饮有节，起居有常，不妄做劳"，强调以使"形与神俱""而尽终其天年，度百岁乃去"，亦即健康长寿，不仅重视生命的寿命，更关注生命的质量。并明确提出养生的指导原则为"虚邪贼风，避之有时，恬淡虚无，真气从之，精神内守。"从而奠定了中医养生保健的思想原则。

（2）提出"治未病"理念，奠定"未病"思想基础。

《黄帝内经》明确提出并论述"治未病"思想，其中有三处记载"治未病"这一术语，《素问·四气调神大论》首提"治未病"之说，"不治已病治未病，不治已乱治未乱"，强调预防疾病于未生之前或及早救治于方萌之际；次见于《素问·刺热篇》："病虽未发，见赤色者刺之，名曰治未病"，论述早期预知预判诊断疾病，在疾病未显之前即以治疗，以遏病势；《灵枢·逆顺》也有论述，称"上工治未病，不治已病"，指出在疾病未盛之前或隐微之际采取治疗措施。综上，"未病"的本义既指无疾病，也包括疾病的萌芽阶段与未传病态，后世医家认为的"治未病"既有养生与预防，又有早诊断、早治疗以及疾病防变，还包括病后劳复等内容即导源于此，目前的"未病"理论体系的建立也是以此为根基。

（3）明确影响健康因素，详述规避措施。

影响人体生命健康状态的因素，除先天禀赋不足外，《素问·上古天真论》指出人体患病衰老亦与后天调理不慎密切相关，即"以酒为浆，以妄为常，醉以入房，以欲竭其精，以耗散其真，不知持满，不时御神，务快其心，逆于生乐，起居无节，故半百而衰也"；指出人体衰老的自然生理规律，亦即女子"七七"、男子"八八"的生长壮老已的过程变化。文中总结人体发病源于"生病起于过用""气血不和，百病丛生"，在其他章节中详细地论述了饮食、五味、起居、六气、情志等对人体的影响，如《素问·调经论》认为"邪之生也，或生于阴，或生于阳。"并指出其中的预防措施，如基于"邪之所凑，其气必虚"与"正气存内，邪不可干，避其毒气"等认识，提出饮食宜"谨和五味"，"专精神"以驭神而调情志，顺和六气而谨防不时之气或淫泆之邪等。

（4）阐释诊治原理，奠定信息收集方法基础。

基于《孟子·告子下》"有诸内，必形诸外"与《灵枢·本脏》"察其外应，以治其内脏，则知所病矣"的认识，《黄帝内经》详细论述了中医对人体健康状态信息的收集方法——望、闻、问、切四诊，强调四诊合参，注重色脉的诊察，并分列"诊有十度"，《素问·方盛衰论》谓"度人：脉度、脏度、肉度、筋度、俞度"，指出"合而察之，切而验之，见而得之……远者司外揣内，近者司内揣外"（《灵枢·外揣》）的诊察方法。根据"天人相应"理论，对于影响人体的气候因素亦寻其规律，提出了五运六气理论体系。另外，文中记载的诸多人体生理病理规律，为后世总结并发展其他治法埋下了伏笔。

（5）贵在见微知著，提前预测评估。

疾病的发生发展有一定的征兆，而其症状有显有微，如"络脉之病人也微""若无若有者，疾不可知也""未有脏形""莫知其情，莫见其形"等，这些常人往往不能察觉，即使仿佛感觉到也常忽略，终至病成。而医家认为"至数之机，迫迮以微，其来可见，其往可追"，虽"形气荣卫之不形于外，而工独知之……工常先见之，然而不形于外"，能够"见微得过"，而"救其萌芽""尽调不败而救之"，以防病成难疗而止损人天命。

（6）健康干预始终，详论防治方法。

在评估各种健康信息后，贵在进行有效地干预，《黄帝内经》中多次提出预先防治调理，消患于萌芽，如"预备""先防""先治""预可平疴""避其邪气"以及"谨而调之"等，不使病成或"早遏其路"。病后调体防复，如指出运用药食共同调理身体，"毒药攻邪，五谷为养，五果为助，五菜为充，气味合而服之，以补精益气"；并指出病后饮食禁忌，如"病热少愈，食肉则复，多食则遗"。在提出养生防病的总原则以及论述辟邪妨害外，还指出涵盖"顺应自然—形体健康—心理道德完善—适应社会"的全方位康寿养生观，详细记载了具体的养生防治方法和手段，包括导引按蹻、饮食、情志、运动、起居生活、顺四时气宜以及预服药物等。

2．张仲景奠定中医健康个体化辨证管理的基础

张仲景著述的《伤寒杂病论》，开创了中医临床辨证论治的先河，即中医个体化临床施治得以确立，同时也奠定了中医健康管理个性化辨证管理的基础。在《金匮要略·脏腑经络先后》中总结养生的总原则为"养慎"，所谓内养正气，外慎邪气，亦即"若五脏元真通畅，人即安和，客气邪风，中人多死"。提出救治于萌芽，"不令邪风干忤经络，适中经络，未流传脏腑，即医治之；四肢才觉重滞，即导引、吐纳、针灸、膏摩，勿令九窍闭塞"，指出了对于不适要及早诊治，并采用多种适宜的方法而"杂合以治"。另外，要谨防各种致病因素，如"更能勿犯王法，禽兽灾伤；房室勿令竭乏，服食节其冷热苦酸辛甘"。总之以"使不遗形体有衰，病则无由入其腠理。"在"杂疗方"中总结急救的方法，如救溺死方、疗中暍方等以备常人不时之需，施予紧急救治，最后以两章节内容总结"禽兽鱼虫禁忌""果实菜谷禁忌"，突出对平时饮食事宜及其禁忌的重视。继承《素问》五运六气理论学说，强调"候知"疾病，如《伤寒论·伤寒例》谓"凡欲候知四时正气为病及时行疫气之法，皆当按斗历占之"，认为"时气不和，便当早言"，以能够提前预防；并指出导致疾病的气候异常情况，如"有未至而至，有至而不至，有至而不去，有至而太过"。倡导有病及早施治，否则病变难瘳，即"如或差迟，病即传变，虽欲除治，必难为力"，并加以详细阐述，"凡人有疾，不时即治，隐忍冀差，以成痼疾。小儿女子，益以滋甚……"指出这些知识"为家有患，备虑之要"，此可看作强调向民众普及健康知识。并强调病家需遵循医嘱，若"服药不如方法，纵意违师，不须治之。"另外，指出脉证合参以对疾病预先诊测防治。如《金匮要略·血痹虚劳病脉证并治》谓"男子平人，脉大为劳，极虚亦为劳"以及"男子平人，脉虚弱细微者，喜盗汗也"，这里的"平人"为人体自觉无明显其他不适，而脉象已经显露，不及治疗，将有后患。在"水气病"中，记载有"始时当微，年盛不觉，阳衰之后，荣卫相干，阳损阴盛，结寒微动……"，认为年盛正气尚足，邪气存伏体内尚不发病，随着年龄增长，正气渐衰而邪气渐动以至于发病。《针灸甲乙经·序》中也载有张仲景通过望诊预知预判和预先防治王粲的案例，并反映了不遵医嘱的后患。

3．华佗创立五禽戏，强调运动有度

华佗不但医术高超，亦非常重视养生以全身延寿，"晓养性之术，年且百岁而犹有壮容"。他创立五禽戏以强身健体，《三国志·方技传》中记载，华佗认为"人体欲得劳动，但不当使极尔。动摇则谷气得消，血脉流通，病不得生，譬犹户枢不朽……

吾有一术，名五禽之戏……亦以除疾，并利蹄足，以当导引。"华佗指出养生当动之有度，他仿五禽而创五禽戏，实为适宜于防病、祛病和保健的体操，其弟子吴普谨遵施行此法，"九十余，耳目聪明，齿牙完坚"。华佗认为"宜节忧思以养气，慎喜怒以全真"（《华氏中藏经·论气痹》），重视七情、饮食与起居等对人体健康的影响，认为人体需保持心情舒畅愉悦，避免不良精神刺激和过度情志波动。他还认为不可过饱过饥，饥饿过度伤脾，宜饮食有节，切忌偏食，并控制肥甘厚味的摄入。华佗还指出"色欲过度则伤肾，起居过度则伤肝"，若酒色过度，起居无节，可损人正气而招致各种疾患。

4．此时期其他有关中医健康管理的文献论述

此时期其他著作也记载有关于健康的调护理念和方法。如对于防微杜渐的重视和深刻阐释，《淮南子·人间训》谓"人皆轻小害易微之事以多悔，虽至而后忧也……虽在扁鹊、俞跗之巧，犹不能生也。"强调了疾病的早期治疗，防止传变的重要性；并指出"良医者，常治无病之病，故无病；圣人常治无患之患，故无患"，主张"治无病之病"。司马迁在《史记》记载"使圣人预知微，能使良医得早从事，则疾可已，身可活也"，强调了诊治贵在"预知微"，以便及早发现隐患而采取措施。

（三）充实阶段（魏晋至金元时期）

晋·范汪《范东阳杂病方》中记载有灸法预防霍乱，可使人"终无死忧"，并把这种防病的灸法称为"逆灸"。东晋著名医家葛洪在防病养生方面留有许多精辟的论述，讲求"内以养生，外以祛恶"，提倡"养生以不伤为本"，重视身体保养，强调劳逸适中，慎避外邪，并提出一系列不伤损气血的养生之道，如唾不及远、行不及步、目不久视等；在精神保健和心理卫生上，提出要除六害："一曰淡泊名利，二曰紧声色，三曰廉财物，四曰损滋味，五曰除佞妄，六曰去诅嫉"，并撰著《肘后备急方》，记载了疾病的救治、常见病多发病的自诊自疗等，实为医药知识的科普著作，堪为当代"小药箱"理念与方式的雏形。

隋代巢元方所著《诸病源候论》为探索病因学的专著，保存了前人的一些摄生专论专著，提倡简便易行的导引功，其中记载了寒冷地区用灸法预防小儿惊风的民间习俗："河洛间土地多寒，儿喜病痉，其俗生儿三日，喜逆灸以防之，又灸颊以防噤"；同时，也反对不分寒热均给予逆灸的做法，体现了灸法健康保健也需辨证的理念。

唐代孙思邈将健康至疾病的转变分为"未病""欲病""已病"三个阶段层次，认为医生要"消未起之患，治未病之疾，医之于无事之前"，阐明了防重于治，有病早治的观点，这与现代健康管理的疾病防治观相符。

孙思邈明确论证了健康与养性的直接关系："善养性者，则治未病之病也"，并创造出一整套养生延年的理论与方法，认为"养生有五难，名利不去为一难，喜怒不除为二难，声色不去为三难，滋味不绝为四难，神虑精散为五难"，并积极推广养生功法，认为经常适当的劳作运动，能促进身心健康，正所谓"动则不衰，用则不

退"。他另在著作中列出 154 种食养、食疗食物，认为"安身之本，必资于食。"指出食物对人体有滋养调护作用，是重要的增进健康、祛病延年益寿的途径，"食能排邪而安脏腑，悦神爽气以资血气，若能用食平疴，释情遣疾者，可谓良工。"并倡导有病早治，"凡人有不少苦似不如平常，即须早道。"

宋代重视运用运气学说来预测疾病的发生和流行，以便及早采取措施。此时期出现了中国第一本老年病防治专著《养生奉亲书》，该书集前人摄生论述之大全。南宋·王执中在《针灸资生经》中指出刺泻风门可令背部不发痈疽，脐灸有壮元气、强身体、延年益寿的功效。《扁鹊心书·住世之法》中将灸法列为养生保健法之首，主张常灸中脘、命关、关元、气海以防病摄生，并且要求早灸、多灸。《小儿药证直诀》中记载胎儿初生即"俗以黄连汁压之"以清解胎毒，防胎中诸疾。

元代朱丹溪发挥《黄帝内经》"治未病"思想，在《丹溪心法》中指出"与其救疗于有疾之后，不若摄养于无疾之先"。并观察到"眩晕者，中风之渐也"的规律，对后世中风病的防治影响颇大。另外，此时期《寿亲养老新书》中提出，按涌泉穴可"终不染瘴，面色红腻，腰足轻快"，指出通过一定的按摩可以防疾调身。此期注重饮食卫生以及运用饮食调理身体，出现中国现存第一部完整的饮食卫生专著——忽思慧的《饮膳正要》。

（四）发展阶段（明清时期）

1.发展"未病"理论，谨始防微

此时期医家继承并发挥前人的"治未病""防患于未然"等思想，如徐春甫在《古今医统》中赞赏并补充丹溪对于治未病的认识，"谨厥始，防厥微，以治之，则成功多而受害少也……间有几微隐晦之疾，必加意以防之，用药以治之。"任何事物的发生都是有一定先兆的，健康亦不例外，能将影响身体健康的微兆扼杀在萌芽之中，便是掌握了医学的纲领、摄生的法则。著名医家张景岳认为："祸始于微，危因于易，能预此者，谓之治未病，不能预此者，谓之治已病。知命者，其谨于微而已矣。"并指出"履霜坚冰至，贵在谨于微。"并在《类经》中阐释"未病"为："言圣人预防之道，治于未形，故用力少而成功多，以见其安不忘危也"，结合临床实践提出了著名的"独处藏奸"理论，从理论上分析并总结了前病未病态的诊断原理。龚廷贤在《万病回春》中提出了有疾"宜早治，始则容易，履霜不谨，坚冰而至"，告诫患者及家属勿以疾小而轻慢。

2.总结诊察先兆，早期干预

此时期医家总结出一些疾病先兆，以便于早期干预。薛立斋指出中风病的防治大法："预防者，当养气血，节饮食，戒七情，远帐幕"。张三锡对此理论认识更为深刻，首先指出该病的特点："病之生也，其机甚微，其变甚微。达士知机，思患而预防之，庶不至于膏肓。"然后列举了中风的许多先兆症状："中年人但觉大拇指时作麻木或不仁，或手足少力，或肌肉微掣，三年内必有暴病。"并提出了预防方法："急屏除一切膏粱厚味……及审气血敦虚，因时培养，更远色戒性，清虚静摄"，以

有备无患。王清任《医林改错》专篇列有"记未病以前之形状",载有中风之先兆症状 34 种,提醒人们"因不痛不痒,无寒无热,无碍饮食起居,人最易于疏忽"。汪绮石在《理虚元鉴》提出当审虚劳之先兆,未病之先即以调治,"当以未病之先,审其现何机兆,中何病根,尔时即以要言一二语指示之,令其善为调摄……以断其根",指出早期干预以防疾病生变。

3. 未发先调,以防病复

慢性反复发作性疾病多有静止期与发作期,静止期基本如常人,而多易在稍不适环境下发作,因此这关疾病宜未发之前即以调理。张石顽在《张氏医通》中提出夏天三伏用药贴敷肺俞与膏肓俞等穴,能够预防冬季哮喘发病,可谓"冬病夏治"防病复发思想的实践。《理虚元鉴》提出"虚劳当治其未成",认为若病已成而后治之,则"病虽愈亦是不经风浪",因此需未发即予调治,病愈还需防病情复发。

4. 温病系统防治,初现健康管理雏形

清代比较有创见的是温病学振,该学派涌现不少著名医家,不仅对温病的发生、发展和预防、调护规律进行了系统的研究,对温病的管理思想与实践亦有许多论述。如王孟英的《随息居重订霍乱论》,系统探讨霍乱的流行规律和预防方法,提出清洁水源、注意饮水卫生等措施,至今仍不失其科学性。温病的起病较迅速,多有传染性,甚至导致不同程度的流行,其中有的可传变而危害生命,更需要及早预防、病中调护、病后护理等一系列防治措施,其思想理念已涉及公共卫生管理内容,强调全民的参与性与国家社会的综合卫生管理,这些可视为已初步具有较为完整的健康管理实践。

5. 此时期其他相关中医健康管理的论述

此外,这一时期也有一些医家对于影响健康因素进行系统探讨,如程钟龄在《医学心悟·医中百误歌》中从医家、病家、旁人等角度详列百种应注意的易犯事项,包含有医学知识普及的理念。再如对于婴儿的层次性、阶段性调理方面,万全《育婴家秘》提出"育婴四法":预养以培其元,胎养以保其真,鞠养以慎其疾,蓑养以防其变。体现预防为主、不治已病治未病的理念,初步提出婴儿层层预防的健康管理思想。而温病学派对于舌诊的重视与理论、经验的总结,促进了舌诊的发展与推广运用,以及对于其他诊疗方法的系统总结,丰富和发展了中医的诊法手段,为简便化、客观化地进行健康信息收集奠定了基础。

(五) 继承与创新阶段(近现代时期)

1. 传染病的综合防治

新中国成立初期,国家主导、全民参与、医生深入基层防治,成功控制乙脑、流脑等传染性疾病,积累了健康卫生的综合管理经验,显示了对健康进行管理的巨大优越性,对中医健康管理实践具有启示作用。

2．相关理论的挖掘与整理

此一时期，诸多学者从不同方面对中医相关健康管理知识文献进行了较系统的整理与挖掘，并结合现代知识理论体系与学科发展，构建了相关的学科体系，如"中医疾病预测学"与"中国预测医学""未病论"至"未病学""中医全息论"和"生物全息诊疗法"；以及形成较为成熟的学科，如"中医预防医学""中医养生康复学""中医养生学""中医体质学"等，为中医健康管理的理论构建提供了丰富的理论支撑。

3．健康管理的正式提出与实践

随着多种相关学科的形成与发展，科学信息技术的进步，为解决当今人们健康问题，健康管理的理念与产业模式率先在美国被提出，并得到相当程度的实践，初步显示了其解决人们健康问题的优越性。后来，这种理念与模式被引入我国并得以初步的实践，形成一门新的学科，随后相应的协会、学术期刊等分别成立或创建，而专门从事于健康管理的职业人员——健康管理师，被列为 2005 年底国家劳动和社会保障部公布的第四批新职业之一。从事健康管理的科研机构与高等院校亦大力推进健康管理的人才培养与学科建设。

4．中医健康管理方兴未艾

由于健康管理的理念与中国传统医学思想有很多契合之处，健康管理被引入中国伊始，便被学者们所推崇，健康管理与中医理论逐渐结合，尤其是与中医"治未病"的融合，并以此大力推行中医所蕴含的丰富养生防病方法与手段。随着中医学与健康管理的理论融合加深与实践的不断发展，中医健康管理作为独特的理论体系已逐渐形成，对其整体研究也不断深化。

三、中医健康管理服务发展现状

2009 年，《关于深化医药卫生体制改革的意见》提出要扶持中医药发展，促进中医药继承和创新。同年国家又颁布了发展中医药的配套政策《国务院关于扶持和促进中医药事业发展的若干意见》，要求"积极发展中医预防保健服务。充分发挥中医预防保健特色优势，将中医药服务纳入公共卫生服务项目，在疾病预防与控制中积极运用中医药方法和技术"，彰显了国家对中医药在疾病预防与控制上的作用的高度肯定，以及对中医药事业的高度支持。另一方面，为全面发展健康服务业，充分发挥健康服务业在稳增长、调结构、促改革、惠民生以及全面建成小康社会中的重要作用，2013 年国务院发布实施《国务院关于促进健康服务业发展的若干意见》。该意见提出"全面发展中医药医疗保健服务"的重点任务，并在重点任务分工中明确由国家中医药管理局、国家卫生计生委、商务部负责，制定中医药健康服务发展规划和措施。根据分工要求，在国务院办公厅指导下，国家中医药局牵头负责，会同国家卫生计生委、商务部以及国家发展改革委、财政部等共计 33 个部门编制并于

2015 年 5 月发布了《中医药健康服务发展规划（2015—2020 年）》，该规划是贯彻落实《国务院关于促进健康服务业发展的若干意见》制定的唯一的专项规划，也是我国第一个关于中医药健康服务发展的国家级规划，对于全面发展中医药事业、构建中国特色健康服务体系、深化医药卫生体制改革、提升全民健康素质以及转变经济发展方式具有十分重要意义。次年，国务院颁布了《中医药发展战略规划纲要（2016—2030 年）》，将中医药事业的发展上升为国家战略，对新时期推进我国中医药事业的发展作出了系统部署。同年，中共中央、国务院印发《"健康中国 2030"规划纲要》（简称"纲要"），其中发展中医药是推动健康中国建设的手段之一。《纲要》指出：到 2030 年，中医药在治未病中的主导作用、在重大疾病治疗中的协同作用、在疾病康复中的核心作用得到充分发挥。

当前，中医药健康服务发展处于难得的战略机遇期。首先，从发展环境看，党和国家高度重视中医药工作，做出一系列重要部署，为建设中国特色医药卫生体制和中医药在新时期的科学发展指明了方向，特别是《国务院关于促进健康服务业发展的若干意见》提出要"全面发展中医医疗保健服务"，《中共中央关于全面深化改革若干重大问题的决定》强调要"完善中医药事业发展政策和机制"，发展中医药再次被放在党和国家全局的战略高度部署安排。各级政府进一步加强对中医药工作领导，强化政策支持，加大投入力度，为中医药健康服务发展创造了良好环境和条件。其次，从发展需求看，随着我国经济社会的进步，人民生活水平的提高，以及健康转型、老龄化社会到来、疾病谱变化等，人民群众的健康意识不断增强，健康观念发生转变，对健康服务有了更高层次更加多样的需求，对中医药健康服务提出了新的要求和新的期待。中医药以其独特的优势和生命力，越来越受到当今医学科学的关注和重视，也受到了越来越多的国家和地区民众的欢迎和喜爱，显示出了越来越广阔的国际发展空间。再次，从发展态势看，近年来以科学发展为主题，以贯彻落实《国务院关于促进健康服务业发展的若干意见》为主线，推动中医药事业改革发展，中医医疗服务迈上了新台阶，预防保健服务迈出了新步伐，继承创新取得了新进展，文化建设开创了新局面，产业发展取得了新进步，对外交流与合作有了新突破，初步形成了中医药医疗、保健、科研、教育、产业、文化"六位一体"全面协调发展的新格局，尤其是通过实施"治未病"健康工程，积极探索中医特色的健康服务模式，努力构建中医预防保健服务体系，为加快发展中医药健康服务奠定了良好的基础、积累了有益的经验。最后，新型冠状病毒肺炎（简称新冠肺炎）爆发后，2020 年 2 月 12 日，国家下发通知要求建立中西医结合诊疗工作机制，强化中西医结合，促进中医药深度介入该病诊疗的全过程，发挥中医药的积极作用。各地陆续传来中医药防治新冠肺炎的捷报，再次证明了在临床医学和预防医学高度发展的今天，中医药在防治疫病和应对突发公共卫生事件中依旧有用武之地。严重急性呼吸综合征（SARS）事件后，国家开始重点着手建设以"一案（预案）三制（法制、机制、体制）"为基础架构的公共卫生应急管理体系，经过十多年的努力，公共卫生应急管理体系得到了很大完善。然而，此次新冠肺炎疫情仍暴露出目前我国公共卫生应急管理的"一案三制"对中医药参与突发公共卫生事件还存在不少障碍。因此，国家要及时完善公共卫生应急管理体系，从制度上保障中医药参与突发公共卫生事件并发挥作用。一方面要完善立法，明确中医药参与突发公共卫生事件的地位，通过加强公共卫生应急管理法制建设，及时修订更新相关法律法规及配套性文件，并做好与《中医药法》等相关法规之间的衔接。明确中医药参与公共卫生应急管理的地位，保障中医药应急管理体制机制的运行，真正发挥中医药在突发公共卫生事件应急工作中的作用。另一方面要健全体制机制，从制度上明确中医药行政管理及医疗在卫生应急管理中的地位和职能，以确保在实际参与突发公共卫生事件时形成密切配合、协调有序、高效运转的应急管理工作机制。另外，还应完善我国应对突发公共卫生事件的医疗救治体系。由于历史原因，"民间医"凭借疗效和口碑深耕自己的生存土壤，而在重大疫情暴发时，我们应该以患者的生命健康权为先，在能保证医疗技术及药物安全的前提下，鼓励并允许确有医术的"民间医"进入医疗救援队伍，由应急相关部门负责统一管理并组织其有序投入卫生应急工作中，发挥民间医务力量应对突发公共卫生事件的医疗救治作用。

而在国际上，"中医针灸"被列入联合国教科文组织《人类非物质文化遗产代表作名录》，《黄帝内经》和《本草纲目》入选《世界记忆名录》。有关资料表明，传统中医药事业的海外发展已经奠定了扎实的社会基础。2016年，国务院颁布《中医药发展战略规划纲要（2016—2030）》，明确提出"实施中医药海外发展工程"。目前，中医药健康服务在海外发展呈现出以下特点。第一，海外消费市场不断扩大，中医药诊疗服务机构规模不断扩大。据不完全统计，2016年，超过60家中医药服务贸易机构在30多个国家和地区开办零售终端，30多万外国患者接受中医诊疗，住院人数达到4万人，年营业收入达8亿美元。第二，我国每年派出中医师到海外提供诊疗服务，外国人通过中医药服务医疗教育培训机构以及来华攻读中医药学位、参加中医药实用技能培训课程等方式取得从业资格，中医药服务人员规模不断扩大。中国每年派出中医临床医师等2 000人左右。截至2015年4月，海外有近1.6万人从事中医药诊疗服务。同时，合资中医药服务医疗教育培训机构逐渐增多，在东南亚、欧洲、北美洲、大洋洲、非洲、中东地区以及日本和韩国共有1 300家左右。此外，外国人来华攻读中医中药学位课程、参加中医药实用技能培训课程的人数也在增加。第三，互联网络的介入，中医药远程服务平台建立。同仁堂"互联网+"大健康跨境电商平台通过预防、功能性医学、中西医结合的各种体检，帮助用户收集身体的健康数据，实现中医远程医疗和网上问诊。第四，医疗旅游服务的异军突起，来华参加医疗旅游的外国人增加迅猛，如黑龙江五大连池开展的火山矿泉温泉疗养和针灸按摩服务吸引许多外国人来华旅游，甘肃和宁夏地区通过会议和项目合作带动西亚国家来华中医药旅游，三亚市中医医院开展的"中医疗养游"以及中医康复治疗项目吸引外国人来华旅游等。第五，中医药国际合作逐渐加强，中医药研发成为合作重点，推动中医养生文化海外传播。据不完全统计，中国与相关国家和国际组织签订了86个中医药合作协议，在"一带一路"参与国家和地区成立了17个海外中医药中心。

第二节　中医健康管理适宜技术概述

一、中医健康管理适宜技术的相关概念

医疗卫生领域的适宜技术，是指合乎科学并符合当地需要、适合于常见病多发病诊治和广大群众预防疾病、增进健康的方法、程序、技术和设备。并且这类技术能够为广大基层、预防、保健单位的医药卫生人员掌握和应用，为使用者和接受者所欢迎，为国家的资源所维持、群众的经济能力所承受。卫生适宜技术应具有下列特点：① 有效性。卫生适宜技术必须是经过实践的、有科学根据的、可靠的、有较大应用价值的卫生技术，能够为诊断、治疗、康复和预防疾病提供切实的普遍的效果。所谓普遍的效果，是指在具备同样条件下，其效果不因地域、人员的不同而不同。② 需求性。必须适合当地开展初级卫生保健的需要，特别是满足基层卫生工作的迫切需要和群众的需求，能促进和改善基层卫生服务和群众健康水平。③ 普及性。在常见病、多发病上都能应用，且容易为广大医药卫生人员掌握，所需要的条件和设备不多。④ 经济性。费用较为低廉，符合当地社会经济的发展，适合于多数群众经济的承受能力。由此可见，卫生适宜技术的界定必须建立在卫生技术评估的基础上。卫生技术评估（Health Technology Assessment，HTA）主要是评价人群健康和与生活质量相关的医疗技术对个人和全社会的影响。20 世纪 70 年代，卫生技术评估兴起于美国，当前卫生技术评估已成为各国卫生决策的重要组成部分。20 世纪 90 年代，我国卫生技术评估开始兴起。1994 年，我国第一家卫生技术评估研究机构上海医科大学技术评估研究中心成立。国内的卫生技术评估重点实验室在 2004 年成立，主要进行安全有效性评估，社会、伦理影响评估和卫生技术的临床试验等。浙江大学生物医学工程技术评估研究中心和北京医科大学医学伦理研究中心也相继成立。2001 年，成都卫生技术评估中心成立。2011 年 9 月，由卫生部卫生发展研究中心与卫生技术评估国际协作组织共同主办的"卫生技术评估国际经验交流会"在北京召开。

为了充分发挥中医药在农村社区卫生服务中的优势和特长，并将中医药服务有机地融入到社区卫生服务的医疗、预防、保健、康复、健康教育等职能领域，为社区居民提供优质、经济、有效、便捷及安全的中医药卫生服务，《中国农村初级卫生保健发展纲要（2001—2010 年）》提出："在农村广大地区大力推广中医药适宜技术，充分发挥中医药服务优势和特长，规范中医药服务，医疗机构要积极组织筛选、督促支持、推广应用农村中医药适宜技术""村卫生室应能应用中医药和中医传统方法治疗常见病、多发病"。中医药适宜技术这一概念在此被提出。此后，卫生部、国家中医药管理局《关于进一步加强农村中医工作的意见》（国中医药发〔2003〕35 号）也指示要"大力推广农村中医药适宜技术"。此后近 20 年的时间里，中医药适宜技术在农村和城镇基层社区广泛推广应用，各地区还相继成立中医药适宜技术研究会，

旨在规范中医药适宜技术标准，通过举办培训班、义诊、沙龙、博览会、新媒体传播等形式传播中医药文化、普及中医药知识和推广中医药适宜技术。农村和城镇社区中医药适宜技术作为社区卫生服务所采取的一类方法，属于卫生适宜技术的范畴。2008 年 10 月，北京市中医管理局编写了《社区中医药服务工作指南》，对中医药适宜技术的表述为中医药适宜技术是指安全、有效、经济、便捷、成熟的中医药防治疾病、养生保健的方法。为加强上海市基层中医药适宜技术推广与应用工作，上海市在 2010 年启动上海市基层社区 12 项中医药适宜技术推广项目，12 个项目包括：电针治疗腰椎间盘突出症、电针治疗急迫性尿失禁、穴位注射治疗原发性痛经、推拿治疗落枕、推拿治疗急性腰扭伤、隔药灸治疗溃疡性结肠炎、慢性阻塞性肺病传统康复运动处方、董氏指压法治疗婴儿吐乳症、温针治疗老年膝骨关节炎、施氏十二字养生功防治颈椎病、推拿功法易筋经防治老年骨骼肌减少症和耳背静脉针刀割刺治疗面部扁平疣。而学术界关于中医药适宜技术概念与定义的认识，主要采用学者官少云和冯光伟的观点：中医药适宜技术是为患病人群、亚健康人群提供简捷的治疗、预防手段，操作简单、安全，所需的设备、场地的要求容易达到，包括中药、针灸、耳针、推拿、按摩、拔罐、气功等疗法。陈以国等人认为社区中医药适宜技术是指中医特色突出、疗效确切、经济简便、可操作性强，且经过长期临床验证、安全可靠的中医诊疗技术。广义的中医药适宜技术包括中药、针灸、推拿、火罐、贴敷、刮痧、穴位注射、中药熏蒸等治疗方法；狭义的中医药适宜技术，是指用某种或几种治疗方法对某类疾病进行治疗的具体技术，如针灸治疗三叉神经痛、推拿治疗落枕、中药与针灸治疗失眠等。

而早在 18 世纪的欧洲，"Health"就成为城市管理的内容之一。按照罗芙芸（Ruth Rogaski）的看法，健康管理的主要推动力是从空气、阳光和持续的需要考虑进而延伸出对如何利用城市空间的思考。这种对于健康的管理在世纪前属于"社区医学"（Community Medicine）的范畴，此概念强调医学应基于所有人的需要和条件，而非基于那些单独的个人基于治疗和预防方法的结合，非单独依赖治疗技术。健康管理于 20 世纪 80 年代兴起于美国。因为老龄化和急性传染病、慢性病的多重负担以及环境恶化导致美国医疗卫生需求增长过猛，市场出现医疗费用的持续上升无法遏制和与健康相关的生产效率不断下降，构成了对美国经济和发展的威胁和挑战。传统的以疾病为中心的诊治模式已不能应对新型挑战，继而催生了以个体和群体健康为中心的管理模式。健康管理在我国起步较晚，健康管理的概念在我国明确提出于 20 世纪 90 年代后期。2007 年中华医学会健康管理分会创立，2007 年底《中华健康管理学杂志》创刊，至此，国内的健康管理开始有序规范发展。而健康管理适宜技术在我国的开展也差不多在同一时期，中国知网的文献资料显示，2008 年 12 月绍兴市疾病预防控制中心作为第一单位完成了《农村社区健康管理适宜技术研究》这项科技成果，此后健康管理适宜技术在我国相继开展。但至今，学术界对健康管理适宜技术也没有明确的定义。通过对我国 20 年间健康管理适宜技术应用方面的研究资料分析，针对某种（或某几种）社区常见病的健康管理适宜技术至少涵盖了健康档案建立、健康体检、中西医结合干预、健康教育、随访评估、定期医疗保健服务等多个方面。同时，相关技术是否适宜，还应该建立在其有效性、需求性、普及性和经济性的全面评估的基础上。

1986年，赵京在《黑龙江中医药》上发表了《谈谈中医的适宜技术在实行健康目标管理中的作用》，这是最早将中医（药）适宜技术应用到健康管理中的文献资料。赵京提出"我国中草药资源丰富，民间还拥有多种传统非药物疗法，中医药技术具有普、俭、廉、验，是我国实现人人享有卫生保健的最易推广、应用的适宜技术。""针刺、艾灸、挑治、刮容点穴、拔火罐等各种有效方法，都为广大农村患者所乐用。"针对当时流行的"五病"（病毒性肝炎、痢疾、伤寒、活动期肺结核、皮肤病），赵京还提出"中医和中西医结合实行健康目标管理，在'五病'防治上要自成体系，建立各级中医机构的防治网，需要专人负责，把健康目标管理列入中医工作规划"。在近20年之后，我国学术界才开始相继探讨中医药与健康管理之间的关系，并开始将中医适宜技术应用到基层社区常见病多发病的健康管理中。到2016年，教育部新增健康服务与管理本科专业，国内中医药院校广泛开设该专业，2019年多部中医健康管理教材出版，中医健康管理得以飞速发展。在2020年中国医药科技出版社出版的《中医健康管理学》（张思超主编）中提出了"中医健康管理适宜技术"这一术语，但迄今为止，中医（药）健康管理适宜技术的概念尚未有明确定义。

为了让广大基层群众体验到安全、有效、价廉、优质的技术服务，合理配置卫生资源，提升卫生服务的效度与信度，故而运用卫生技术评估的理论与方法，评价并筛选出适合在广大基层地区推广的技术是目前卫生技术评估的一个新的研究领域。在全面梳理"卫生适宜技术""卫生技术评估""中医（药）适宜技术"和"健康管理适宜技术"等相关概念的基础上，我们将"中医健康管理适宜技术"定义为：针对基层某种或某几种常见病多发病或基层民众的亚健康状况，运用卫生技术评估的理论与方法，围绕健康体检、健康档案建立、中西医结合干预、中医健康教育、随访评估、定期医疗保健服务等健康管理全过程，在有效性、需求性、普及性和经济性的全面评估的基础上，筛选出的适合在广大基层地区推广的中医药技术。

二、中医健康管理适宜技术评估指标体系构建方法

（一）德尔菲法

德尔菲法，又名专家调查法，是依据系统的程序，采用匿名发表意见的方式，即专家之间不得互相讨论，不发生横向联系，只能与调查人员联系，通过多轮次调查专家对问卷所提问题的看法，经过反复征询、归纳、修改，最后汇总成专家基本一致的看法，并作为预测的结果。德尔菲法本质上是一种反馈匿名函询法。其大致流程是：在对所要预测的问题征得专家的意见之后，进行整理、归纳、统计，再匿名反馈给各专家，再次征求意见，再集中，再反馈，直至得到一致的意见。其过程可简单表示如下：匿名征求专家意见—归纳、统计—匿名反馈—归纳、统计……若干轮（原则上三轮以上）后停止。由此可见，德尔菲法是一种利用函询形式进行的

集体匿名思想交流过程。它有三个明显区别于其他专家预测方法的特点，即匿名性、多次反馈、小组的统计回答。根据以往的经验，德尔菲法在实践中对于建立评估指标模型和确立具体指标有较高的可信度。中医健康管理适宜技术有着特定的内容和目的，运用德尔菲专家咨询法可以科学、合理地检验指标模型，使整个评估指标模型更为全面和客观，较之使用传统标准和经验建立的指标模型，具有更高的实用价值。

德尔菲法的具体实施步骤如下：① 确定调查题目，拟定调查提纲，准备向专家提供的资料（包括预测目的、期限、调查表以及填写方法等）。② 组成专家小组。按照课题所需要的知识范围，确定专家。专家人数的多少，可根据预测课题的大小和涉及面的宽窄而定，一般不超过 20 人。③ 向所有专家提出所要预测的问题及有关要求，并附上有关这个问题的所有背景材料，同时请专家提出还需要什么材料。然后，由专家做书面答复。④ 各个专家根据他们所收到的材料，提出自己的预测意见，并说明自己是怎样利用这些材料并提出预测值的。⑤ 将各位专家第一次判断意见汇总，列成图表，进行对比，再分发给各位专家，让专家比较自己同他人的不同意见，修改自己的意见和判断。也可以把各位专家的意见加以整理，或请身份更高的其他专家加以评论，然后把这些意见再分送给各位专家，以便他们参考后修改自己的意见。⑥ 将所有专家的修改意见收集起来，汇总，再次分发给各位专家，以便做第二次修改。逐轮收集意见并为专家反馈信息是德尔菲法的主要环节。收集意见和信息反馈一般要经过三轮以上。在向专家进行反馈的时候，只给出各种意见，但并不说明发表各种意见的专家的具体姓名。这一过程重复进行，直到每一个专家不再改变自己的意见为止。⑦ 对专家的意见进行综合处理。

运用德尔菲法构建中医健康管理适宜技术评估指标体系的注意事项：① 专家意见独立性。由于专家组成成员之间存在身份和地位上的差别以及其他社会原因，有可能使其中一些人因不愿批评或否定其他人的观点而放弃自己的合理主张。要防止这类问题的出现，必须避免专家们面对面地集体讨论，由专家单独提出意见。② 基于对特定疾病中医健康管理的了解。对专家的挑选应基于其对特定疾病中医健康管理的了解程度。专家可以是第一线的中医师，也可以是基层卫生管理人员、中医药管理人员或健康管理专业人士。在德尔菲法的应用中，专家的选择决定整个咨询的成败。因此，专家的选取应集中于研究相关领域内的权威专家；在咨询开始之前，要提前联系目标专家以获取其对于研究项目的感兴趣程度。③ 其他注意事项。为专家提供充分的信息，使其有足够的根据作出判断；所提问的问题应是专家能够回答的问题；允许专家粗略地估计数字，不要求精确，但可以要求专家说明预计数字的准确程度；尽可能将过程简化，不问与预测无关的问题；保证所有专家能够从同一角度去理解员工分类和其他有关定义；向专家讲明预测对企业和下属单位的意义，以争取他们对德尔菲法的支持等。

（二）层次分析法

层次分析法（The analytic hierarchy process，AHP），也称为层级分析法，是指

将与决策总是有关的元素分解成目标、准则、方案等层次，在此基础之上进行定性和定量分析的决策方法。该方法是美国运筹学家、匹茨堡大学教授托马斯·萨蒂（T. Lsaaty）于 20 世纪 70 年代初，在为美国国防部研究"根据各个工业部门对国家福利的贡献大小而进行电力分配"课题时，应用网络系统理论和多目标综合评价方法，提出的一种层次权重决策分析方法。层次分析法根据问题的性质和要达到的总目标，将问题分解为不同的组成因素，并按照因素间的相互关联影响以及隶属关系将因素按不同层次聚集组合，形成一个多层次的分析结构模型，从而最终使问题归结为最底层（供决策的方案、措施等）相对于最高层（总目标）的相对重要权值的确定或相对优劣次序的排定。层次分析具有系统性、简洁性、实用性等优点，所以其在各个研究领域均得到了广泛的应用。中医健康管理适宜技术评估的顺利完成以及提高评估结果有效性和可信度的关键是确立包括科学的指标权重在内的评估指标体系，层次分析为确定中医健康管理适宜技术评估体系的权重提供了切实可行的途径。相关研究表明，引入层次分析确定中医适宜技术评估体系权重可避免确定权重过程中随意性和模糊性的发生。

层次分析的基本步骤：① 建立层次结构模型。在深入分析实际问题的基础上，将有关的各个因素按照不同属性自上而下地分解成若干层次，同一层的诸因素从属于上一层的因素或对上层因素有影响，同时又支配下一层的因素或受到下层因素的作用。最上层为目标层，通常只有 1 个因素，最下层通常为方案或对象层，中间可以有一个或几个层次，通常为准则或指标层。当准则过多时（譬如多于 9 个）应进一步分解出子准则层。② 构造成对比较阵。从层次结构模型的第 2 层开始，对于从属于（或影响）上一层每个因素的同一层诸因素，用成对比较法和 1～9 比较尺度构造成对比较阵，直到最下层。③ 计算权向量并做一致性检验。对于每一个成对比较阵计算最大特征根及对应特征向量，利用一致性指标、随机一致性指标和一致性比率做一致性检验。若检验通过，特征向量（归一化后）即为权向量；若不通过，需重新构造成对比较阵。④ 计算组合权向量并做组合一致性检验。计算最下层对目标的组合权向量，并根据公式做组合一致性检验，若检验通过，则可按照组合权向量表示的结果进行决策，否则需要重新考虑模型或重新构造那些一致性比率较大的成对比较阵。计算指标权重值时，将某一项指标得分值除以各指标总得分值，其商即为该项指标之权重，用小数表示。指标的权重用小数表示，其计算方法为某项指标的得分值除以指标总得分值所得之商。

如果所选的要素不合理，其含义混淆不清，或要素间的关系不正确，都会降低层次分析的结果质量，甚至导致层次分析决策失败。为保证递阶层次结构的合理性，需把握以下两大原则：分解简化问题时把握主要因素，不漏不多；注意相比较元素之间的强度关系，相差太悬殊的要素不能在同一层次比较。

三、"互联网+"中医健康管理模式

"互联网+"是互联网思维进一步延伸的产物，也是知识社会创新 2.0 推动经济社会发展的新形态，同时互联网的发展也带来了健康管理模式的创新。传统的中医健康管理模式已经不能满足社会对健康管理的需求。随着现代物质生活的丰富，人们生活水平的提高，人们对于健康的需求已不仅是疾病的及时治疗，还包括未病先防。而随着我国经济社会的发展，人口老龄化日趋严重，我们不仅面临如何养老的问题，也面临着老龄化带来的健康问题。如何解决数量庞大的老年群体所面对的各种健康难题，是当前研究的一大难点。而"互联网+"中医健康管理模式可以打破时间和区域的限制，增强老年人与医生之间的连接能力，促使健康管理从医院、社区卫生服务中心延伸到家里，真正进入日常生活，实现生活方式的指导、健康体检、预防、保健等个性化的中医健康管理服务，帮助社区老年人更好地管理健康，治疗疾病。中医健康管理模式是以状态辨识为核心，从全方位、多角度对"病的人"的状态进行把握。基于"互联网+"的中医健康管理新模式，是利用互联网搭建一个更加快速便捷的平台，来提高中医医疗、护理与康复管理的效率。

2015年国家政府工作报告首次提出"互联网+"行动计划。2017年，国务院办公厅印发的《中国防治慢性病中长期规划（2017—2025年）》也指出：慢性病管理要增强科技支撑，促进监测评价，重点突破精准医疗、"互联网+"健康医疗、大数据等应用的关键技术。目前，已有不少应用"互联网+"的理念及科学技术手段对传统慢性病管理改造创新的例子。由"互联网＋"慢性病管理衍生出的一些移动医疗APP、医患交流平台等新兴技术在很大程度上推动了慢性病管理的发展，尤其对长期需要随访的患者而言，这类平台不仅可以缓解门诊就诊压力，随时随地咨询，节约就诊时间和医疗资源；对于医生而言还可以更便捷地进行随访工作，及时了解并控制患者病情变化。

随着新一代信息技术的发展，移动APP、可穿戴设备等在慢性病管理领域的应用日益增多，为慢性病管理带来了新的契机。移动互联网、智能硬件、O2O（On line To Offline）线上线下资源整合、物联网、云计算、大数据等新一代信息技术的发展和普及，带来了互联网+慢性病管理的新模式，该模式包括：① 建设慢性病数据采集平台，全面采集慢病患者健康数据、肿瘤相关病历及检验检查指标、中医四诊信息等。② 建设慢性病管理干预辅助平台，围绕患者提供日常健康管理、远程复检、院后随诊随访、中医药特色治疗和康复指导等服务；围绕基层医务人员提供辅助诊疗、协同医疗、远程教育、慢性病社区等服务。③ 建设慢性病管理大数据分析平台，促进个性化、精准化的肺癌中西医结合诊疗。通过"互联网+"与传统肿瘤慢性病管理相结合，建立互联网+中医肿瘤慢性病管理平台，在患者信息管理检测、诊治干预决策、数据采集分析等方面较传统慢性病管理体系均具有优势，是慢性病管理、中医药健康管理的发展趋势。当前，我国慢性病管理在高血压、糖尿病等慢性疾病中已大规模展开并取得较好的疗效，有效减轻了国家、患者经济负担，改善了患者生存质量，最大化利用了有限的医疗资源。"互联网+"的加入更是大力推动了慢性病管理的发展，个体化诊疗与大数据结合，更加注重患者价值。但目前我国没有统一的居民健康档案信息软件，慢性病监测网络也未完善，尚未建立全国统一的慢性病防治信息平台；医患交流渠道受限，未实现跨平台、多平台的交流；慢性病患者自主监测的生命体征数据不连续，随访获取病历资料完成度不高，患者配合度不够积极。互联网平台的建立并不意味着替代门诊及住院等传统医疗方式，而是给患者提供更快速的咨询平台和给专业医师提供一个更便捷的指导平台，帮助医师初步判断病情并给予下一步的治疗方案，同时也给临床科研的随访增加便利。今后仍需进一步加强宣传"互联网+"中医健康管理模式，建立和完善有价值的针对不同疾病的中医健康管理平台。

 本章思考题

（1）中医健康管理的特色与优势有哪些？

（2）中医健康管理适宜技术应用效果如何评价？

（3）中医健康管理适宜技术基层社区应用推广策略是什么？

第二章

中医健康管理的理论基础

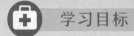 学习目标

知识目标：

（1）掌握中医健康的内涵，"治未病""证""症""病""辨证论治"和"体质学说"等基本概念。

（2）熟悉"中医治未病"思想的内涵及其在健康管理中的应用。

（3）了解辨证论治的内涵，九种常见体质的分类与判定。

思政目标：

中国传统文化的哲学思想从本质上讲是一种生命哲学，其核心是思考人生，研究人道乃至长生久视之道。通过分析中医健康和中医健康观的内涵，将中国传统文化哲学思想的培养融入课程中，培养学生文化认同、文化自信。

第一节　中医健康观

一、中医健康状态的内涵

传统中医学的"健康"是指在精神、意识、思维活动正常的前提下，保持机体内部功能活动的稳态、协调和生化有序，且与外在的自然环境、社会环境相适应的一种生命活动状态。中医健康状态的内涵可概括为机体处于"通""荣""平"的状态，是指人体内部及其与外部环境的各个通路系统之间精微物质充足，运行畅通，处于相对平衡的状态。如果某系统中运行的精微物质发生了病理变化，人体则出现"不通""不荣""不平"的病机改变，进而表现出不同的临床症状。"通""荣""平"学说源于《内经》，认为人体内部、人体与外环境都存在整体的联系，既对立又统一。它们在不断产生矛盾和解决矛盾的过程中保持动态平衡，才能保持"阴阳相贯、如环无端""阴阳和调而血气淖泽滑利""阴平阳秘、精神乃治"的健康状态。这种处于动态平衡的健康状态，就是机体与环境的对立统一和机体全部生理活动、生命过程的对立统一的状态。正如《素问·生气通天论》所说："阴平阳秘，精神乃治。"反之，阴阳失调导致的"不通""不荣""不平"则是疾病发生的基本机理。

（一）通

"通"是指在身体各个通路系统中的精微物质运行畅通无阻，经络血脉或食道、气道无阻塞。经络不通则气滞，血脉不通则血瘀，三焦不通则水停气阻，食道不通则便秘食阻，气道不通则肺气痹阻等。不通则痛，不通则废。正如《吕氏春秋·尽数》所言："流水不腐，户枢不蠹，动也。形气亦然。形不动则精不流，精不流则气郁。郁处于头则为肿为风，处耳则为挶为聋……"

（二）荣

"荣"即营养物质充足，指在各个通路系统中运行的精微物质量的充足或功能的正常，能够濡养维持机体的正常生理功能，使机体处于荣的状态。它包括肌肉润泽、气血充足、精气饱满、津液荣润、动作协调灵活、对外界适应能力良好、自感舒适等。不荣则痛，不荣则萎。

（三）平

"平"即各个通路系统中运行的精微物质方向正常、配比平衡。它包括阴阳平和、无寒热及各脏腑组织的功能正常等。各通路系统中运行的精微物质超过了一定的范围而造成不平衡就会发生病理变化。不平则乱，不平则生寒热，主要包括阴阳、气血、脏腑的不平，即阴阳五行失衡，气血运行方向逆乱的病理状态，出现寒热冲逆等一系列临床表现。《素问·平人气象论》曰："平人者，不病也。"平人，也就是指气血调和、健康无病的人。

二、中医治未病思想

21世纪，随着医学模式由疾病医学转变为健康医学，从群体治疗发展为个体治疗，卫生工作的重心也由"以疾病为中心"逐渐转向"以人为本"的健康服务，世界各国都在探索适合本国国情的健康管理模式。保持健康的身体，自古以来就是人们执着追求的目标，也是生命科学研究的永恒主题。随着科技的进步和社会的发展，人们对健康的需求和健康意识不断增强，对疾病的认识水平也不断提高。医学的发展顺应了这一潮流，对疾病的策略也从"生物医学"模式转向"生物-心理-社会医学"模式，由治疗疾病转向预防保健。当今医学的主题是预防疾病，正如分子医学家海瑟汀（William Haseltine）所说："我们正进入一个未病先知的新纪元，医药将从治疗转为以预防为主。"健康和疾病预防的研究成为新世纪医学研究领域的热点问题。在过去相当长的时间内，人们只是关注对疾病认识、诊断和治疗的进步，忽略了疾病的社会属性，也忽略了"以人为本"从人的健康出发，研究和判断疾病的预防和发生发展趋势。20世纪末，国际上围绕医学目的进行了约两年的大讨论，最终认为医学不仅是关于疾病的科学，更应是关于健康的科学；好的医生应是使人不生病的医生，而不仅是把病治好的医生。因此对健康状态的研究、对疾病未病防因、愈发除因、已发防变、病愈防复等各级预防的研究更具有现实意义。而这恰恰与中医"治未病"思想相切合。"治未病"是中华民族伟大的医学思想，是中医药的精髓之一，它起源于我国古老的《黄帝内经》，经过历代医家的发展和完善，已成为中医药体系不可或缺的组成部分，也是中国传统健康养生文化的核心理念之一。

（一）"治未病"的基本概念

中医"治未病"的思想理论源于生活实践，又高于生活实践，其强调的预防思想代表着中医学的特色和精髓。在古代朴素的辩证法思想的指导下，备受历代医学家、养生家的推崇，使"治未病"的理论内涵得到不断的补充和发展，已形成祖国医学的一个独特的医学理论体系，指导着临床实践，深入到整个医学系统，是预防医学的核心力量，指引着未来医学的发展方向。

"治未病"概念的提出首见于《黄帝内经》，是指采取预防或治疗手段，防止疾病发生、发展的方法，是中医治则学说的基本法则，是中医药学的核心理念之一，也是中医预防保健的重要理论基础和准则。"未病"的概念具体而言包括两层重大含义：其一是无病状态，此时的"治未病"，目的是养生强体，以预防疾病发生；其二是"已病"，已经处于疾病状态（包括潜在的，病而未发的），此时的"治未病"是为了有病早治，也包括疾病发生到某些阶段，此时"治未病"目的在于阻止"已病"加重或防止其进一步发展。"治未病"是指综合运用中医行之有效的预防保健措施或相关治疗、调理方法，防止疾病发生、发展、传变及复发的方法，是中医治则学说的基本法则和中医药学的核心思想之一，同时也是中医预防保健和现代健康管理的重要理论基础和准则。由此可见，根据"未病"含义的不同，"治未病"包括了诸多内容，经过历代医家两千多年来的不断充实和完善，"治未病"逐步形成了四个方面内涵，即"未病先防""欲病先治""既病防变"和"瘥后防复"。

（二）"治未病"的内涵

"治未病"主要指预先采取措施，防止疾病的发生、发展、传变、复发。临床运用更需要理论指导，建立"未病"治疗学科体系，让中医"治未病"所体现的医学优势，成为中医学发展的动力所在。

1. 未病先防

即在机体未病之前采取各种措施积极预防，防止疾病的发生。防病于先，避免疾病的发生为根本。《素问·四气调神大论》曰："是故圣人不治已病治未病，不治已乱治未乱，此之谓也。夫病已成而后药之，乱已成而后治之，譬犹渴而穿井，斗而铸锥，不亦晚乎！"从正反两方面强调了"治未病"的重要性，告诫医生和患者，应重视未病先防。

2. 欲病先治

即当机体处于健康与疾病的中间状态（亚健康状态）时，采取相应手段加以调节，使机体向健康状态转化。防微杜渐，能够认识到疾病的演进是由表入里，从轻到重的发展过程，继而做到既防病生，又防病变，这是以《黄帝内经》为代表的中医传统预防理论的重要内容之一。《素问·刺热篇》所述："肝热病者，左颊先赤；心热病者，颜先赤……病虽未发，见赤色者刺之，名曰治未病。"《素问·八正神明论》曰："正邪者，身形若用力，汗出腠理开，逢虚风。其中人也微，故莫知其情，莫见其形。……上工救其萌芽。"及《灵枢·玉版》曰："夫痈疽之生，脓血之成也，不从天下，不从地出，积微之所生也。故圣人自治于未有形也，愚者遭其已成也。"都是指疾患刚发，尚不能说出名称时治之，使之消除于萌芽状态。

3. 既病防变

即已病之后运用多种诊治手段防止疾病的发展、传变，不使其进一步加重。病邪进入人体以后，根据脏腑、经络之间生理、病理相关原理，会发生由表入里，由浅入深、由轻浅到严重的变化。而把握疾病的发展传变规律，及时截断疾病传变的途径，早期诊治，防止传变，是减少疾病对人体损害的关键。《素问·玉机真藏论》指出："五脏有病，则各传其所胜。"后《难经》《伤寒杂病论》等根据这一规律进一步论证。《难经·七十七难》曰："经言上工治未病，中工治已病者，何谓也？然所谓治未病者，见肝之病，则知肝当传之于脾，故先实其脾气，无令地受肝之邪，故曰治未病焉。中工者，见肝之病，不晓相传，但一心治肝，故曰治已病也。"《素问·阴阳应象大论》提出："故善治者治皮毛，其次治肌肤，其次治筋脉，其次治六腑，其次治五脏，治五脏者，半死半生也。"

4．瘥后防复

即疾病初愈，正气尚虚，邪气留恋，机体功能还未完全恢复之时，加强调摄，立足于扶助正气，强身健体，防止旧病复发。《素问·上古天真论》曰："虚邪贼风，避之有时，恬淡虚无，真气从之。""治未病"的理念，重在指导人们做到防患于未然，"消未起之患，治未病之疾，医治于无事之前，不迫于既逝之后"。这既是医学认识的理想境界，也是衡量医学水平的重要标志。"治未病"是中医保健的特色和优势，是中医预防医学的核心。

健康是人类的第一需求，是社会进步的重要标志。人类健康是推动整个社会走向生产发展、生活富裕、生态良好的文明发展道路的前提，"治未病"引领了人类健康发展的方向。因此，要加强"治未病"的研究，挖掘、整理、提高、弘扬"治未病"的学术思想，正确领会中医"治未病"的科学实质，坚持预防为主，掌握疾病传变和发展的规律，适时采取正确的干预措施，在临床实践中充实、凝练、创新，大力开展"治未病"服务，对解决疾病预防控制和卫生保健问题，促进中医事业的发展有着深远的意义。

（三）"治未病"的原则

未病先防即治其未生，通过养生保健来维护机体的健康状态。养生防病是主动地对抗疾病，充分发挥人们自身的能动性，而不是完全将自己的健康寄托在医生身上。"正气存内，邪不可干"，把预防寓于养生之中进行。防病是养生之目的，而养生就是最有效的防病措施。未病先防的内容非常丰富，包括平衡阴阳、调摄情志、合理饮食、运动形体及避邪防病等。通过综合摄养，内养正气以提高机体的抗病能力，外避邪气以避免外邪的侵袭，从而达到防病的目的。

1．未病先防的"治未病"原则

（1）养生以增强正气生。其内涵可以从以下四个方面来阐释：第一，道法自然，平衡阴阳。中医"治未病"的根本目的就在于维护阴阳平衡，守之则健，失此即病。中医学非常重视天人相应、适应四时、顺乎自然的养生保健原则。讲究人的生活起居在四季中必须顺应春生、夏长、秋收、冬藏的自然规律，人体的生理活动才能保持正常。要"以自然之道，养自然之身"。《黄帝内经》还提出了"春夏养阳，秋冬养阴"的论点，提倡在春夏阳气旺盛的季节，摄养阳气；在秋冬阴气盛的季节，保育阴气来适应养生防病之道。"春夏养阳，秋冬养阴"这一精辟的论述今天仍有效地指导着人们的养生保健与疾病治疗。比如按照中医理论，冬天属于"闭藏"的季节，肾主封藏，也就是说冬天是养肾的时节。冬天通过进补，可以使肾"精"更为充盈，从而使得明年身体更好，更少得病。第二，精神内守，病安从来。由精神因素引起的身心疾病是当代社会的多发病。中医学的养生观脱胎于道儒等诸子百家的养性思想。因此，中医学历来重视心理保健在养生"治未病"中的作用。平素心情舒畅，精神愉快，有利于气血流通，阴阳调和，身体健康。因此，中医养生"治未病"强调养心守神，不论导引、太极拳，其关键在于收心、守神而能入静，进入一种"宠辱皆忘"的恬淡境界。中医"治未病"的根本应从"守神"做起，只要做到心情愉快、乐观豁达，气血自然调和，大有益于健康。现代医学认为，某些疾病，如高血压、溃疡病及月经不调等可能与情绪不良有直接的关系，而中医学认为喜、怒、忧、思、悲、恐、惊七情活动与五脏有密切联系。因此指出"人有五脏化五气，以生喜怒悲忧恐"。情志活动的失常，可以影响五脏功能，导致气机紊乱而发生病变。第三，饮食调理，以资气血。这是"治未病"的上策。人体的营养物质都来源于饮食五味，而饮食不节又易损伤脏腑。所以，一方面饮食以适量为宜，不可饥饱不均；另一方面也要合理地调节饮食品种，使人体能获取所需的各种营养成分，不可饮食偏嗜。因为五味与五脏各有其一定的亲和性，各有其气味所偏，长期的饮食偏食，就会导致体内阴阳失调或营养成分的失衡，因此容易发生疾病。即使因身体需要而多食某些饮食，也要适可而止，不可过量或过久的偏食，否则会影响健康。食物、药物均有四气五味，可以治病，也可以致病。如偏阳虚体质的人可以多吃苦味、辛味的食品以助阳气的生发，偏阴虚体质的人则可以多吃酸甘之品以养阴。高明的医生能用食物治愈疾病，解人忧愁，所以调摄饮食是防病祛病、延年益寿的上策，是最高水平的"治未病"之术。每个人的饮食应按其不同体质而有所取舍，不要片面地追求一饱口福。第四，强身健体，动静相宜。平时经常进行体育锻炼，可以促使血脉流通，气机调畅，从而增强体质，预防疾病的发生。动，包括适当的运动、脑力和体力劳动、社交活动等。在《黄帝内经》中有"和于术数"以及"不妄作劳"两个原则。可适当地选择和运用锻炼身体的方法，诸如《黄帝内经》所列举的导引、吐纳等形式。导引的出现，为古人健身防病作出了积极的贡献。所谓作劳，即劳作，包括劳力、劳心、房劳等方面，"不妄作劳"是提醒人的劳作不要违背常规，应考虑季节、时间、年龄、体力及有无疾病影响等诸多因素，做到量力而行并注意调节，不可长时间从事某一种形式的劳作，以防止"久视伤血，久卧伤气，久坐伤肉，久立伤骨，久行伤筋"，从而影响健康。同时要做到劳逸结合，使活动有益于身心。

（2）防止病邪侵害。因为疾病的发生涉及正气和邪气两方面的因素，正气不足是疾病发生的内在基础，邪气侵犯是疾病发生的重要条件，所以预防疾病的发生也必须从这两方面着手：一是培养正气，提高机体的抗邪能力；二是采取多种措施防止病邪的侵袭。第一，增强正气。中医认为，生命的体现是"气"，即元气，是构成机体维持生命活动的最基本物质，是生命的原动力，具有抵御、驱除邪气，防止疾病发生，促进恢复健康的功能，所以，要想防止疾病发生，必须增强正气。培养正气，一方面要重视精神调养，另一方面还可以用药物及人工免疫等方法，增强体质，提高抗邪能力，预防疾病的发生。第二，规避邪气。《黄帝内经》提出："邪气发病。"因此，要想防止疾病发生就必须"避其毒气"，措施就是顺四时避六淫。六淫、疠气各有主时，春风、夏热（暑）、长夏湿、秋燥、冬寒，所谓"虚邪贼风，避之有时"。此外，还要注意饮食清洁，防止病从口入；药物预防、驱除邪气，提高免疫功能；爱护生态环境，保护生态平衡；维持环境卫生、防止污染等。通过采取以上内养和外防两方面的措施，就可以做到预防疾病的发生。

2．欲病先治、既病防变的"治未病"原则

"欲病"状态的发生与不良的生活方式、行为习惯以及社会环境等息息相关。其缺乏明确诊断为"某种疾病"的客观依据，不能算是疾病，是以功能性变化为主要临床表现。从中医角度理解，这是人与自然、社会的协调出现紊乱，而导致自身阴阳、气血、脏腑的失衡状态。从这一认识出发，"欲病""已病"状态下的"治未病"总的指导原则是以中医学整体观念、辨证论治为指导，调整这种失衡状态。

（1）整体观念。整体观念是在中国古代朴素唯物主义和辩证法影响下形成的中医学独特的思想方法，即认为事物是一个整体，事物内部的各个部分是互相联系不可分割的，事物与事物之间也有密切的联系，整个宇宙也是一个大的整体。在中医学中，整体观念是关于人体自身及人与环境、社会之间统一性、联系性的认识，是中医"治未病"的根本立足点和出发点。整体观念的第一层含义是形神合一。中医认为人体是一个以心为主宰，五脏为中心，通过经络、精、气、血、津液、神的作用联系脏腑、形体、官窍等形体组织的有机整体。另外，躯体状况和精神活动密切相关，各系统、各器官之间生理功能上互相联系，病理状态下相互影响。在这一有机整体中，中医特别强调"形神合一"，认为人的精神活动与人的形体密不可分，互相依存，如《灵枢·天年》所说："血气已和，荣卫已通，五脏已成，神气舍心，魂魄毕具，乃成为人。"说明五脏气血是精神魂魄生成的物质基础，精神和肉体相合，生命体才能得以存在。在对疾病的认识方面，"形神合一"论清楚地认识到形与神在疾病的发生过程中互为因果的关系。一方面，躯体生理活动的异常（形的异常）可以导致精神心理的疾病（神的疾病）；另一方面，精神心理的异常（神的异常）可能造成躯体生理病变（形的病变）。因此，在"形神合一"的理论基础上，中医主张"治神"与"治形"并用的"心身并治"。《素问·宝命全形论》就曾指出："一日治神，二日知养身，三日知毒药为真，四日制砭石大小，五日知腑脏血气之诊。五法俱立，各有所先。"强调了形神并治，方可祛病的重要思想，使"治未病"的手段不仅仅局限于针药等躯体疗法，同时也包含了心理治疗，即通过调节生理机制而达到调节心理，或通过调节心理而达到治身之目的。现代社会的诱惑、压力、竞争等导致心身功能紊乱已成为普遍现象，这些功能紊乱可以说是众多现代常见病的先导，也是形成"欲病"状态的主导因素，积极防范，纠正这类心身功能紊乱，在"治未病"中显得尤为重要。整体观念的另一层含义是天人合一。《素问·宝命全形论》曰："人以天地之气生，四时之法成。"《素问·六节脏象论》云："天食人以五气，地食人以五味。"这些都说明人体要靠天地之气提供的物质条件而获得生存，同时人体五脏的生理活动，必须适应四时阴阳的变化，才能与外界环境保持协调平衡。

（2）辨证论治。辨证论治是中医诊断和治疗疾病的基本原则，是中医对疾病的一种特殊的研究和处理方法，同样是"治未病"中不可或缺的一条重要原则。"辨证"即是认证识证的过程，证是对机体在疾病发展过程中某一阶段病理反应的概括，包括病变的部位、原因、性质以及邪正关系，反映了这一阶段病理变化的本质。"论治"是根据辨证的结果，确定相应的治疗方法。辨证论治是认识疾病和解决疾病的过程，由于病是指疾病的全过程，证是反映疾病在某一特定阶段的病理变化实质，所以证比病更具体、更贴切，更具有可操作性。在"治未病"过程中，强调辨人之体质、气质，辨证之部位、属性，辨病之异同，辨病症之异同而实施防治，这一特点应贯穿于"治未病"的整个阶段。具体又分为两种：一种是"同病异治"，在同一"未病"状态中，由于"未病"发展的不同阶段，病理变化不同，所属证候不同，则防治方法不同；另一种是"异病同治"，在不同的"未病"状态，有时可能出现相同或相近似的病理变化，因此可采取相同的方法来防治。临证时就必须从天人合一整体观、疾病动态观着眼，才能把握疾病正常的传变规律与异常的变证。诚如《素问·宝命全形论》所说："若夫法天则地，随应而动，和之者若响，随之者若影，道无鬼神，独来独往。"随着时代的发展和科学的进步，辨证论治理论不仅包含着以传统医学为基础，还应该结合现代医学、融合现代科技，更应该注重医患双方平等的交流。随着医学知识的普及和现代患者健商（健康商数，HQ）的不断提高，辨证论治应该赋予时代的理解。在对症状和体质的辨识中，通过交谈、访谈，甚至讨论与辩论，探讨病因，明确体质，同时也可获得患者的知情认同及对治疗的确认。传统的辨证论治是以医生的认知为主体的，往往注重的是医生的专业性和医生实施治疗的指导性，而忽略了患者的认知和心理需求。随着现代医疗科技资讯的普及，对辨证论治的内涵应该有新的理解，它实质上还应该包含着患者的文化认同、知情同意和参与。因此，辨证论治既是四诊的重要形式，也是伴随治疗的重要手段。

（3）防病传变。疾病发生后，有自己的传变规律，应该根据其规律采取阻截措施。《黄帝内经》指出，外邪侵犯机体具有由表入里、由浅入深的发展趋势，因而主张治浅治轻。另外，内伤杂病也有自己的传变规律，或以气血津液为序，或以阴阳互根互制为次，或以五行生克为第，等等，最终都是体现局部与整体的彼此影响。作为一名合格的医生，在临床诊治疾病时，只是对已发生病变的部位进行治疗是远远不够的，还必须掌握疾病发展传变的规律，能够准确预测病邪传变趋向，对可能被影响的部位采取预防措施，以阻止疾病传至该处，终止其发展、传变。

（4）体质调护。所谓体质，指人类个体在生命过程中，由先天禀赋（含遗传）和后天生活相融合而形成的，表现在形态结构、生理功能和心理活动上综合的、相对稳定的固有特性。在人生的不同阶段，体质是相对稳定的，但又具有动态可调性。中医体质学认为，体质决定了患者对病邪的易感性和所患病症种类的倾向性。因此，体质辨识即以人的体质为认知对象，从体质状态及不同体质分类的特性，把握其健康与疾病的整体因素与个体差异，针对性预防易感疾病比诊治疾病更重要。"因人制宜"选择相应的治疗、预防、养生方法，是"治未病"的又一重要原则。体质反映机体内阴阳运动形式的特殊性，这种特殊性由脏腑盛衰所决定，并以气血为基础。根据国内《中医体质分类与判定》标准，国人体质包括九种：平和质、阳虚质、阴虚质、气虚质、痰湿质、湿热质、气郁质、血瘀质和特禀质。每个人的体质不同，需要首先分析"未病"人群的身心特征，抓住了体质就抓住了根本。重视不同体质对疾病与证候的内在联系及对方药等治疗应答反应的差异是实施个体化诊疗、贯彻因人制宜思想的具体实践，根据不同体质类型或状态，或益气，或补阴，或温阳，或利湿，或开郁，或疏血，以调整机体的阴阳动静、失衡倾向，体现"以人为本""治病求本"的治疗原则，及早发现、干预体质的偏颇状态，进行病因预防、临床前期预防、临床预防，实现调质拒邪、调质防病及调质防变，以实践中医"治未病"思想。

3．瘥后防复的"治未病"原则

瘥后，指疾病初愈至恢复正常健康状态的一段时间。作为疾病初愈的"瘥后"阶段，虽然与正常健康状态尚有差别，但与原先疾病状态明显不同，若调理不当，很容易复发或产生后遗症。《内经》强调瘥后饮食不节、情志失调、劳逸过度、房事不节、外感六淫、用药不当等均可诱发疾病复发或遗留。《素问·热论》曰："病热少愈，食肉则复，多食则遗，此其禁也。"《素问·汤液醪醴论》云："精神不进，志意不治，故病不可愈"，"嗜欲无穷而忧患不止，精气驰坏，荣泣卫除，故神去之而病不愈也。"由此可知，瘥后不仅要注意饮食有节、起居有常、精神调摄、劳逸有度，还要外避邪气，以防为主，兼夹治疗，做到因病施护、因体防邪、内养外防，结合体质调护、辨证施治，在整体观的指导下进行饮食生活调护，防止疾病复发。

三、中医健康的维度

中医学理论体系是历经长期的临床实践，在中国古代哲学的指导下，逐步发展而形成的，既来源于临床实践，又指导着临床实践。整体观念是中医学理论体系的基本特点，是中国古代哲学思维方法在中医学理论中的集中体现。整体观具体是指中医学关于人体自身的完整性以及人与自然、社会环境统一性的认识。人体是一个有机统一的整体，构成人体的各个组成部分，以及各个脏腑形体官窍之间，结构上不可分割，功能上相互协调，病理上相互影响，并且时刻受到自然环境和社会环境的影响，人体在内、外环境的运动变化中，保持自身整体的动态平衡。整体观念贯穿于中医学的生理、病理、诊法、辨证、养生、防治等有关健康管理的各个方面，故在观察、认识、分析和处理有关生命、健康和疾病等问题时，必须注重人体自身的完整性及人与自然、社会环境之间的统一性和联系性。因此，只有从整体上多维动态地去把握与认识人体的生命状态，方可作出系统而行之有效的中医健康管理策略。

（一）人与自然的统一性

《素问·宝命全形论篇》："人以天地之气生，四时之法成。"中医学认为，人与自然有着统一的本源和属性，自然界存在着人类赖以生存的必要条件。《素问·六节脏象论篇》："天食人以五气，地食人以五味"，说明生存长养于天地之间，人的生命活动规律必然受到自然界的制约和影响。自然界的运动变化可以直接或间接地影响着人体，人的生命活动随着自然界的运动和自然条件的变化而发生相应的改变。《素问·血气形志篇》中所说的"人之常数"亦即"天之常数"，而《素问·至真要大论篇》："天地之大纪，人神之通应也"，说明倘若违背了自然规律，将导致不良后果。正如《素问·天元纪大论篇》所谓："至数之机，迫迮以微，其来可见，其往可追，敬之者昌，慢之者亡。"中医学认为自然环境与人体的生理、病理以及疾病的防治密切相关，《素问·咳论篇》提出"人与天地相参"的天人一体观，这种"天人相应"的认识，强调"善言天者，必有验于人"，把人的需要和对人的研究置于天人关系理论的中心地位。

1. 季节与健康

《素问·宝命全形论篇》云："人能应四时者，天地为之父母。"说明一年四时气候呈现春温、夏热、长夏湿、秋凉、冬寒的节律性变化，人体的生理功能在这种气候变迁的影响下，则有春生、夏长、长夏化、秋收、冬藏等相应的适应性变化。春夏季节，阳气发泄，气血趋向于体表，表现为皮肤松弛，疏泄多汗；秋冬季节，阳气收敛，气血趋向于内里，表现为皮肤致密，少汗多尿，既保证了人体水液代谢的正常，又使人体阳气不过分地向外耗散。人体的脉象随着气候的变化，也同样有着相应的改变，正如《素问·脉要精微论篇》所说："四变之动，脉与之上下，以春应中规，夏应中矩，秋应中衡，冬应中权"，指出春夏脉象多见浮大，秋冬脉象多见沉小，脉象的形成是由于气血在四时气候更替影响下，所进行的适应性调节。

2. 天地与健康

天地有五运六气之节律性的周期变化，其中不仅包括"年节律""月节律"，而且还有"日节律"。人体气血的运行、阴阳的消长，不仅顺应着季节气候的变化，而且也因日月星辰之昼夜的变化而发生节律性的改变。如人体的阳气，随着朝始生、午最盛、夕始弱、夜半衰的波动而出现规律性的波动，正如《素问·生气通天论篇》所谓"阳气者，一日而主外，平旦人气生，日中而阳气隆，日西而阳气已虚，气门乃闭。"在病理上，一般而言，大多白天病情较轻，傍晚加重，夜间最重，呈现出周期性的起伏变化，故《灵枢·顺气一日分为四时》曰："夫百病者，多以旦慧昼安，夕加夜甚。"月亮的盈亏也影响着人的诸多生理、病理变化。如月亮的圆缺影响人体气血的生成布散，《素问·八正神明论篇》谓："月始生，则血气始精，卫气始行；月郭满，则血气实，肌肉坚；月郭空，则肌肉减，经络虚，卫气去，形独居。"因机体气血的虚实差异，致使感受病邪的难易程度及其转变不同。当满月时，人体气血充盛，肌肤致密，腠理闭合，此时即使遭受贼风邪气的侵袭，也较表浅而患病轻微。而在月亏之时，人体气血虚弱，肌肤松弛，腠理开泄，若逢贼风邪气的侵袭，多发病急骤，易于内陷入里，正如《灵枢·岁露论》所说："……虽遇贼风，其入浅不深……遇贼风则其入深，其病患也卒暴。"故其防治宜依于月盈月亏的变化，即"因天时而调血气"，如《素问·八正神明论篇》所言："月生无泻，月满无补，月郭空无治"。

3. 地理环境与健康

地理环境是自然环境中的重要因素，包括地质水土、地域性气候和人文地理、风俗习惯等。地理环境的差异，在一定程度上影响人们的生理功能和心理活动，故中医学非常重视地域对人体的影响。生长有南北，地势有高低，体质有阴阳，奉养有膏粱藜藿之殊，更加天时有寒暖之别，故"一州之气，生化寿夭不同"（《素问·五常政大论篇》），说明受病亦有深浅之异。一般而言，东南土地卑弱，气候多湿热，人体腠理多疏松，体格多瘦削；西北地处高原，气候多燥寒，人体腠理多致密，体格多壮实。人们长期生存在特定地理环境之中，逐渐形成了功能方面的适应性变化。一旦易地而居，环境突然改变，个体生理功能难以及时作出相应的适应性变化，故初期会感到不太适应，有的甚至会因此而发病，所谓"水土不服"，指的就是这种情况。总之，地理环境不同，形成了生理上、体质上的不同特点，因而不同地区的发病情况也不尽一致，正如《素问·异法方宜论篇》所谓："一病而治各不同……地势使然也。"故中医干预策略，亦须因之而变，以"杂合以治，各得其所宜"（《素问·异法方宜论篇》）。

（二）人与社会的统一性

1．社会制度与健康

社会制度，具体包括社会的经济、政治、文化以及教育等制度，与人民群众的健康状态均有密切关联。"太平之世多长寿""大灾之后必有大疫"，这是朴素的社会医学思想。社会经济繁荣，人民安居乐业，民众易于接受健康保健文化之道，则少患饥饿劳役之疾，即使染疾也易于调治。而若社会动荡，民生疲敝，卫生保健文化不得推行，则多有六淫疾苦诸多疾患侵染，调理救治亦难以施行。由于每个时代或地区的社会制度不同，其人体健康状态与疾病谱有所差异，其所针对的健康管理策略均有各自的针对性。随着科学的发展，社会的进步，社会环境的变迁，人的身心功能受到的影响也在发生变化。现代社会的亚健康人群、肥胖症等相关慢性非传染性疾病增多，均与当前的社会因素有着密切关系。

2．社会贫富与健康

社会贫富的差异不仅决定着人们的饮食习惯、起居住所、工作性质以及接受保健医疗难易程度等，而且影响人的心理状态，即社会贫富与人体的形体和精神健康均有密切关系。另外，若社会贫富动荡变化，除却物质方面的影响，更为重要的是对心理的影响，如《素问·疏五过论篇》指出："尝富后贫，名曰失精，五气流连，病有所并。"富者多食膏粱厚味而少劳作，或劳心而志苦，或无忧而志乐；贫者辛苦劳作而少饱暖，或形苦但志乐，或形苦而志亦苦，其对健康的影响均不相同，而相应的中医健康管理方案亦不同。正如《素问·血气形志篇》所称："形乐志苦，病生于脉，治之以灸刺；形苦志乐，病生于筋，治之以熨引；形乐志乐，病生于肉，治之以针石；形苦志苦，病生于咽嗌，治之以甘药。"

3．社会地位与健康

《素问·疏五过论篇》称："诊有三常，必问贵贱，封君败伤，及欲侯王。"贵贱属于社会地位的范畴，在一定程度上与社会贫富有密切关系，其对健康的影响与"社会贫富与健康"部分类似，但社会地位更重要的是对人精神层面上的影响，从而导致七情内伤病，正如《素问·疏五过论篇》所说："故贵脱势，虽不中邪，精神内伤，身必败亡"。

（三）人体自身的统一性

中医学认为，人体是一个有机的整体，其中五脏为中心，心神为主事，精气血津液为物质基础，并借助经络系统将人体各脏腑、孔窍、皮毛、筋肉以及骨骼等组织紧密联结为一个统一的整体，正如《灵枢·海论》所说："十二经脉者，内属于腑脏，外络于肢节。"人体各个组成部分之间，在结构上是不可分割的，在生理上是相互联系，相互制约的，在病理上是相互影响的。

1. 形体结构的整体性

就形体结构而言，人体是由若干脏腑、形体、官窍等构成，而这些脏腑器官在结构上是不可分割且相互关联的，具体表现为五脏（肝、心、脾、肺、肾），六腑（胆、胃、小肠、大肠、膀胱、三焦），形体（筋、脉、肉、皮、骨），官窍（目、舌、口、鼻、耳、前阴、后阴）等在结构上彼此衔接沟通，又通过经络系统的内通和联络作用，构成一个在结构上完整的整体。每个脏腑都是人体有机整体中的一个组成部分，都不能脱离整体而独立存在。如心主血脉，主神明，在体合脉，其华在面，开窍于舌，在液为汗，在志为喜，与夏气相通应，与小肠互为表里。中医的心，既有脑神的神志生理，也有心开窍于舌，心与小肠相表里的络属关系。关于舌的健康管理，不仅要考虑舌本身，更重要的是与心有密切关联，其中理论依据之一为心与舌体通过经脉在结构上相互联系。《灵枢·经脉》说："手少阴之别……循经入于心中，系舌本，属目系"。

2. 物质基础的整体性

就物质基础而言，精、气、血、津液均是组成人体的基本精微物质，是产生一切生理机能和维持生命活动的物质基础。分而言之，则为精、气、血、津液均由一气所化生，它们在气化过程中，可相互转化，分布、运行于全身各脏的器官，这种物质的同一性，保证了各脏腑器官功能活动的统一。如气与血是人体的两大类基本物质，在人体的生命活动中占有重要的地位，《素问·调经论篇》谓："人之所有者，血与气耳。"气与血都是由人身之精所化生，而相对而言，气属阳，血属阴，具有互根互用的关系。气有推动、升发、固摄等作用，血有营养、滋润等作用，气是血液生成和运行的动力，血是气的化生载体和基础。血液的化生以营气、津液和肾精作为物质基础，但这些物质基础本身的生成以及转化为血液的过程中，每一个环节都离不开相应脏腑之气的推动和激发作用，并且营气与津液入脉化血，以使血量充足。因此，气若充盛则化生血液功能增强，气若虚亏则化生血液功能减弱，从而易于导致血虚的病变。在对人体血的功能失常进行健康管理时，信息的采集不仅要考虑血，还要纳入气的信息等。健康管理干预时，不仅要补血，更要采取补气、养气的措施。

3．生理功能的整体性

就生理功能而言，形体结构和生命物质的统一性决定了功能活动的统一性，使各种不同的功能活动互根互用，协调和谐，密切联系，人体脏腑形体官窍，虽有各自不同的生理功能，但这些生理功能皆为整体功能活动的组成部分，从而决定了机体功能的整体统一。中医学认为人的形体和精神意识思维活动，在生理上是相互依存、不可分割的，形为神之宅，神乃形之主，此谓"形神体现"。具体而言，形是神的藏身之处，神是形的生命体现，形体与精神的和谐是生命活动得以正常运行的保证。

4．病理变化的整体性

就病理变化而言，由于人体作为一个有机统一的整体，其健康状态的波动变化，以及疾病的发生、发展与转变等，多不局限于某一组织经络或形体官窍，大都是整体生理功能失调在局部的反应，脏腑之间在病理上的相互影响。因此，在分析机体的病理变化时，须着眼于整体，既要注重发生病变的局部脏腑、经络、形体、官窍，又要重视局部病变对其他脏腑经络的影响，即强调局部与整体的统一。如肝气的疏泄功能失常时，不仅肝脏本身出现病变，而且常常影响到脾脏的运化功能，而出现胸胁胀满，不思饮食，腹痛收引等症；也可影响肺气的宣发肃降之职，可见咳嗽气喘；还可影响心神而见烦躁不安或抑郁不乐，影响心血的运行则见胸部疼痛。因此，五脏之中，一脏有病，可影响他脏，在对某一时病进行健康管理时，既要考虑到本脏病变对他脏的影响，也要注意他脏病变对本脏的影响。

四、中医健康的辨证观念

辨证论治，是中医学认识疾病和治疗疾病的基本原则，并贯穿于预防与康复等医疗保健实践的过程。中医学在认识疾病和处理疾病的过程中，既强调辨证论治，又讲究辨证与辨病相结合。

（一）症、证、病的基本概念

1．症的基本概念

症，即症状和体征。症是机体发病而表现出来的异常表现，包括患者所诉的异常感觉与医生所诊查的各种体征。如恶寒发热、恶心呕吐、烦躁易怒、舌苔、脉象等，都属症的概念。症是判断疾病、辨识证的主要依据，但其表现的是疾病的表面现象甚至假象，所以未必能完全反映疾病和证的本质。同一个症状，可由不同的致病因素引起，其病机不尽相同，也可见于不同的疾病和证中。孤立的症状或体征不能反映疾病或证的本质，因而不能作为治疗的依据。

2．证的基本概念

证，是对疾病过程中一定阶段的病因病位、病性病势等病机本质的概括。如脾胃虚弱证，病位在脾胃，病性为虚。证是病机的概括，病机是证的内在本质，证所反映的是疾病的本质。证候，即证的外候，是指疾病过程中一定阶段的病位、病因、病性、病势等本质有机联系的反应状态，表现为临床可被观察到的症状等，一般由一组相对固定的、有内在联系的、能揭示疾病某一阶段或某一类型病变本质的症状和体征构成。如食少纳呆，腹胀便溏，倦怠乏力，面黄，舌淡红苔白，脉沉缓，属于脾胃虚弱证的证候表现。证有个体差异性、时相性、空间性和动态性特征。其一，证的个体差异性。由于人的体质差异，故感受同一病邪，可能表现为不同的证。即便同一病症，由于个体反应性差异，也可以表现出不同的症状。其二，证的时相性。同一疾病，由于所处于阶段不同，临床表现各异，因而证也不同。如积聚，在初期、中期和晚期的不同阶段，证会发生变化。其三，证的空间性。如感冒，与不同地域的气候有关，形成风寒感冒证、风热感冒证、暑湿感冒证等。其四，证的动态性。由于疾病受内外环境多种因素影响，可不断发生变化，故证在疾病过程中并非固定不变，而是始终处于动态变化之中。

3. 病的基本概念

病，即疾病的简称，指有特定的致病因素、发病规律和病机演变的一个完整的早期生命过程，常常有较固定的临床症状和体征。致病邪气作用于人体，人体正气与邪气相抗争，引起的机体阴阳失调、脏腑形体损伤、生理功能失常或心理活动障碍，从而体现一个完整的生命过程。在这一过程中，始终存在着损伤、障碍与修复、调节的矛盾斗争过程，即邪正斗争。疾病反映的是贯穿一种疾病全过程的总体属性、特征和规律。如感冒、胸痹、消渴、积聚等，皆属疾病的概念。

症、证、病三者既有区别又有联系。病与证，虽然都是对疾病本质的认识，但病所反映的重点是贯穿疾病全过程的基本矛盾，而证反映的重点是当前阶段的主要矛盾。症状和体征是认识病和证的着眼点，是病和证的基本构成要素。具有内在联系的症状和体征组合在一起即构成证候，反映疾病某一阶段或某一类型的病变本质。各阶段或类型的证贯穿并叠合起来，便是疾病的全过程。因此，一种疾病可由不同的证组成，而同一证又可见于不同的疾病过程中。

（二）辨证论治的基本概念

辨证论治，是中医学诊治疾病的基本理论与思维方法，即根据中医理论分析四诊获得的临床资料，明确病变的本质，拟定治则治法。

1. 辨 证

辨证是以中医学理论对四诊（望、闻、问、切）所得的资料进行综合分析，明确病变本质并确立为何种证的思维和实践过程。由于疾病发生的原因、病变的部位、疾病的性质、疾病的发展变化趋势是辨证的要素，故中医学在辨识证时，要求辨明病因、病位、病性及其发展变化趋势，即辨明疾病从发生到转归的总体病机。第一，辨病因：探求疾病发生的原因。根据中医病因理论分析疾病的症状和体征，探求疾病发生的原因和机理。某些病因，如外伤、虫兽咬伤等可直接观察或通过询问病史了解。然而，临床很多疾病，不能直接找到病因，只能辨证求因，根据疾病的临床表现，推断病因病机特点以确定证。第二，辨病位：分析、判别以确定疾病之所在部位。不同的致病因素侵袭人体不同的部位，引起不同的病症。如外感病邪侵袭人体皮肤肌腠，称为"表证"；情志内伤、饮食不节、劳逸失度、直接损伤脏腑精气，称为"里证"；咳嗽咯痰病位多在肺，腹胀便溏病位多在脾。辨明病变部位，便可推知致病邪气的属性，又可了解病情轻重及疾病传变趋向，对确定证非常重要。如水肿病，若全身水肿而以头面、眼睑明显者，属外感风邪所致，称为"风水"，病在表，治当解表发汗；若腰部以下水肿，以下肢为重者，多为脾肾功能失调所致，病在里，治当温肾健脾利尿。第三，辨病性：确定疾病的虚实寒热之性。疾病是邪气作用于人体，人体正气奋起抗邪而引起邪正斗争的结果，邪正盛衰决定病症的虚实，故《素问·通评虚实论》说："邪气盛则实，精气夺则虚。"病因性质和机体阴阳失调决定病症的寒热，外感寒邪，或阴盛阳虚，则见"寒证"；外感热邪，或阳盛阴虚，则见"热证"。第四，辨病势：辨明疾病的发展变化趋势及转归。疾病一般都有一定的发展变化规律。如《伤寒论》把外感热病分为六个阶段，以六经表示其不同的阶段和发展趋势，其传变规律可概括为：太阳→阳明→少阳→太阴→少阴→厥阴。温病学则用卫气营血和上中下三焦表示温热和湿热病的传变规律。对内伤杂病的传变，《内经》是用五行的生克乘侮规律来表述，现在趋向于以脏腑之间的相互关系和精气血津液之间的相互影响来表达。掌握疾病的传变规律，可洞察疾病变化及转归的全局，预测在疾病进程中证候的演变，从而提高辨证的准确性。

2. 论　治

论治又称施治，是根据辨证的结果确立相应的治疗原则和方法及方药，选择适当药物的治疗手段和措施来处理疾病的思维和实践过程。论治过程一般分为以下几个步骤：第一，因证立法。即依据证候而确立治则治法。证是辨证的结果，也是论治的依据。只有确立疾病某阶段或某类型的证，才能针对该证性质确定具体的治疗方法。如风寒表证，当用辛温解表法；风热表证，当用辛凉解表法。第二，随法选方。即依据治则治法选择相应的处方。处方，是在确定治疗手段的基础上，依据治法的要求，确定具体的治疗方案。如选用药物疗法，应开出符合治法要求的方剂及其药物组成，并注明剂量、煎煮或制作、服用方法等。若选用针灸疗法，应开出符合治法要求的穴位配方以及针灸手法、刺激量、刺激时间等。第三，据方施治。即按照处方，对治疗方法予以实施。针灸、按摩、正骨等手法的治疗实施一般应由医务人员执行，某些情况下可由医生指导患者自己执行。

3. 辨证与论治的关系

辨证与论治是诊治疾病过程中相互联系不可分割的两个方面。辨证是认识疾病，确定证；论治是依据辨证结果，确立治法和处方遣药。辨证是论治的前提和依据，论治是治疗疾病的手段与方法，也是对辨证正确与否的检验。因此，辨证与论治是理论与实践相结合的体现，是理、法、方药理论体系在临床上的具体应用，也是中医临床诊治的本原则。

第二节 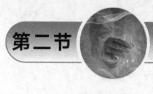 中医体质学说

　　中医体质学说是以中医理论为指导，研究体质的概念、与疾病的关系、形成及类型。体质是禀受于先天，调养于后天，在生长、发育和衰老过程中所形成的与自然、社会环境相适应的人体个性特征。体质在中医学的起源，源自于《内经》，常用"形""素""质"等表述体质，明确指出体质与脏腑的结构形态结构、气血盈亏有密切的关系；故体质又称"形质""素质""禀质""气质"等。体质是不同个体在形质、功能和心理方面的身心特征，并研究个体及不同群体的体质差异性，如《灵枢·寿夭刚柔》里提到的："人之生也，有刚有柔，有弱有强，有长有短，有阴有阳。"

一、体质学说概述

（一）体质的概念

　　体质是人体在先天遗传和后天获得的基础上所形成的功能和形态上相对稳定的固有特性。换句话说，体质是禀受于先天，受后天影响，在生长、发育过程中所形成的与自然、社会环境相适应的人体形态结构、生理功能和心理因素的综合的相对稳定的固有特征。这一定义，首先强调了人体体质的形成是基于先天遗传和后天获得两个基本方面的。其次，也反映了中医学关于机体内外环境相统一的整体观念，说明了人体体质在后天生长、发育过程中是与外界环境相适应而形成的。同时，它充分体现出中医学"形神合一"的体质观。"形神合一"是生命存在的基本特征，是中医学的生命观。形，即形体；神，即生命机能。神生于形，形主宰于神，神依附于形，神明则形安。"形神合一"又称形与神俱，就是指形与神是人体不可分离的统一整体。形体健壮则精神旺盛，生命活动正常；形体衰弱则精神衰弱，生命活动异常；形体衰亡，生命便告终结。所以说，"形神俱备，乃为全体"（《类经·脏象类》）。基于"形神合一"的生命观，中医学认为，人体的体质既包括身体要素，又包括心理要素，并且二者高度统一。一定的形态结构必然产生、表现出其特有的生理功能和心理特征，后者是以前者为基础的；良好的生理功能和心理特征是正常形态结构的反映，并保证其相对稳定。二者相互依存，不可分离，在体质的固有特征中综合体现出来。体质的固有特性或特征表现为机能、代谢以及对外界刺激反应等方面的个体差异性，对某些病因和疾病的易感性，以及疾病传变转归中的某种倾向性。人的体质特点或隐或现地体现于健康和疾病过程中。先天禀赋是人体体质形成的重要因素，但体质的发展与强弱在很大程度上又取决于后天因素的影响。

（二）体质与疾病的关系

　　体质是对个体身心特性的概括，是由遗传性和获得性因素所决定的，表现在形态结构、生理机能和心理活动方面综合的相对稳定的特性反映。它影响人体对自然

社会环境的适应能力和对疾病的抵抗力；同时对某些病因和疾病的易感性，以及产生病变的类型与疾病传变转归都具有某种倾向性。所以掌握个人的体质特点，对于认识人体健康与疾病以及疾病的传变规律都具有重要的意义。

1．疾病的发生和发展直接受体质因素影响

每一个人都有各自的体质特征，它是由多方因素所构成的，体质是先天禀赋与后天多种因素共同作用的结果。先天禀赋因素，由于父母生殖之精的质量不同，遗传基因不同，还有父母的生育年龄各异，以及母亲在妊娠期的情绪、营养和疾病等因素的不同，都会影响体质的形成，是体质强弱的前提条件；而后天的年龄、饮食劳逸、情绪、疾病等也是不可忽视的因素。小儿"脏腑娇嫩，形气未充""稚阴稚阳""纯阳之体"，故易患消化系统疾病和热证；青春期以后肾精渐充，体质基本定型；成年以后由于生活习惯、工作环境与压力等因素的不同，对体质的影响也比较明显，所以人群会有体质强弱的不同，其对各种致病邪气的易感性各异，感受致病邪气以后的转归也各不相同。因此，才会有健康、亚健康、疾病的区别。

首先，某些时候体质对发病起决定性作用。体质因素受脏腑经络及气血津液盛衰的影响，即阴阳的盛衰。《素问·生气通天论》说："阴平阳秘，精神乃治；阴阳离决，精气乃绝。"具有阴阳平和质特征的人不易为邪气所伤而发病，即使发病也容易治愈，如果后天注意养生还可长寿。但是，由于受先天禀赋和后天多种因素的影响，还存在着偏阳质和偏阴质，二者对不同的致病邪气有各自的亲和力而表现为易感性。相同的条件，相同的致病因素，在不同的个体反应却不一样：有的不发病，有的发病；有的发病轻，有的发病重；有的容易治愈，有的不易治愈。这就是个体差异，是由不同的体质决定的。正如《素问·遗篇·刺法论》说："正气存内，邪不可干。"《素问·评热病论》也说："邪之所凑，其气必虚。"《灵枢·百病始生》还说："风雨寒热，不得虚，邪不能独伤人。卒然逢疾风暴雨而不病者，盖无虚，故邪不能独伤人。此必因虚邪之风，与其身形，两虚相得乃客其形。"所以说体质对发病起决定性作用。

其次，体质因素决定发病的倾向。体质有阴阳之别、强弱之分、偏寒偏热之异，《灵枢·五变》说："肉不坚，腠理疏，则善病风。""五脏皆柔弱者，善病消瘅。"所以在发病时，偏阳质的人耐寒而对阳邪的易感性强，多发实证、热证，并发展演化为阳亢、阴虚、痰火等病理性体质。偏阴质者耐热，对阴邪的易感性又比较强，发病后多表现为寒证、虚证，发展为阳虚、痰湿、水饮等病理性体质。正因如此，会出现表里、寒热、虚实、阴阳等不同证候，才能出现上述有人发病而有人不发病的现象发生。这些都是由体质因素所决定的，所以，在诊疗过程中要依据患者的不同体质、病情的不同阶段，不同类型，辨证论治。

再次，体质因素影响疾病的转归。相同的致病因素，作用在不同的人身上会有不同的反应，转归也不尽相同。正如《灵枢·论勇》所说："有人于此，并行而立，其年之少长等也，衣之厚薄均也，卒然遇烈风暴雨，或病或不病。"所以，体质强者不易感邪而发病，或发病很轻，病程较短，容易治愈；而体质弱者，不但容易感邪而发病，而且容易深入、发展变化，病情多重。因而应针对不同的体质推断转归，采取相应的措施预防传变，阻断病邪传变的通路，正所谓"既病防变""因人制宜"。

2．增强体质是减少疾病和保障健康的有效方法

强壮的体质是减少疾病、保障健康的前提条件，而体质的强弱又与先天禀赋、饮食调养、身体锻炼有关。增强体质应从以下几方面入手：首先，父母赋予子女先天禀赋的重要依据，是体质形成的基础，是人体体质强弱的前提条件。《灵枢·寿夭刚柔》说："人之生也，有刚有柔，有弱有强，有短有长，有阴有阳。"可见古人已经认识到先天禀赋对体质形成的重要作用。其次，饮食、情志因素对体质强弱的影响也是至关重要的。脏腑、经络的功能活动，需食物所转化的能量作为动力，精、气、血、津液等精微物质也要由饮食所化生。所以，若饮食不足，营养缺乏，气血生化乏源，则脏腑功能低下，体质虚弱。而暴饮暴食，可伤脾胃。饮食偏嗜，又会使某些营养物质偏盛偏衰。同时，不良的情志刺激也会损伤脏腑而发病。故合理膳食，保持心情舒畅，也是增强体质的一个重要环节。最后，劳逸结合，加强身体锻炼，生活要有规律。劳逸结合，可以使气机通畅、气血调和、关节通利、筋骨强健。总之，增强体质，能够减少疾病的发生与发展，是保障机体健康的有效方法。

综上所述，体质受先天禀赋、后天饮食、饮食劳逸、体育锻炼等多方因素的影响，每一个人都有自己的体质特征。它决定着人对自然、社会环境的适应能力和对疾病的抵抗能力，以及对某些致病因素的易感性和疾病发展的倾向性。因此研究体质问题不仅有助于分析疾病的发生、发展和演变规律，对于养生保健也具有重要意义。

二、体质的形成

体质的形成是机体内外环境多种复杂因素共同作用的结果，主要关系到先天因素和后天因素两个方面，并与性别、年龄、地理等因素有关。先天禀赋是体质形成的重要因素，而体质的形成、发展与强弱在很大程度上又依赖于后天因素，因此体质是机体内外环境多种复杂因素共同作用的结果。

（一）先天因素

1．先天因素的含义

先天因素，又称禀赋，是指小儿出生以前在母体内所禀受的一切特征。中医学所说的先天因素，既包括父母双方所赋予的遗传性，又包括子代在母体内发育过程中的营养状态，以及母体在此期间所给予的种种影响。同时，父方的元气盛衰、营养状况、生活方式、精神因素等都直接影响着"父精"的质量，从而也会影响到子代禀赋的强弱。现代遗传学认为，遗传是生物按照亲代所经过的发育途径和方式，产生与亲代相似后代的过程，是遗传物质从上代传给下代的现象。在人类是通过生殖细胞的物质与信息的传递，将亲代的个体体质特征传给子代的过程。在遗传过程中，由于内外环境的影响而造成结构与功能上的差异，即生物个体之间的差异称之

为变异。遗传中有变异，变异中有遗传，两者既是矛盾对立的，又是统一不可分割的。中医学的先天因素涵盖了这两方面的内容。

2．先天因素在体质形成中的作用

先天因素是体质形成的基础，是人体体质强弱的前提条件。在生命形成的过程中，男主阳施，女主阴受，男女媾精，胎孕乃成。父母生殖之精气的盛衰，决定着子代禀赋的厚薄强弱，从而影响着子代的体质。子代的形体始于父母，父母的体质是子代体质的基础。父母体质的强弱，使子代禀赋有厚薄之分，表现出体质的差异，诸如身体强弱、肥瘦、刚柔、长短、肤色，乃至先天性生理缺陷和遗传性疾病，如鸡胸、龟背、癫痫、哮喘、杨梅疮（梅毒）等。在体质形成过程中，先天因素起着决定性的作用。先天因素、人体的遗传性状是身心发展的前提条件，它对于人的智力和体力的发展，对于人体体质的强弱，具有重大的影响。但是，先天因素、遗传性状只对体质的发展提供了可能性，而体质强弱的现实性，则有赖于后天环境、营养和身体锻炼等。

（二）后天因素

1．后天因素的含义

后天是指人从出生到死亡之前的生命历程。后天因素是人出生之后赖以生存的各种因素的总和。后天因素可分为机体内在因素和外界环境因素两方面。机体内在因素包括性别、年龄、心理因素，外界因素实际上就是环境因素。环境指自然环境和社会环境。环境与健康的问题是生命科学中的重大课题，已经受到全球的关注。人从胚胎到生命终结之前，始终生活在一定的自然环境和社会环境之中。自然环境是与社会环境相对而言的，它涉及生活环境、生产环境和食物链环境等一切客观环境。社会环境则涉及政治、经济、文化等环境要素。换言之，人们所处的环境包括人们赖以生存的基本条件和一切有关事物，例如社会的物质生活条件、劳动条件、卫生条件、社会制度、气候条件、生态平衡以及教育水平等。

2．后天因素在体质形成中的作用

人的体质在一生中并非一成不变的，而是在后天各种因素的影响下变化着的。良好的生活环境，合理的饮食、起居，稳定的心理情绪，可以增强体质，促进身心健康。反之则会使体质衰弱，甚至导致疾病。随着人类物质生活及文化生活的不断改善，人们对于健康与长寿的要求变得日益迫切。因此，如何保养一生的体质越来越成为人们关心的课题。改善后天体质形成的条件，可以弥补先天禀赋之不足，从而达到以后天养先天，使弱者变强而强者更强的目的。

后天因素具体包含以下几个因素：第一，饮食营养。人以水谷为本，脾主运化水谷精微，为气血生化之源，故脾胃为后天之本。饮食营养是决定体质强弱的重要因素。合理的膳食结构，科学的饮食习惯，保持适当的营养水平，对维护和增强体质有很大影响。由于人的体质不同，其对营养物质的新陈代谢功能也不一样。因此，科学、合理的饮食营养应包含必需和适当两层含义。长期营养不良或低下，或营养不当，以及偏食、偏嗜等都会使体内某些成分发生变化，从而影响体质，乃至于引起疾病。《内经》中曾多次谈到饮食偏嗜对机体的危害。诸如"肥者令人内热，甘者令人中满""高粱之变，足生大丁"，以及五味偏嗜会引起人体脏气偏盛偏衰而产生病变等。第二，劳动和运动。劳动的性质和条件，对人们的体质强弱有着深刻的影响。劳动一般分为体力劳动和脑力劳动两大类。在现代社会，随着科学技术的高度发展，体力劳动和脑力劳动的关系也越来越密不可分。劳逸适度，劳而不倦，可增强体质。一般来说，适当的体力劳动对体质的增强有积极的作用。但是，过于繁重的体力劳动，在严重污染环境下的体力劳动，精神情绪经常处于紧张状态下的劳动，操作分工过细、促使身体局部片面发展的劳动，等等，对人的体质都将产生不利影响。反之，过度安逸又可使机体气血运行迟缓，气机阻滞，脏腑功能减弱，正气不足，而致体质虚弱多病。故当有劳有逸，劳逸适度。古往今来，人们从"流水不腐，户枢不蠹"的自然现象中体会出"生命在于运动"的真谛，视体育锻炼为增强体质的法宝。历代医家总结的"养生导引之法"，诸如太极拳、五禽戏等，便是以运动来调养体质的典范。现代运动生理学研究证明，经常进行适当的体育锻炼，可使神经系统更为活跃和灵敏，增强肌肉的耐力与收缩强度，调整内分泌系统的平衡，改善血液循环，使新陈代谢更为旺盛，废物的排泄更为顺利，这样就可使病理体质向正常体质转化。第三，年龄。年龄也是影响体质的重要因素之一。人体的结构、机能与代谢随着年龄的增长而发生规律性的变化。从出生之日算起，按日历计算的年龄称之为历法年龄、时序年龄或实足年龄，简称年龄。增龄，即年龄的增长，概括了一个人生长发育和衰老的全过程，包含着成熟和衰老两重意义。增龄是一个渐进过程，而且每个人的生物学年龄与历法年龄也并不是刻板同步的，个体差异相当大，有的"未老先衰"，有的"老当益壮"，可相差十年左右。所以，到目前为止，国际上对年龄分期尚无统一的意见。但总的来说，人的生命历程都是从少儿、青年到中年，再转向老年。中医学在《素问·上古天真论》和《灵枢·天年》中深刻地论述了人体脏腑气血盛衰与年龄的关系。在生长、发育、壮盛以至衰老、死亡的过程中，脏腑气血由盛而衰，影响着人体生理功能，决定着人体的体质，从而决定着各年龄期对致病因素反应的能力与类型。如小儿体质为"稚阴稚阳"之体，所谓"小儿稚阳未充，稚阴未长者也"（《温病条辨·解儿难》）。到了青春期则体质渐趋成熟，至青春期末，体质基本定型；青壮年是人体脏腑气血阴阳最旺盛时期，因而也是体质最强健阶段；及至老年，脏腑生理机能减退，体质日趋下降，逐渐呈现"老态龙钟"的衰老征象。这里应当强调两个环节，一是青春期，二是更年期。以性成熟过程为特征的青春期是人体内机能、代谢与结构急剧变化的时期，是人生中第一个转折时期，体内各种生理活动进行着整体性的调整。更年期则是从成年期转入老年期时，全身各系统的功能与结构渐进性衰退的过渡阶段，是一生中第二个转折时期。若能处理好这两个时期，则可达到强身健体，延缓衰老的目的。第四，性别。性别通常所指的是男性与女性。男为阳，女为阴。男性多禀阳刚之气，体魄健壮魁梧；女性多具阴柔之质，体形小巧苗条。男子以气（精）为本，女子以血为先，女性又有经带胎产的特点。所以说，男子以肾为先天，女子以肝为先天。"男子多用气，故气常不足；女子多用血，故血常不足。所以男子病多在气分，女子病多在血分"（《医门法律》）。"男子之病，多由伤精；女子之病，多由伤血"（《妇科玉尺》）。可见，男女性别不同，其遗传性征、身体形态、脏腑结构与生理功能、物质代谢乃至心理特征等都有所不同，体质上也必然存在着性别差异。第五，心理。心理为感觉、知觉、记忆、思维、性格、能力等的总称。气质是个体心理特性的总和，它决定或影响着个体的各种心理活动的过程。如同遇挫折，有人能坦然处之，有人却灰心丧气，这便是不同气质的表现。气质作为体质的内涵，反映了中医学形神合一的生命观。体质是气质的基础，气质是在体质形成的基础上发展而成的。气质与体质虽分别与生理、心理有关，相互间却又存在着某种对应关系。一定的体质及生理特性，易使个体表现出某种气质类型，而个性气质特征又影响着其生理特性和体质的形成及演化。所以说，"气质不同，形色亦异"。情绪和情感是人对客观事物是否符合自己需要而产生的态度体验。如遇顺意之事则喜，遭拂意之事易怒等。中医学的情志，泛指人的情绪、情感活动。七情的变化，每每伴随着脏腑形体的变化，从而给体质以影响。情志活动感物而发，既不可不及，又不可太过，"贵乎中节"。否则，不仅影响体质，还会导致疾病。第六，地理环境。地理环境又称自然环境或自然地理环境。广义的地理环境包括整个地壳。狭义的地理环境是指存在于人类社会周围如地质、地貌、气候、水文、土壤、矿藏、生物等各种自然要素的总和。人们生活在不同的地理环境条件下，受着不同水土性质、气候类型，以及由水土和气候而形成的生活习惯等的影响而形成了不同的体质。现代科学认为，生物体中所存在的全部化学物质都来自土壤、空气和水。因为不同地域的水质与土壤的化学成分不同，土壤和岩石中的化学元素通过水的溶解或通过植物的吸收和其他动物的食用，直接或间接地进入人体，从而形成了人类体质明显的地区性差异。中国幅员广大，人体体质的地区性差异颇为明显。早在《素问·异法方宜论》中就曾详细地论述过东西南北中各地人的体质特征。地理环境及其资源的均一性，在一定程度上，影响和控制着不同地域人类的发育，形成了人类体质明显的地区性差异。环境科学表明，当自然环境中，地壳、空气、水等的化学组成的变化，超过了人体的适应和调节能力时，就会影响人的体质，甚至会形成某些地方病和流行病。因此，中医学在诊断和治疗上强调"因地制宜"，所谓"善疗疾病者，必先别方土"。在地理环境中，气象因素给人类体质以极大的影响。中医学的运气学说，包括中国古代朴素的气象学和医学气象学两部分。运气学说，详细地论述了气候和气象因素的变化规律对人体的影响，以及气候和气象因素与疾病的发生、发展、诊断、治疗的关系，强调"因时制宜"。风、寒、暑、湿、燥、火六气，是构成各种气象变化的基本要素，其运动变化构成了自然界中风、寒、暑、湿、燥、火六种气候，形成季节随时的变迁。人与天地相应，四时六气万物为一体。人的体质寿夭与人所处地域的气候条件、气象因素也密切相关。一般地说，恶劣的气候环境培养了人健壮的体魄和强悍的气质，舒适的气候环境则造就了人娇弱的体质和温顺的性格。我国的地理环境中，南方多湿热，北方多寒燥，东部沿海为海洋性气候，西部内地为大陆性气候。因此西北方人，形体多壮实，腰理偏致密；东南方人，体型多瘦弱，腠理偏疏松。第七，疾病针药等其他因素。疾病是促使体质改变的一个重要因素。一般而言，疾病改变体质多是向不利方向变化，大病、久病之后，常使体质虚弱。疾病不同，所伤不同。如肺痨（肺结核）易导致阴虚体质。由此见得，体质与疾病因素常互为因果。药物与针灸能够调整脏腑精气阴阳之盛衰及经络气血之偏颇，用之得当，将会收到补偏救弊的功效，使体质恢复正常；用之不当，针药误施，将会加重体质损害，使体质由壮变衰，由强变弱。

总之，依据形神合一的生命观，对体质的综合评价主要包括生理（形态、机能、素质）和心理（心理过程和个性特征）两个主要方面，这样才能全面地反映出人的体质水平。看一个人体质的好坏，不仅要看他的机体各器官有无疾病，机能是否正常，而且还要看他的心理和精神上有无缺陷，只有身心两方面都得到健康的发展，才称得上体质健全。由于现代工业的兴起和发展，环境污染日益严重，正在威胁着人类的健康，影响着居民的体质。各国都很重视这一问题，并寻求解决的办法，以图保护人的体质，提高人类健康水平。此外，不同的社会制度及其经济发展水平、人民生活条件、卫生设施等的不同，也是影响人的体质的重要因素。

三、体质的分类

中医体质学主要是根据中医学阴阳五行、脏腑、精气血津液等基本理论来确定人群中不同个体的体质差异性。其具体分类方法有阴阳分类法、五行分类法、脏腑分类法、体形肥瘦分类法，以及禀性勇怯分类法等。

（一）体质分类的方法

中医学用阴阳学说来阐述生命运动的规律，说明健康与疾病的问题。所以，中医学主要是用阴阳学说从生理功能特点对体质加以分类。本节对体质的分类采用阴阳分类法。应当指出，体质分类上所使用的阴虚、阳虚、阳亢以及痰饮、脾虚、肝旺等名词术语，与辨证论治中所使用的证候名称是不同的概念，它反映的是一种在非疾病状态下就已存在的个体特异性。

（二）体质的基本分类

"阴阳匀平，命之曰人""阴平阳秘，精神乃治"。因此，理想的体质应是阴阳平和之质，但是阴阳的平衡是阴阳消长动态平衡，所以总是存在偏阴或偏阳的状态，只要不超过机体的调节和适应能力，均属于正常生理状态。因此，人体正常体质大致可分为阴阳平和质、偏阳质和偏阴质三种类型。

1．阴阳平和质

阴阳平和质是功能较协调的体质类型。具有这种体质的人，其身体强壮，胖瘦适度，或虽胖而不臃滞，虽瘦而有精神；其面色与肤色虽有五色之偏，但都明润含蓄，目光有神，性格随和、开朗，食量适中，二便调畅，对自身调节和对外适应能力强。阴阳平和质者，不易感受外邪，少生疾病，即使患病，往往自愈或易于治愈；

其精力充沛，工作潜力大，夜眠安稳，休息效率高。如后天调养得宜，无暴力外伤或慢性病患，则其体质不易改变，易获长寿。

2．偏阳质

偏阳质是指具有偏于亢奋、偏热、多动等特性的体质。偏阳质者，多见形体偏瘦，但较结实。其面色多略偏红或微苍黑，或呈油性皮肤；性格外向，喜动，易急躁，自制力较差；其食量较大，消化吸收功能健旺。偏阳质者平时畏热、喜冷，或体温略偏高，动则易出汗，喜饮水；精力旺盛，动作敏捷，反应快，性欲旺盛。偏阳质的人对风、暑、热邪的易感性较强，受邪发病后多表现为热证、实证，并化燥、伤阴，皮肤易生疖疮。内伤为病多见火旺、阳亢或兼阴虚之证，容易发生眩晕、头痛、心悸、失眠以及出血等病症。此类体质的人阳气偏亢，多动少静，有耗阴之热。兼之操劳过度，思虑不节，纵欲失精，则必将加速阴伤，而发展演化为临床常见的阳亢、阴虚、痰火等病理性体质。

3．偏阴质

偏阴质是指具有偏阳不足、偏寒、多静等特性的体质。具有这种体质的人，多见形体偏胖，但较弱，容易疲劳；面色偏白而欠华；性格内向，喜静少动，或胆小易惊；食量较小，消化吸收功能一般；平时畏寒、喜热，或体温偏低。精力偏弱，动作迟缓，反应较慢。偏阴质者对寒、湿之邪的易感性较强，受邪后多从寒化，表证不发热或发热不高，并易传里或直中内脏。冬天易生冻疮。内伤杂病多见阴盛、阳虚之证。容易发生湿滞、水肿、痰饮、瘀血等病症，具有这种体质的人，阳气偏弱，易致阳气不足，脏腑机能偏弱，水湿内生，从而形成临床常见的阳虚、痰湿、痰饮等病理性体质。

三、体质辨识

按照中华中医药学会《中医体质分类与判定（2009）》，九种常见体质的判定如下：

（一）平和质（A型）

总体特征：阴阳气血调和，以体态适中、面色红润、精力充沛等为主要特征。
形体特征：体形匀称健壮。
常见表现：面色、肤色润泽，头发稠密有光泽，目光有神，鼻色明润，嗅觉灵敏，唇色红润，不易疲劳，精力充沛，耐受寒热，睡眠良好，胃纳佳，二便正常，舌色淡红，苔薄白，脉和缓有力。
心理特征：性格随和开朗。
发病倾向：平素患病较少。
对外界环境适应能力：对自然环境和社会环境适应能力较强。

（二）气虚质（B 型）

总体特征：元气不足，以疲乏、气短、自汗等气虚表现为主要特征。

形体特征：肌肉松软不实。

常见表现：平素语音低弱，气短懒言，容易疲乏，精神不振，易出汗，舌淡红，舌边有齿痕，脉弱。

心理特征：性格内向，不喜冒险。

发病倾向：易患感冒、内脏下垂等病，病后康复缓慢。

对外界环境适应能力：不耐受风、寒、暑、湿邪。

（三）阳虚质（C 型）

总体特征：阳气不足，以畏寒怕冷、手足不温等虚寒表现为主要特征。

形体特征：肌肉松软不实。

常见表现：平素畏冷，手足不温，喜热饮食，精神不振，舌淡胖嫩，脉沉迟。

心理特征：性格多沉静、内向。

发病倾向：易患痰饮、肿胀、泄泻等病，感邪易从寒化。

对外界环境适应能力：耐夏不耐冬，易感风、寒、湿邪。

（四）阴虚质（D 型）

总体特征：阴液亏少，以口燥咽干、手足心热等虚热表现为主要特征。

形体特征：体形偏瘦。

常见表现：手足心热，口燥咽干，鼻微干，喜冷饮，大便干燥，舌红少津，脉细数。

心理特征：性情急躁，外向好动，活泼。

发病倾向：易患虚劳、失精、不寐等病，感邪易从热化。

对外界环境适应能力：耐冬不耐夏，不耐受暑、热、燥邪。

（五）痰湿质（E 型）

总体特征：痰湿凝聚，以形体肥胖、腹部肥满、口黏苔腻等痰湿表现为主要特征。

形体特征：体形肥胖，腹部肥满松软。

常见表现：面部皮肤油脂较多，多汗且黏，胸闷，痰多，口黏腻或甜，喜食肥甘甜黏，苔腻，脉滑。

心理特征：性格温和、稳重，善于忍耐。

发病倾向：易患消渴、中风、胸痹等病。

对外界环境适应能力：对梅雨季节及潮湿环境适应能力差。

（六）湿热质（F 型）

总体特征：湿热内蕴，以面垢油光、口苦、苔黄腻等湿热表现为主要特征。

形体特征：形体中等或偏瘦。

常见表现：面垢油光，易生痤疮，口苦口干，身重困倦，大便黏滞不畅或燥结，小便短黄，男性易阴囊潮湿，女性易带下增多，舌质偏红，苔黄腻，脉滑数。

心理特征：容易心烦急躁。

发病倾向：易患疮疖、黄疸、热淋等病。

对外界环境适应能力：对夏末秋初湿热气候的潮湿或气温偏高环境较难适应。

（七）血瘀质（G 型）

总体特征：血行不畅，以肤色晦暗、舌质紫黯等血瘀表现为主要特征。

形体特征：胖瘦均见。

常见表现：肤色晦暗，色素沉着，容易出现瘀斑，口唇黯淡，舌黯或有瘀点，舌下络脉紫黯或增粗，脉涩。

心理特征：易烦，健忘。

发病倾向：易患癥瘕及痛证，血证等。

对外界环境适应能力：不耐受寒邪。

（八）气郁质（H 型）

总体特征：气机郁滞，以神情抑郁、忧虑脆弱等气郁表现为主要特征。

形体特征：形体瘦者为多。

常见表现：神情抑郁，情感脆弱，烦闷不乐，舌淡红，苔薄白，脉弦。

心理特征：性格内向不稳定，敏感多虑。

发病倾向：易患狂躁，梅核气，百合病及郁症等。

对外界环境适应能力：对精神刺激适应能力较差，不适应阴雨天气。

（九）特禀质（I 型）

总体特征：先天失常，以生理缺陷、过敏反应等为主要特征。

形体特征：过敏体质者一般无特殊形体特征，先天禀赋异常者或有畸形，或有生理缺陷。

常见表现：过敏体质者常见哮喘、风团、咽痒、鼻塞、喷嚏等，患遗传性疾病者有垂直遗传、先天性、家族性特征，患胎传性疾病者具有母体影响胎儿个体生长发育及相关疾病特征。

心理特征：随禀质不同情况各异。

发病倾向：过敏体质者易患哮喘、荨麻疹、花粉症及药物过敏等，遗传性疾病如血友病、先天愚型等，胎传性疾病如五迟（立迟、行迟、发迟、齿迟和语迟）、五软（头软、项软、手足软、肌肉软、口软）、解颅、胎惊等。

对外界环境适应能力：适应能力差，如过敏体质者对易致过敏季节适应能力差，易引发宿疾。

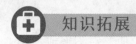 知识拓展

"太少阴阳"五态人的体质特征

据《灵枢·通天》所论，"太少阴阳"五态人的人格特征和行为特征如下：

太阴之人：贪而不仁，表面谦虚，内心阴险，好得恶失，喜怒不形于色，不识时务，只知利己，惯于后发制人；面色阴沉，假意谦虚，身体长大却卑躬屈膝，故作姿态。

少阴之人：喜贪小利，暗藏贼心，时欲伤害他人，见人有损失则幸灾乐祸，对别人的荣誉则气愤嫉妒，缺乏情感；貌似清高而行动鬼祟，站立时躁动不安，走路时似俯身向前。

太阳之人：过于自信，意气用事，高谈阔论，好高骛远，庸俗平常，不知改过；高傲自满，仰胸挺腹，妄自尊大。

少阳之人：自尊心强，爱虚荣，善交际，不愿默默无闻，喜自我炫耀；行走站立都好自我表现，仰头而摆体，手常背于后。

阴阳平和之人：不计名利，心境安宁，不贪欲妄想和过分欢欣，不与人争，善适时令，以德感人而无所畏惧；举止大方，态度严肃，目光慈祥，开朗坦荡，光明磊落。

 本章思考题

（1）中医对健康状态的认识有何特点？
（2）如何凸显"中医治未病"在慢性病健康管理中的优势？
（3）请应用体质辨识进行老年健康管理实践。

第三章

中医健康信息采集与管理

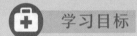 学习目标

知识目标：

（1）掌握中医"四诊"的基本概念及其在中医健康管理中的重要性。

（2）熟悉健康调查问卷编制设计的原则、健康问卷调查的实施，中医健康档案管理的内容。

（3）了解中医"四诊"的内容和方法，常用健康调查问卷。

思政目标：

在中医健康信息采集技术介绍过程中，深入开展"学习历代医家的焚膏继晷、兀兀穷年的求学精神、奉献精神，以及严谨、求真、创新的优良品质"的思政教育。并针对问诊时语言要亲和、和蔼、认真，表情自然，切忌用悲观、惊讶的语言和表情等要求，将"仁德""仁术""仁人"的医德医风根植于学生心中。

第一节 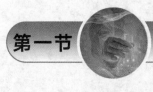 中医"四诊"技术

一、中医"四诊"技术概述

中医"四诊"，是扁鹊在总结前人经验的基础上，提出的"四诊法"，即望、闻、问、切四种诊察手段。传统的四诊合参，是把望、闻、问、切所获得的诊断资料进行综合分析，去粗取精，由表及里，由此及彼，去伪存真，反复思考，推理判断，得出最符合病者病情的判断。两千多年的临床实践证明，中医的司外揣内、见微知著和四诊合参等方法涵盖着辩证唯物主义认识论的思想、观点和方法，体现了中医四诊自身的科学性。四诊有相对的独立性与片面性，这种片面性可以来自主观与客观两方面。合参的过程就是一个在认识上不断上升的过程，疾病的诊断是医师对望、闻、问、切获取的诊断资料进行反复思考、判断推理的一个完整的思维过程。对病情做出全面的了解，以中医传统的辨证论治及整体观念为基本指导，进行全面的分析，辨证辨病。

二、"望、闻、问、切四诊"技术介绍

（一）望　诊

望诊，是医生运用视觉观察病人的全身和局部表现、舌象及排出物等情况，以收集病人健康状况的诊察方法。人是一个有机的整体，以心为生命的主宰，脏腑为中心，通过经络气血联系与沟通，使脏腑与形体各部分之间保持着紧密的内在联系。如《难经》所言："望而知之谓之神。"望诊在四诊中占有非常重要的地位。人的精神状态、形体强弱、面部色泽、舌象变化等重要的生命信息，主要通过视觉来获取，常常是其他诊法无法代替的。中医健康状态信息采集中望诊的内容主要包括：全身望诊（望神、色、形、态）、局部望诊（重点观察人体某一局部）、望排出物（望痰涎、呕吐物、大便、小便）、望小儿指纹和望舌五部分。

1．全身望诊

全身望诊是指医生在诊察疾病时，首先对病人的神、色、形、态等全身情况进行有目的的观察，对病人的整体病情作出初步判断。全身望诊包括望神、望色、望形和望姿态。

① 望神。神是生命活动的总称，是对人体生命现象的高度概括。望神是指医生通过观察病人生命活动的整体外在表现以判断整体病情的方法。神是以精气为物质基础，源于先天之精而产生，依赖于后天之精的滋养而健旺。神依赖形体而存在，

是人体脏腑精气盛衰的外在表现。观察病人神的旺衰，既可判断脏腑精气盈亏和形体强弱，又可推测病情轻重和预后吉凶。望神对于判断疾病具有重要意义。神是生命活动现象的高度概括，其表现形式是多方面的，如精神表情、意识思维、面色眼神、语言呼吸、动作形态、舌象脉象，这些都是组成神的要素。望神时观察的重点是眼神、神情、气色和体态。此外，望神时要重视第一印象，做到形神合参，并抓住关键症状和体征。

② 望色。望色是指医生通过观察病人全身皮肤色泽变化来诊察病情的方法。望色包括望皮肤的颜色和光泽两个方面，诊察重点是面部皮肤。望面色之所以能判断疾病，其原理是面部血脉分布丰富，如《灵枢·邪气脏腑病形》所言："十二经脉，三百六十五络，其血气皆上于面而走空窍。"同时，面部皮肤薄嫩，体内气血盛衰变化，最易通过色泽变化显露出来，并且病人的面部皮肤也易于医生观察。而面色可分为常色和病色两大类。其中，常色是指健康人的面部色泽。中国人属黄种人，正常面色是隐约微黄、含蓄不露、光明润泽、容光焕发，体现出人体精充神旺、气血津液充足、脏腑功能正常。而病色可分为赤、白、黄、青、黑五种，分别见于不同脏腑和不同性质的疾病。望色时，要特别注意通过比较辨别病色，同时望面色要与其他部位望诊相结合。

③ 望形。又称望形体，是观察病人形体的强弱胖瘦、体质特征等来诊察病情的方法。人的形体来自五脏精气的充养，而形体的运动能促进五脏的功能活动，并可反映五脏精气的盛衰。五脏精气充盛，表现为形体强健；而五脏精气衰弱，则表现为形体虚弱。望形主要观察形体的强弱胖瘦和体质类型。观察病人体形的强弱胖瘦，可以了解病人脏腑虚实、气血盛衰等病变情况；而观察病人的体质类型，则能判断病人对不同病邪的易感性和患病的倾向性，同时也能对其疾病发展和预后作出正确推断。

④ 望姿态。望姿态是通过观察患者的姿势和动态诊察病情的方法。病人的姿势、动静体位等都是疾病的外在表现。因此，通过姿态观察，对于基本诊断具有重要意义。由于阳主动、阴主静，凡是动、强、仰、伸为主要表现者，多属阳、热、实证；若是以静、弱、俯、屈为主要表现者，则多属阴、寒、虚证。此外，手足运动功能失常和各种疼痛症状，也可通过望姿态推断出有关病证。如手足软弱无力，行动不灵而无痛，是痿证；手足关节肿痛，行动困难，是痹证；手足不能运动，麻木不仁，或拘急，或痿软，为瘫痪。

2．局部望诊

局部望诊是指在全身望诊的基础上，根据病情的需要，对人体某一局部进行有目的的重点观察，以了解病情和诊察疾病的方法。局部望诊包括望头面、望五官、望躯体、望四肢、望二阴和望皮肤等。

① 望头面。首先是望头部。《内经》称："头者，精明之府。"《难经》称："人头者，诸阳之会也。"头者，内藏脑髓，脑为元神之府、髓之海，为肾所主。而发为肾之华，血之余。望头部，可以诊察脑、肾的病变和精气、血的盛衰。望头部重点观察头的大小、外形变化、囟门、动态以及头发的色泽与分布情况。其次是望面部。

面部为心之外华，由脏腑精气所荣，望面部可以观察脏腑气血的盛衰。面部的色泽变化已述于前，这里的望面部主要指面部的形态变化，包括对面肿、腮肿、面脱、口眼㖞斜，以及特殊面容的观察。其中，面肿是指面部浮肿，多见于水肿病；腮肿是以耳垂为中心的肿起，多因外感瘟毒所致；面脱，又称为面削颧耸，指面部肌肉消瘦，两颧高耸，眼窝和面颊凹陷，往往伴全身骨瘦如柴，常见于疾病的危重阶段；口眼㖞斜是指面肌弛缓、额纹消失、眼不闭合、鼻唇沟平坦、口角下垂，多见于面瘫和中风；而特殊面容包括惊恐貌、苦笑貌、狮貌等，多见于惊风、狂犬病、瘿病、破伤风、麻风病等病证。

② 望五官。五脏功能的盛衰，可通过面部五官的诊察而得知，进而诊断疾病。望五官包括望眼、望鼻、望耳、望唇、望齿龈和望咽喉。第一是望目。肝开窍于目，且五脏的精华皆上注于目，因此，望目不仅是望神的重点内容，也对眼科和内科疾病的诊断具有见微知著的重要意义。望目具体包括观察眼神、眼的色泽，以及眼睛的形态和动态的变化。第二是望耳。肾开窍于耳，少阳经环绕耳周入耳中，且耳郭上有脏腑和身体各部位的反应点，故当人体脏腑或局部受到某种病因影响而致阴阳不调时，就会在耳郭的相应部位出现不同的病理反应。望耳对诊察肾、肝及全身疾病都有重要意义。望耳包括观察耳的色泽、形态及耳道变化。第三是望鼻。肺开窍于鼻，观察鼻呼吸和鼻分泌物，可帮助了解肺的功能或有关病证的情况。望鼻主要观察鼻的色泽、形态及鼻道变化。第四是望口唇。唇口为脾之窍，手足阳明经环绕口唇，因此望口唇主要诊察脾与胃的病变。望口唇主要是观察口唇色泽与形态变化。第五是望齿龈。牙齿属肾，牙龈属胃，手足阳明经脉络于齿龈，有"龈乃胃之络"之说，望齿龈主要诊察肾、胃的病变和津液的盈亏。望齿龈主要观察其色泽、燥润和动态。最后是望咽喉。咽通于胃，喉通于肺，咽喉是呼吸、饮食之要冲，足少阴肾经循喉咙，与咽喉关系密切，望咽喉主要诊察肺、胃和肾的病变。望咽喉主要观察其色泽和形态。

③ 望躯体。躯体是指人体的躯干，除头面部位外，人体的其他部位都属躯体范围。望躯体包括望颈项、望胸胁、望腹部和望腰背部。首先是望颈项。颈项是连接头部和躯干的部分，其前部称颈，后部称项。手足阳明经与任脉行于颈，太阳经与督脉行于项，少阳经行于两侧，是经气运行之路，是清气、饮食、气血、津液循行之要道。正常人颈项直立，两侧对称，气管居中；男性喉结突出，女性喉结不显；颈部动脉搏动在安静时不易见到，颈项转侧俯仰自如。望颈项应注意观察颈项外形和动态。其次是望胸胁。胸胁内藏心肺等重要脏器，属上焦，为宗气所聚，是经脉、血管循行布达之处，胸廓前有乳房，属胃经，乳头则属肝经，胁肋是肝胆经脉循行之处。因此，望胸胁主要可以诊察心、肺的病变和宗气的盛衰，以及肝胆、乳房疾患。正常胸廓呈扁圆柱形，两侧对称，左右径大于前后径，两侧锁骨上下窝亦对称。胸胁随呼吸而活动，正常人呼吸均匀，节律整齐，胸廓起伏左右对称，均匀轻松；妇女以胸式呼吸为主，男子和儿童以腹式呼吸为主。望胸胁重点观察胸廓外形变化、虚里搏动情况和呼吸运动情况。再次是望腹部。腹部属于中下焦，内藏肝、胆、脾、胃、大肠、小肠、膀胱、胞宫等脏腑，为内在脏器的屏障和宫城，有保护脏器作用。

十二经脉除足太阳膀胱经脉外，其他经脉均行于腹部。望腹部可以诊察内在脏腑的病变和气血的盛衰。正常腹部对称、平摊，直立时腹部可稍隆起，约与胸平齐，仰卧时则稍凹陷。望腹部重点观察其外形和色泽变化。最后是望腰背部。背为胸中之府，为心肺所居之处，亦与肝胆相关。腰为身体运动的枢纽，为肾之府。足三阳经脉循腰而下，足三阴和奇经之脉循腰而上。望腰背部的异常表现，可以诊察有关脏腑经络的病变。正常腰背部两侧对称，直立时脊柱居中，颈、腰段稍向前弯曲，胸、骶段稍向后弯曲，且腰背部俯仰转侧自如。望腰背应重点观察脊柱及腰背部有无形态异常及活动受限。

④ 望四肢。四肢包括上肢的肩、臑、臂、腕、掌、指和下肢的髀、股、膝、胫、踝、跗、趾等部位。就其与脏腑的关系而言，因心主四肢血脉，肺主四肢皮毛，脾主四肢肌肉，肝主四肢之筋，肾主四肢之骨，故五脏均与四肢有关，而脾与四肢的关系尤为密切。就其与经脉的关系而言，则上肢为手三阴、手三阳经脉循行之处，下肢为足三阴、足三阳经脉循行之处。望四肢主要可以诊察五脏病变和循行于四肢的经脉病变。望四肢主要观察四肢的外形和动态变化。

⑤ 望二阴。二阴是指前阴和后阴。前阴为生殖和排泄器官，为肾所司，宗筋所聚，太阴、阳明经所会，阴户通于胞宫并与冲任二脉密切相关，肝经绕阴器，故前阴病变与肾、膀胱、肝关系密切。后阴指肛门，为排便之门户，亦为肾所司，又脾主运化，升提内脏，大肠主传导糟粕，故后阴病变与脾、胃、肠、肾关系密切。观察前阴时应注意局部有无硬结、红肿、湿疹和溃疡等。观察后阴时应注意有无红肿、痔疮、瘘管，以及肛裂、脱肛等其他病变。

⑥ 望皮肤。皮肤为一身之表，人体之藩篱，卫气循行其间，内合于肺。一方面，皮肤有保护机体的作用；另一方面，脏腑气血亦通过经络而外荣于皮肤。因此，凡感受外邪或内脏有病，皆可引起皮肤发生异常改变。望皮肤不仅可以诊察皮肤所发生的病变、判断病邪的性质，而且可以诊察脏腑的虚实、气血的盛衰、内脏病变的轻重和预后等。正常人皮肤润泽、柔韧光滑，是脏腑精气充足，气血津液充沛的表现。望皮肤应注意其色泽和形态的变化。

3．望排出物

排出物是分泌物（人体官窍所分泌的液体）、排泄物（人体排出体外的代谢产物），以及某些排出体外的病理产物的总称。分泌物主要是指人体官窍所分泌的液体，它具有濡润官窍等作用，如泪、涕、唾、涎等；排泄物是人体排除的代谢废物，如大便、小便等。望排出物是指观察病人的分泌物、排泄物和某些排出体外的病理产物的形、色、质、量的变化，以观察病情的方法。在正常情况下这些排泄物均有一定的形态和排出规律。当脏腑有病时，可发生相应的形、色、质、量的异常改变。此外，人体有病时所产生的某些病理产物，如痰液、呕吐物等也属排出物范畴，其色、质、量也与病情密切相关。因此，望排出物可以了解有关脏腑的功能状况、邪气的性质和病变部位。望排出物包括望痰涎、望呕吐物和望二便。望排出物变化的总体规律是：凡色白、清稀者，多属虚证、寒证；色黄、稠浊者，多实证、热证。

4．望小儿食指络脉

食指络脉，也称为指纹，是指虎口至食指内侧（掌侧）桡侧的浅表静脉。望小儿食指络脉，是指观察 3 岁以内小儿指纹的形色变化以诊察病情的方法。小儿指纹诊法始见于唐·王超《水镜图诀》，是由《灵枢·经脉》"诊鱼际络脉法"发展而来。后世医家如钱乙的《小儿药证直诀》、陈复正的《幼幼集成》、林之翰的《四诊抉微》、汪宏的《望诊遵经》等，对此法都有详细的论述和发挥，使之广泛应用于儿科临床，对诊断小儿疾病具有重要的意义。食指掌侧前缘络脉为寸口脉的分支，与寸口脉同属手太阴肺经，其形色变化，在一定程度上可以反映寸口脉的变化，故望小儿指纹与诊寸口脉意义相同，可以诊察体内的病变。加之 3 岁以内的小儿寸口脉位短小，切脉时只能"一指定三关"，诊脉时小儿又常哭闹，气血先乱，使脉象失真。而小儿皮肤较薄嫩，食指络脉易于观察，故常以望指纹辅助脉诊。小儿指纹按指节分为三关，食指第一节（掌指横纹至第二节横纹之间）为风关，第二节（第二节横纹至第三节横纹之间）为气关，第三节（第三节横纹至指端）为命关。望小儿食指络脉应重点观察其浮沉、色泽、形态、长短等，其辨证要领可概括为：浮沉分表里，红紫辨寒热，淡滞定虚实，三关测轻重。

5．舌　诊

舌诊又称为望舌，是指通过观察病人舌质、舌苔，以了解病情的诊察方法。舌诊是中医望诊的重要内容，是中医特色诊法之一。舌诊具有悠久的历史，散见于《黄帝内经》，应用于《伤寒杂病论》，成书于《敖氏伤寒金镜录》，倡扬于明清时代，拓展于近现代。

① 舌的形态与功能：舌为一肌性器官，由黏膜和舌肌组成。它附着于口腔底部、下颌骨、舌骨，呈扁平而长形。舌可分舌根、舌体和舌尖三部。舌根表面黏膜有许多小结节状隆起，称为舌扁桃体。舌体表面黏膜有许多粗细不等的突起，称舌乳头。其中有些舌乳头上皮中含有味蕾，可感受味觉。在正常情况下，上皮有轻度角化和脱落现象，角化上皮以及填充在乳头间隙的脱落上皮、唾液、食物碎屑、透出的白细胞等，组成正常的薄而白色的舌苔。舌的主要功能包括：辨别滋味，调节声音，拌和食物，协助吞咽。

② 舌诊的原理：舌为心之苗，脾之外候，苔由胃气所生。脏腑通过经脉与舌相联，手少阴之别系舌本，足少阴之脉挟舌本，足厥阴之脉络舌本，足太阴之脉连舌本，散舌下，故脏腑病变，可在舌质和舌苔上反映出来，舌诊主要诊察舌质和舌苔的形态、色泽、润燥等，以此判断疾病的性质、病势的浅深、气血的盛衰、津液的盈亏及脏腑的虚实等。

③ 舌诊的临床意义：舌象变化能比较客观地反映病情，故对临床辨证、立法、处方、用药，以及判断疾病转归，分析病情预后，都有十分重要的意义。临床意义包括：判断邪正盛衰、区别病邪性质、分析病位浅深、推断病势进程和估计病情预后。

④ 舌诊的方法：望舌质，主要观察舌质的颜色、光泽、形状及动态等；察舌苔，重点观察舌苔的有无、色泽、质地及分布状态等。在望舌过程中，既要迅速敏捷，

又要全面准确，尽量减少患者伸舌的时间，以免口舌疲劳。若一次望舌判断不准，可让病人休息片刻后，再重新望舌。除了通过望诊了解舌象特征之外，为了使诊断更加准确，必要时还应配合其他诊察方法。此外，还可以询问舌上味觉的情况，舌体是否有疼痛、麻木、灼辣等异常感觉，舌体运动是否灵活等，以协助诊断。

⑤ 舌诊的注意事项：首先，注意伸舌姿势。患者自然地将舌伸出口外，舌体放松，舌面平展，舌尖略向下，尽量张口使舌体充分暴露。其次，注意光线。光线的强弱与色调对颜色的影响极大，常常会使望诊者对同一颜色产生不同的感觉，稍有疏忽易产生错觉。望舌以白天充足而柔和的自然光线为佳。再次，注意饮食或药品。饮食常使舌苔的形、色发生变化，如某些饮食或药物，会使舌苔染色，称染苔。值得注意的是，望舌的顺序，先看舌质，再看舌苔；先看舌尖，再看舌中、舌边；最后看舌根部，必要时还可察看舌下静脉。最后，主要特别注意口腔疾患和季节、时间的变化。

（二）闻　诊

闻诊，是指运用听觉和嗅觉的手段，通过收集病人发出的声音和体内排泄物发出的各种气味等病情资料，来诊察疾病的方法。由于人体内发出的各种声音和气味均是在脏腑生理和病理活动中产生的，因此声音和气味的变化能反映脏腑的生理和病理变化，在临床上可帮助推断正气盛衰和判断疾病种类。闻诊包括听声音和嗅气味两方面。听声音是指诊察病人的声音、语言、呼吸、咳嗽、呕吐、呃逆、嗳气、太息、喷嚏、肠鸣等各种声响。嗅气味可分病体和病室两方面。病体的气味主要是由于邪毒使人体脏腑、气血、津液产生败气，以致从体窍和排出物发出，据此，可辨脏腑气血的寒热虚实及邪气所在。病室气味，则是由病体及其排泄物气味散发的。

1. 听声音

听声音是指听辨病人言语气息的高低、强弱、清浊、缓急变化以及咳嗽、呕吐、肠鸣等脏腑病理变化所发出的异常声响，以判断病变寒热虚实等性质的诊病方法。

① 基本原理：声音是由气流通过体内空腔、管道或器官振动而发出的声响，各种声音的发出主要是气的活动，因此"气动则有声"。

② 临床意义：临床根据声音的变化，不仅能诊察发音器官的病变，而且亦可进一步推断脏腑和整体的变化，尤其对判断疾病证候之寒热虚实有着重要的参考价值。临床上，一般新病、小病其声多不变，而久病、苛疾其声多有变化。听声音包括听语声、呼吸声、咳嗽声、呃逆声、嗳气声等。

③ 听声音的内容：包括声音（发声、音哑与失音、鼻鼾、呻吟、惊呼、喷嚏、呵欠、太息），语言（谵语、郑声、夺气、独语、错语、狂言、言謇），呼吸（病态呼吸之喘、哮、短气、少气；听诊呼吸音异常之肺泡音异常及支气管呼吸音异常；啰音之湿性啰音与干性啰音），咳嗽，心音，以及胃肠异常声音（呕吐、呃逆、嗳气、肠鸣）等。

2．嗅气味

嗅气味是指嗅辨与疾病有关的气味，以诊察疾病的方法。

① 基本原理：人体脏腑气血得水谷之精气的充养才能进行正常的代谢，而不发生异常的气味。当人患病时，脏腑气血受邪气熏蒸、侵扰而代谢发生紊乱，秽浊排除不利，腐浊之气由是而生，就会产生各种异常难闻的气味。

② 临床意义：临床上，通过嗅气味，可以鉴别病证的寒热虚实，判断病情轻重及预后。一般气味酸腐臭秽者，多属实证、热证；气味偏淡或微有腥臭者，多属虚证、寒证。

③ 嗅气味的内容：病体气味（口气，汗气，痰、涕之气，二便之气，经、带、恶露之气）与病室气味（病体本身或排出物、分泌物散发之气）。

（三）问　诊

问诊，是医生通过对病人或其陪诊者进行有目的地询问，以了解疾病的发生与发展、病人现在的症状、治疗经过，以及药物反应等疾病情况的一种诊察方法。问诊主要是在疾病体征缺乏或不明显时，发现可供诊断的病情资料，或可供进一步检查的线索。同时，当用其他诊法发现异常体征时，可通过问诊了解疾病的动态变化情况，扩充诊断资料，供全面综合分析。问诊是收集临床资料的最基本的手段，问诊能为医生正确分析病情，推断疾病部位、性质和正邪盛衰，进行合理治疗等提供可靠依据。早在《黄帝内经·素问》中就记载了对问诊认识和问诊的内容，如《素问·疏五过论》云："凡欲诊病者，必问饮食居处。"明代张景岳认为问诊"乃诊治之要领，临证之首务。"在《景岳全书·十问篇》中，较全面地归纳总结了问诊的内容、顺序及其辨证意义。到清代，林之翰在《四诊抉微》中，将问诊始列为专篇。问诊的项目主要包括：一般情况（姓名，年龄等），主诉（病人就诊的最主要原因或最主要症状），现病史（当前症状的开始时间，诱因，部位，持续时间等），既往史，系统回顾，月经史，生育史，家族史等。而症状的问诊主要包括问寒热、问汗、问头身、问胸胁、问胃脘、问腰腹、问饮食、问睡眠、问情志、问二便，以及妇女、小儿某些特殊情况的询问。

1．问寒热

询问病人有无怕冷或发热的感觉，是辨别病邪形质和机体阴阳盛衰的重要依据。寒与热是疾病常见症状之一，是辨别病邪性质、阴阳盛衰的重要依据。寒与热的产生，主要取决于病邪的形质和机体阴阳的盛衰。寒热是机体阴阳盛衰的反映，即寒为阴征，热为阳象。通过询问病人的怕冷与发热的情况，可以辨别病变的形质和阴阳盛衰的变化。问寒热应注意询问病人有无怕冷与发热的感觉，若有，必须询问两者是单独存在还是同时并见；再进一步注意询问寒热的新久、轻重程度、持续时间的长短，寒热出现有无时间或部位特点，寒热与体温的关系，寒热消长或缓解的条件及其兼症等，以便为分析判断寒热的表里虚实提供必要的依据。

2．问　汗

通过问汗出的异常情况，对于判断病邪的形质，了解机体阴阳气血津液的盛衰和玄府的通塞情况有着重要的意义。汗是津液的组成部分，是阳气蒸化津液经玄府达于体表形成的。正常的出汗有调和营卫、滋润皮肤、调节体温，排出废物及邪气等作用。正常人在体力活动、进食辛辣、气候炎热、衣被过厚、情绪激动等情况下出汗，属于生理现象。若当汗出而无汗，不当汗出而多汗，或仅见身体的某一局部汗出，均属病理现象。汗之有无，与病邪的侵扰和机体正气的亏虚有着密切的关系。由于病邪的形质，或正气亏损的程度不同，可出现各种病理性的汗出异常。一般外感内伤均可引起出汗失常，询问病人出汗异常情况，可鉴别疾病的表里寒热虚实。问汗时应首先询问病人汗出与否。若有汗，则应进一步询问汗出的时间、多少、部位及其主要兼症；若无汗，则应重点询问其兼症。

3．问疼痛

疼痛是临床上最常见的一种自觉症状，各科均可见到，可发生于患病机体的各个部位。一般认为身体内发生的一种难以忍受的感觉叫痛，在痛的情况下伴有酸感叫疼，但临床多相提并论。疼痛有虚实之分。实性疼痛多因感受外邪、气滞血瘀、痰浊凝滞，或食积、虫积、结石等阻滞脏腑经脉，气血运行不畅所致，即所谓"不通则痛"。虚性疼痛多因阳气亏虚，精血不足，脏腑经脉失养所致，即所谓"不荣则痛"。问疼痛的内容包括疼痛的部位、性质、程度、时间及喜恶等。具体来讲，问疼痛应注意询问疼痛的部位在何处，疼痛发生的原因、诱因及特点是什么，疼痛是突然发生还是逐渐发生，是持续还是间歇，特别喜暖还是喜冷，是拒按还是喜按，以及疼痛时伴随出现的兼症等。

4．问头身胸腹不适

这是指询问头身胸腹部位除疼痛以外的其他不适或异常感觉的有无及特点。主要包括头晕、胸闷、心悸、胁胀、脘痞、腹胀、身重、麻木、以及恶心、神疲、乏力、气坠、心烦、胆怯、身痒等症。

5．问耳目

问耳目是指询问耳目之视听情况。耳目为人体的感觉器官，分别与内脏、经络有着密切的联系。肾开窍于耳，手足少阳经脉分布于耳，耳为宗脉所聚；肝开窍于目，五脏六腑之精气皆上注于目。因此，问耳目不仅能了解耳目局部有无病变，而且根据耳目的异常变化还可以了解肝、胆、肾、三焦等有关脏腑的病变情况。其中，问耳主要询问患者有无耳鸣、耳聋、重听等听觉的异常变化。而目的病变较为繁多，问目主要询问有无目涩、目痒、目熏、目昏、雀盲和歧视等异常变化。

6．问睡眠

询问睡眠时间的长短、入睡的难易、是否易醒、醒后再入睡的难易，以及有无多梦等情况。睡眠是人体适应自然界昼夜节律性变化，维持机体阴阳平衡协调的重要生理活动。睡眠的情况与人体卫气的循行、阴阳的盛衰、气血的盈亏、心肾等脏腑的功能活动等有着密切的关系。在正常情况下，人的气血充盈，阴平阳秘，昼则卫气行于阳经，心肾相合，脑健神灵，精力充沛；夜则卫气入于阴经，心神归而守舍，肾志安平无扰，入睡宁静。因此，通过对睡眠情况的询问，能够了解机体阴阳气血的盛衰、心神是否健旺安宁等。睡眠异常，可分为失眠和嗜睡两大类。前者是指病人经常不易入睡，或睡而易醒不能再睡，或睡而不酣、时易惊醒，甚至彻夜不眠的病证，常伴有头晕、耳鸣、心烦、腰酸、梦遗、心悸、健忘、食少、疲乏。失眠又称为"不寐"或"不得眠"。在机体阴阳失调时，阳不入阴则失眠，阳不出表则嗜睡，阴阳失调必然影响心神，神志不安则导致失眠。而嗜睡是指病人神疲思睡，经常不由自主地入睡，常伴有自感身体沉重、食少、畏冷、疲乏、懒言少语。嗜睡又称为"多寐"或"多睡眠"，多由阳虚、阴盛或湿盛所致。

7. 问饮食口味

问饮食口味是指询问有无口渴、饮水量、喜冷喜热、食欲与食量、食物喜好，以及口中有无异常气味等情况。饮食的受纳、腐熟、运化过程，涉及脾胃、肝胆、大小肠和三焦等多个脏腑功能活动。饮食及口味的异常，不仅提示津液的盈亏、脾胃运化的失常，也能够反映疾病的寒热虚实性质。问饮食口味对于临床诊断具有重要意义。

8. 问二便

大便由肠道排出，但与脾胃的腐熟运化、肝的疏泄、肾阳的温煦及肺气的肃降有着密切的关系。小便由膀胱排出，但与脾的运化、肾的气化、肺的肃降及三焦的通调等有着密切的关系。因此问二便的情况，可了解消化功能、水液代谢是否正常，也可为判断疾病寒热虚实提供依据。问二便应注意询问二便的性状、颜色、气味、时间、便量、排便次数、排便时的感觉以及兼有症状等。

9. 问女子

根据妇女的生理、病理特点，凡引起月经、带下、妊娠、产后的异常变化，一般均可诊为妇科疾病。问妇女尤其着重于问月经，其中包括初潮年龄，月经周期，行经期，月经的色、质、量，末次月经的时间，行经时有无伴随症状，绝期年龄等。

10. 问男子

成年男子在生理上有阴茎勃起、排泄精液等特点，病理上易出现阳痿、早泄、遗精等异常变化。因此，问男子应注意问有无阳痿（有无阴茎勃起）、有无遗精、有无早泄等方面的异常情况，以作为男科或其他疾病（如抑郁）的诊断依据。

11. 问小儿

根据小儿脏腑娇嫩、发育迅速的生理特点和发病较快、变化迅速、易虚易实的病理特点，进行小儿问诊。因小儿不能准确诉述，因此主要靠向小儿父母等询问。

一般应着重问出生前后情况以了解小儿先天状况；同时应询问预防接种情况、传染病史以及与病症有关的情况。

12.问情绪

情绪是对一系列主观认知经验的通称，是人对客观事物的态度体验以及相应的行为反应，一般认为，情绪是以个体愿望和需要为中介的一种心理活动。中医将喜、怒、忧、思、悲、惊、恐称为"七情"。《三因极一病证方论》则将喜、怒、忧、思、悲、恐、惊正式列为致病内因。情志是脏腑功能活动的外在反映，脏腑气血紊乱，可影响情志活动而出现各种情绪异常的表现，而当情绪过于剧烈、突然，或持续太久，也会导致脏腑气血紊乱，进而产生各种病证。因此，问情绪，了解病人的情绪变化，既可以为精神情志病变的诊断提供重要依据，又可以为分析具体组织器官病变的病因病机提供参考。

（四）切 诊

切诊，是指医者运用手和指端对病人体表一定部位进行触、摸、按、压，从而了解病情的一种诊察方法。它包括两个部分，即切脉和按诊，因脉诊有独特的中医特色，故有人也将脉诊称为切诊。但在临床上，脉诊和按诊均有重要的指导意义，不可偏颇侧重，需合参诊病。

1.切 脉

切脉，又称为脉诊，是医生用手指对患者身体某些特定部位的动脉进行切按，体验脉动应指的形象，以了解健康或病情，辨别病证的一种诊察方法。脉诊是中医学流传至今的一种独特的诊察疾病的方法，是中医诊病不可缺少的步骤和内容。其所以重要，是由于脉诊检测方便，信息丰富，通过诊脉可了解人体表里诸多的生理病理变化，为诊断疾病提供重要依据。

① 脉象形成的原理。脉，即脉道，是血液汇聚之处，也是气血运行的通道，脉有约束、控制和推进血液沿着脉道运行的作用。脉动（脉搏），是心气推动心脏搏动，使营血在脉道中运行时产生脉动，因此脉搏的跳动与心脏搏动的频率、节律基本一致。脉象，是手指感觉脉搏跳动的形象，或称为脉动应指的形象。是血脉脉动所呈现的部位（深浅）、速率（至数，即快慢）、形态（长短大小）、强度（有力无力）、节律（整齐与否）等组成的综合形象。脉象能够反映全身脏腑功能、气血、阴阳的综合信息。脉象的产生，与心脏的搏动、心气的盛衰、脉管的通利和气血的盈亏及各脏腑的协调作用直接有关。

② 脉诊的部位。按照切脉的部位可将脉诊分为遍诊法、三部诊法和寸口诊法。自晋代以来主要用寸口诊法，遍诊法和三部诊法已较少采用，只在危急的病证及两手寸口无脉时，才配合使用。第一种，遍诊法。即《内经》的三部九候诊法。切脉的部位有头、手、足三部，每部又各分天、地、人三候，合而为九，故称为三部九候诊法。《素问·三部九候论》曰："人有三部，部有三候，以决死生，以处百病，以调虚实，而除邪疾。"三部九候诊法是一种最古老的诊脉方法，诊察这些脉动部位

的脉象，可以了解全身各脏腑、经脉的生理病理状况；其用义是何处脉象有变化，便可以提示相应部位、经络、脏腑发生病变的可能，而不是用一处或几处脉象来测知全身情况。第二种，三部诊法。该法首见于汉代张仲景《伤寒论》，即诊人迎、寸口、趺阳三脉。其中，以寸口候十二经，以人迎、趺阳分候胃气。也有去趺阳，加太溪脉，以候肾气者。寸口又称气口或脉口，其位置在腕后高骨（桡骨茎突）内侧桡动脉所在部位。第三种，寸口诊法。此法始见于《内经》，详于《难经》，推广于晋代王叔和的《脉经》。诊脉独取寸口的原理，一是寸口脉为手太阴肺经原穴太渊所在之处，十二经脉之气汇聚于此，故称为"脉之大会"，因而寸口脉气能够反映五脏六腑的气血状况；二是手太阴肺经起于中焦，与脾胃之气相通，因此在寸口可以观察胃气的强弱，进而推测全身脏腑气血之盛衰；三是寸口在腕后，此处肌肤薄嫩，脉易暴露，切按方便。

③ 切脉的方法与注意事项：第一，时间。《内经》认为清晨是诊脉的最佳时间，因为清晨尚未饮食及活动，阴阳未动，气血未乱，经络调匀，故容易诊得患者的真实脉象。诊脉时要求患者要处于平静的内外环境之中。切脉的操作时间，每手不少于 1 min，以 3 min 左右为宜。诊脉时，医生的呼吸要自然均匀，用自己一呼一吸的时间去计算患者脉搏的次数，此即平息。此外，医生必须全神贯注，仔细体会，才能识别指下的脉象。第二，体位。诊脉时病人的正确体位是正坐或仰卧，前臂自然向前平展，与心脏置于同一水平，手腕伸直，手掌向上，手指微微弯曲，在腕关节下面垫一松软的脉枕，使寸口部充分暴露伸展，气血畅通，便于诊察脉象。第三，指法。医生布指之后，运用指力的轻重、挪移及布指变化以体察脉象。常用的指法有举、按、寻、总按和单诊等。第四，注意事项。脉诊时，要注意环境安宁，避免嘈杂对医生和患者的干扰；医生和患者都需要静心凝神，医生集中注意认真体察脉象，患者也须平心静气，否则会干扰脉诊结果；诊脉时，寸口和心脏尽量保持水平，避免局部气血运行产生的干扰。

2. 按　诊

按诊是医生用手直接触摸或按压患者的某些部位，以了解局部冷热、润燥、软硬、压痛、肿块或其他异常变化，从而推断出疾病部位、性质和病情轻重等情况的一种诊病方法。按诊是切诊的重要组成部分，是诊法中不容忽视的一环。按诊不仅可以进一步确定望诊之所见，补充望诊之不足，而且亦可为问诊提示重点，特别是对脘腹部疾病如鼓胀、肠痈、癥瘕等，通过按诊则可进一步探明疾病的部位、性质和程度，成为诊断和治疗疾病的重要依据。

① 按诊的方法。根据按诊的目的和准备检查的部位不同，应采取不同的体位和手法。诊前首先需选择好体位，然后充分暴露按诊部位。一般患者应采取坐位或仰卧位。患者取坐位时，医生可面对患者而坐或站立进行。用左手稍扶病体，右手触摸按压某一局部，多用于皮肤、手足、腧穴的按诊。按胸腹时，患者须采取仰卧位，全身放松，两腿自然伸直，两手臂放在身旁。医生站在患者右侧，用右手或双手对患者胸腹某些部位进行按诊。在切按腹内肿块或腹肌紧张度时，可让患者屈起双膝，

使腹肌松弛或做深呼吸，以便于按诊。按诊的手法主要有触、摸、按、叩四法。

②　按诊的内容。按诊的应用范围非常广泛，按照部位划分，常用的按诊检查有按胸胁、按脘腹、按肌肤、按手足、按腧穴。第一，按胸胁。包括按胸部和按胁部两部分。胸胁内有心、肺、肝、胆，所以按胸胁，既能诊察局部肌肤、骨骼的病变，还能诊察上述脏腑的病变。第二，按脘腹。脘腹部泛指剑突下至耻骨联合的体表部位。通过触按胃脘部和腹部，了解局部的寒凉、软硬、胀满、肿块、压痛等情况，以此来推测有关脏腑的病变及证之寒热虚实。第三，按肌肤。这是指医生用手触摸病人某些部位的肌肤，通过诊察寒热、润燥、滑涩、疼痛、肿胀、皮疹、疮疡等，以分析病情的寒热虚实和气血阴阳盛衰的诊察方法。第四，按手足。通过触摸病人手足部位的冷热程度，可以判断病情的寒热虚实、表里内外顺逆，以及阳气存亡。第五，按腧穴。腧穴是人体脏腑经络气血输注出入的特殊部位。腧穴并不是孤立于体表的点，而是与深部组织器官有着密切联系、互相输通的特殊部位。"输通"是双向的。从内通向外，反应病痛；从外通向内，接受刺激，防治疾病。因此，通过探查穴位局部的某些变化可以判断内脏病变。按腧穴应注意发现穴位上是否有结节或条索状物，有无压痛或其他敏感反应，然后结合四诊所得的其他资料综合判断脏腑疾病。

③　按诊的注意事项：第一，按诊的体位及触、摸、按、叩四种手法的选择应具有针对性。临诊时，必须根据不同疾病要求的诊察目的和部位，选择适当的体位和方法。第二，医生举止要稳重大方，态度要严肃认真，手法要轻巧柔和，避免突然暴力或冷手按诊。第三，注意争取患者的主动配合，使患者能准确地反映病位的感觉。第四，要边检查边注意观察患者的反应及表情变化，注意对侧部位以及健康部位与疾病部位的比较，以了解病痛所在的准确部位及程度。此外，按诊时要边询问是否有压痛及疼痛程度，边通过谈话了解病情，以转移患者的注意力，减少患者因紧张而出现的假象反应，保证按诊检查结果的准确性。

三、现代信息技术在"四诊"中的应用

利用现代信息技术，辅助并模拟中医"四诊"过程，促进中医药学的现代化发展，是继承和发扬祖国传统医学的一项重要课题。舌诊和脉诊作为中医"四诊"中重要的诊断手段，因其易于直观观察和触摸感知的特点，与其他中医诊断手段相比更具客观性。长期以来，为了将祖国医学发扬光大，国家积极推进中医理论和中医诊疗的现代化、客观化和标准化工作。

"医学之要，贵于切脉"，切诊作为四诊之一，因其特有的诊断方式又被称为脉诊，在四诊中扮演了极其重要的角色。近年来，人工智能在医疗行业中逐渐受到人们关注，大量机器学习算法在医疗保健领域广泛应用，涉及智能风险评估、辅助诊断、医学影像、药物研发等多个领域。同时，随着传感器技术的进步，基于脉搏波信号的可穿戴设备越来越多，人们可以通过这些可穿戴设备收集人体生理体征信号，随时监控自身健康状况。当前，基于脉搏信号数据构建机器学习模型，挖掘脉搏信

号数据中的潜在知识，使脉诊客观化，已经成为当前脉诊研究和运用的大趋势。而中医舌诊的客观化和现代化研究始于 20 世纪八十年代。近些年来，随着许多新方法和新仪器的不断引入，该领域取得了不少新的进展。舌诊的客观化识别研究分为"早期识别方法"和"计算机识别方法"两个发展阶段。早期的舌诊客观化检测和识别方法是以舌色为突破口和主要研究内容，随着现代信息科学的发展，在中医理论指导下结合临床实际观察，利用计算机技术进行舌诊现代化研究，并将成为舌诊研究的发展趋势。

此外，采取当代先进的信息分析技术、模式辨识理论与方法，对可获取的舌象、脉象的信息进行整合探究，在已经建立的舌诊、脉诊、问诊的标准数据库对已经获取并整理的结果进行再次校验，来不断完善舌象、脉象信息获取的结果，并将此应用到后续的中医四诊合参中，最终建立中医特色完整的辅助诊断系统。通过使用有关的支持软件，并采用先进的医学诊断技术如超声、心电、血氧、动态血压等多参数所形成的四诊信息集成与合参的辅助诊断装置，能够将可获取的中医的四诊信息由模拟信号通过集成提取识别转变为数字化信号的方式，进一步实现了中医四诊信息的量化。

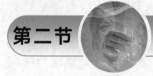

第二节　健康问卷设计与问卷调查

一、健康问卷概述

（一）健康问卷和健康量表的概念

问卷（也称调查表）是社会各行业搜集相关信息的重要途径，可以根据收集的信息进行整合分析，以得出问题的答案，有助于调查者进一步分析处理和完善有关事项并制定有效的决策。而健康问卷是指为了健康调查和统计用的、由一组所涉及的健康信息的问题所构成的表格，是健康领域研究常用的一种收集健康信息资料的工具。

量表同样是收集数据的一种手段，其本意是刻度、衡量，因此与物理中的测量密切相关。量表是指根据特定的法则，把数值分配到受试者、事物或行为上，以测量其特征标志的程度的数量化工具。量表的适用范围较广，如行为学测量、心理学测量、社会学的态度测量，还有用于卫生健康领域的测量，即健康量表。

健康问卷和健康量表都是用于收集健康信息数据的工具，都是对个人健康行为、认知和态度的测量技术，但两者存在一些差异。其中最大的差异是标准化程度的区别。成熟的健康量表从编制、测量到统计分析，整个过程数量化和标准化程度更高，需要经过试测、初测、正式测试等严格的程序和环节，并经过严格的项目分析、信度和效度分析之后才能形成。成熟的健康量表具有较好的科学性，可以在健康调查中广泛使用。然而，在健康领域的研究，所涉及的健康行为、认知和态度非常复杂，且往往具有较强的特定性，因此需要研究者根据其研究目的，针对性地确定研究内容，设计编制新的问卷。

（二）健康问卷的分类

依据问卷的提问形式来分，健康问卷可以分为结构型和非结构型两类健康问卷。① 结构型健康问卷，其特点是组织结构设计上非常注重严密性，相关健康信息问题的设置和安排具有结构化形式，问卷中提供有限的答案，调查对象只需要按规定进行选择，不能自由发挥。结构型健康问卷可适用于不同人群的健康调查，同时易于量化和数据统计处理，能有效控制和确定研究变量之间的关系，因此，结构型健康问卷在健康调查中普遍使用。但另一方面，其缺点也恰恰是因为其答案有限、被调查对象不能自由发挥，问卷上难以发现特殊的问题，难以获得较深入、详尽的资料。因此，通常在结构型问卷为主的情况下，还会加几个开放性问题，或者辅以深度访谈，以获得更全面、更有价值信息。② 非结构型健康问卷，其特点是在问题的设置和安排上，没有严格的结构形式，被调查者可以依据本人的意愿做自由回答。它的优缺点与结构型问卷刚好相反。一方面，在实践中，两种问卷往往结合起来使用；另一方面，通过非结构型问卷，能够收集到范围更广的资料，能够发现某些新的、特殊对象的特殊问题，有利于研究者形成新问题、进行新的调查，所以在一些较新的研究领域，或研究资料较少的领域，往往先运用非结构型健康问卷。

按照问卷发放方式的不同，问卷可分为送发式问卷、邮寄式问卷、报刊式问卷、人员走访式问卷、电话访问式问卷和网上访问式问卷等。其中，网上访问式问卷是当前广泛使用的问卷，这类问卷在互联网上制作，并通过互联网来进行调查。其特点是非常便捷，调查效率高，但其缺点是调查对象的选择偏倚，而且健康领域所涉及的最重要人群是老年人，而老年人网上访问自填问卷具有较大的限制。目前，网上访问式问卷的设计和调查的实施，多使用"问卷星"平台。问卷星是一个专业的在线问卷调查、考试、测评、投票平台，专注于为用户提供功能强大、人性化的在线设计问卷、采集数据、自定义报表、调查结果分析等系列服务。与传统调查方式和其他调查网站或调查系统相比，问卷星具有快捷、易用、低成本的明显优势。因此，在健康调查中，问卷星也被广泛使用。

二、健康问卷设计的原则与步骤

（一）问卷的基本结构

问卷一般是由开头部分、甄别部分、主体部分和背景部分四个部分组成。

1．开头部分

这部分主要包括问候语、填表说明、问卷编号等内容。不同的问卷所包括的开头部分会有一定的差别。

2．甄别部分

甄别部分也称问卷的过滤部分，它是先对被调查者进行过滤，筛选掉非目标对象，然后有针对性地对特定的被调查者进行调查。通过甄别，一方面，可以筛选掉与调查事项有直接关系的人，以达到避嫌的目的；另一方面，也可以确定哪些人是合格的调查对象，通过对其调查，使调查研究更具有代表性。

3．主体部分

主体部分也是问卷的核心部分。它包括了所要调查的全部问题，主要由问题和答案所组成。

4．背景部分

背景部分可以放在问卷的最后，也可以放在甄别部分之后。此部分主要是有关被调查者的一些背景资料，需要为其保密。该部分所包括的各项内容，可作为对调查者进行分类和比较的依据。

（二）健康问卷设计原则

1．目的明确性原则

任何问卷调查都是有目的的：证实或证伪某个结论。目的明确是问卷设计的基础。只有目的明确具体，才能提出明确的假设，才能围绕假设来设计题项。健康调查旨在了解健康问题或潜在的健康问题，以期提高健康管理水平并增进健康。因此，需要做到全面客观地收集健康相关信息。

2．调查内容全面性原则

在问卷设计的时候，要注意调查内容的全面，避免遗漏。应该遵循由整体到局部，再由局部到整体的思路。一般是先易后难、先简后繁、先具体后抽象。在前期全面系统地文献分析的基础上，结合实践经验和专家指导，确定研究框架，进行问题条目及其答案的设计，并确保问题之间的逻辑关系和相互衔接。最后，通过预调查和分析，进一步完善问卷。健康问题涉及面非常广，如何保证整个问卷内容的全面性、问题之间的逻辑关系和相互衔接，是健康问卷设计的关键。

3．问题适当性原则

首先，问题及其答案选项要与研究假设相符，即所设计的所有问题及其答案都是针对研究假设的，是研究假设合理的内涵和外延；其次，问卷问题及其答案表述要准确，一般应使用简单用语表述问题，要使被调查者能够充分理解问句；第三，避免倾向性，要让被调查能够独立、客观作答，能够在答案中作出选择。

4．问卷长度合理性原则

调查内容过多，有时可能使参与者没有耐心完成全部调查问卷。如果一份问卷调查在 30 min 之内还无法完成，一般的被调查者都难以忍受，除非这个调查对被调查对象非常重要，或者是有较大吸引力的奖品作为回报，被调查者才会参与调查，但即使其完成了调查，也隐含一定的风险，比如被调查者没有充分理解调查问题的含义，或者没有认真选择问题选项，最终会降低调查结果的可信度。健康问题涉及面广，因此如何确定问卷的长度和问题的多少，也是健康问卷设计需要关注的重点环节。

5．调查资料便于整理性原则

成功的问卷设计必须考虑到调查结果的容易得出和调查结果的说服力。这就需要考虑到问卷在调查后的整理与分析工作。首先，要求调查指标是能够累加和便于累加的；其次，指标的累计与相对数的计算是有意义的；最后，能够通过数据清楚明了地说明所要调查的问题。

（二）健康问卷设计步骤

1．确立主题，规定资料范围

主题是问卷的眼，要结合调查的具体要求以及要达到的目的来确定，主题要明确。确定主题后要根据调查的内容划定调查的范围，同时要收集相关的资料，勾画问卷的整体构思。

2．分析样本特征

深入了解调查目标群体的社会环境、观念风俗、行为规范等社会特征，对他们的需求和潜在的欲望等心理特征也要多方了解，对他们的文化知识、理解能力都要有相应的掌握。

3．设计问题

在设计问题这一环节中首先要根据要调查的内容进行拟定问题，拟定问题时要充分考虑到应答人群适合什么样的句式，要以简明扼要的语言表述问题，问题中不可带有生疏的专业用语或地方语言。对问题还要进行严格的筛选，对于不必要的问题要尽量删除。

4．预调查

对修定好的问卷进行小批量的复印后，要在目标群体中选择一小部分人进行问卷发放调查，围绕被调查者对答题过程是否顺利、问题是否清晰、逻辑是否合理等，并进行信度和效度分析。

5．修正完善，确定问卷

改正不足后，最后确定问卷。

三、常用健康问卷（量表）介绍

1．健康调查量表（SF-36）

健康调查量表（SF-36）是由美国波士顿健康研究所在 Stewartse 研究的医疗结

局研究量表基础上研发的普适性健康测定量表，是目前全球应用最广泛的生活质量测评量表。该量表包括 8 个维度，36 个条目：生理功能（Physical Functioning，PF）、生理职能（Role-Physical，RP）、身体疼痛（Bodily Pain，BP）、总体健康（General Health，GH）、活力（Vitality，VT）、社会功能（Social functioning，SF）、情感职能（Role-Emotional，RE）、精神健康（Mental Health，MH）。另外还有一项健康指标，即健康变化（Health Transition，HT），用于评价过去 1 年的健康改变。SF-36 量表总体可以分成生理类（Physical Component Summary，PCS）评价和心理类（Mental Component Summary，MCS）评价两方面，将 SF-36 量表的 8 个维度综合起来，反应患者生理和心理方面的状况。SF-36 每个维度评分区间为 0~100，分值愈高，患者该维度的状况越好。1998 年方积乾研制了中文版的 SF-36 健康调查量表。目前，在我国，该量表已经广泛应用于老年人群和慢性病患者的健康状况调查。表 3-1 为该健康调查量表（SF-36）。

表 3-1　健康调查量表（SF-36）

1. 总体来讲，您的健康状况是： 　1=非常好　　2=很好　　　3=好　　　4=一般　　　5=差 2. 跟 1 年以前相比，您觉得自己的健康状况是： 　1=比以前好多了　　　2=比 1 年前好一些　　　3=跟 1 年前差不多 　4=比 1 年前差一些　　5=比 1 年前差多了 **健康和日常活动** 3. 以下这些问题都和日常生活活动有关，请您想一想，您的健康状况是否限制了这些活动？如果有限制，程度如何？ （1）重体力活动。如跑步举重、参加剧烈活动等： 　1=限制很大　　2=有些限制　　3=毫无限制 （2）适度的活动。如移动一张桌子、扫地、打太极拳、做简单体操等： 　1=限制很大　　2=有些限制　　3=毫无限制 （3）手提日用品。如买菜、购物等： 　1=限制很大　　2=有些限制　　3=毫无限制 （4）上几层楼梯： 　1=限制很大　　2=有些限制　　3=毫无限制 （5）上一层楼梯： 　1=限制很大　　2=有些限制　　3=毫无限制 （6）弯腰、屈膝、下蹲： 　1=限制很大　　2=有些限制　　3=毫无限制 （7）步行 1500 米以上的路程： 　1=限制很大　　2=有些限制　　3=毫无限制 （8）步行 1000 米的路程： 　1=限制很大　　2=有些限制　　3=毫无限制 （9）步行 100 米的路程： 　1=限制很大　　2=有些限制　　3=毫无限制 （10）自己洗澡、穿衣： 　1=限制很大　　2=有些限制　　3=毫无限制

4. 在过去 4 个星期里，您的工作和日常生活活动有无因为身体健康的原因而出现以下这些问题？

（1）减少了工作或其他活动时间：

    1=是   2=不是

（2）本来想要做的事情只能完成一部分：

    1=是   2=不是

（3）想要干的工作或活动种类受到限制：

    1=是   2=不是

（4）完成工作或其他活动困难增多（比如需要额外的努力）：

    1=是   2=不是

5. 在过去 4 个星期里，您的工作和日常生活活动有无因为情绪的原因（如压抑或忧虑）而出现以下这些问题？

（1）减少了工作或活动时间：

    1=是   2=不是

（2）本来想要做的事情只能完成一部分：

    1=是   2=不是

（3）干事情不如平时仔细：

    1=是   2=不是

6. 在过去 4 个星期里，您的健康或情绪不好在多大程度上影响您与家人、朋友、邻居或集体的正常社会交往？

    1=完全没有影响   2=有一点影响   3=中等影响

    4=影响很大   5=影响非常大

7. 在过去的 4 个星期里，您有身体疼痛吗？

    1=完全没有疼痛   2=有一点疼痛   3=中等疼痛

    4=严重疼痛   5=很严重疼痛

8. 在过去四个星期里，您的身体疼痛影响了您的工作和家务吗？

    1=完全没有影响   2=有一点影响   3=中等影响

    4=影响很大   5=影响非常大

您的感觉

9. 以下这些问题是关于过去 1 个月里您自己的感觉，对每一条问题所说的事情，您的情况是什么样的？

（1）您觉得生活充实：

    1=所有的时间   2=大部分时间   3=比较多时间

    4=一部分时间   5=小部分时间   6=没有这种感觉

（2）您是一个敏感的人：

    1=所有的时间   2=大部分时间   3=比较多时间

    4=一部分时间   5=小部分时间   6=没有这种感觉

（3）您的情绪非常不好，什么事都不能使您高兴起来：

    1=所有的时间   2=大部分时间   3=比较多时间

    4=一部分时间   5=小部分时间   6=没有这种感觉

（4）您的心理很平静：

    1=所有的时间   2=大部分时间   3=比较多时间

4=一部分时间　　　5=小部分时间　　　6=没有这种感觉

（5）您做事情精力充沛：

　　1=所有的时间　　　2=大部分时间　　　3=比较多时间

　　4=一部分时间　　　5=小部分时间　　　6=没有这种感觉

（6）您的情绪低落：

　　1=所有的时间　　　2=大部分时间　　　3=比较多时间

　　4=一部分时间　　　5=小部分时间　　　6=没有这种感觉

（7）您觉得筋疲力尽：

　　1=所有的时间　　　2=大部分时间　　　3=比较多时间

　　4=一部分时间　　　5=小部分时间　　　6=没有这种感觉

（8）您是个快乐的人：

　　1=所有的时间　　　2=大部分时间　　　3=比较多时间

　　4=一部分时间　　　5=小部分时间　　　6=没有这种感觉

（9）您感觉厌烦：

　　1=所有的时间　　　2=大部分时间　　　3=比较多时间

　　4=一部分时间　　　5=小部分时间　　　6=没有这种感觉

10. 不健康影响了您的社会活动(如走亲访友)：

　　1=所有的时间　　　2=大部分时间　　　3=比较多时间

　　4=一部分时间　　　5=小部分时间　　　6=没有这种感觉

总体健康状况

11. 请看下列每一条问题，哪一种答案最符合您的情况？

（1）我好像比别人容易生病：

　　1=绝对正确　　　2=大部分正确　　　3=不能肯定

　　4=大部分错误　　5=绝对错误

（2）我跟周围人一样健康：

　　1=绝对正确　　　2=大部分正确　　　3=不能肯定

　　4=大部分错误　　5=绝对错误

（3）我认为我的健康状况在变坏：

　　1=绝对正确　　　2=大部分正确　　　3=不能肯定

　　4=大部分错误　　5=绝对错误

（4）我的健康状况非常好：

　　1=绝对正确　　　2=大部分正确　　　3=不能肯定

　　4=大部分错误　　5=绝对错误

2. 公民中医养生保健素养调查问卷

公民中医养生保健素养调查问卷是依据 2014 年 6 月国家中医药管理局公布的《中国公民中医养生保健素养（42 条）》而编制，问卷总分值 100 分。中医养生保健素养划分为 3 个层次，即常用中医养生保健内容和方法、中医养生保健健康生活方式与行为以及中医养生保健基本理念和知识，包括情志养生保健、养生保健理念、日常起居养生保健、饮食养生保健、体质养生保健、运动养生保健、养生保健信息理解能力和家庭适宜方法共 8 个维度。表 3-2 为公民中医养生保健素养调查问卷。

表 3-2　公民中医养生保健素养调查问卷

---

1. 年龄：(　　　)岁

2. 性别：
☐男　　☐女

3. 婚姻状况：
☐已婚　　☐未婚　　☐其他

4. 学历
☐文盲　　☐小学　　☐初中　　☐高中　　☐专科　　☐本科
☐硕士研究生　　☐博士研究生及以上

5. 月收入：(　　　)元

6. 体检数值正常就是健康：
☐对　　☐错

7. 每个人都适合吃石斛、人参、虫草：
☐对　　☐错

8. 健康即在身体、精神和社会方面都处于良好状态：
☐对　　☐错

9. 下面对中医"治未病"理解错误的是：
☐未病先防　　☐治病于初期　　☐既病防变　　☐瘥后防复　　☐治病于严重之时

10. 服用人参等补气类保健品时可以吃萝卜吗？
☐可以　　☐尽量　　☐避免

11. 小儿喂养不要过饱：
☐对　　☐错

12. 合理生活方式是维持健康的最重要方法：
☐对　　☐错

13. 冬季起居的要点是：
☐晚睡早起　　☐早睡早起　　☐早睡晚起

14. 成年人最佳入睡时间：
☐20:00—21:00　　☐21:00—23:00　　☐23:00—24:00　　☐24:00 以后

15. 五禽戏中的"五禽"不包括：
☐虎　　☐马　　☐猿　　☐鸟

16. 所有人都适合大运动量有氧运动：
☐对　　☐错

17. 心理问题不算病，无需去看医生：
☐对　　☐错

18. 平和心对待一切事，而非努力克制或压制自己的情绪：
☐对　　☐错

19. 春季易出现抑郁症：
☐对　　☐错

20. 保健品的服用原则：
☐因人制宜　　☐任何人都可服用

21. 不是中医五大保健要穴的是
☐膻中　　☐足三里　　☐气海　　☐三阴交　　☐涌泉

---

22. 晕车时可以按摩:

□内关　　□三阴交　　□足三里　　□涌泉

23. 足心按摩法有强腰固肾的作用，所按摩穴位是:

□合谷　　□三阴交　　□足三里　　□涌泉

24. 中医养生理念不包括:

□因人制宜　　□顺应自然　　□阴阳平衡　　□多吃多睡

25. 不属于常用药食两用的中药是:

□山药　　□人参　　□莲子　　□茶叶　　□核桃仁

26. 中医养生四大基石除情志良好、饮食有节还包括:

□多吃　　□多睡　　□多吃保健品　　□起居有常　　□适度运动

27. 面垢油光，易生痤疮的湿热质人群适宜喝:

□荷叶茶　　□红茶　　□绿茶　　□红枣茶

28. 健康睡眠习惯包括:

□定时入睡起床　　□想睡才睡，睡够起床

□根据个人工作生活情况及季节适当调整

29. 怕冷的阳虚质人群适合:

□踢足球　　□打篮球　　□慢跑　　□太极拳

30. 冬病夏治穴位敷贴适合人群:

□阴虚质　　□阳虚质　　□慢支、哮喘稳定期　　□慢支、哮喘急性发作期

31. 冬令膏方适用人群:

□体虚者　　□慢病患者　　□急性病患者　　□术后患者　　□亚健康人群

32. 艾灸的作用:

□行气活血　　□祛除毒热　　□温通经络　　□消除肿痛

四、健康问卷调查实施

健康问卷调查是指在健康问卷设计的基础上，要求被调查者按照问卷问题进行回答以收集相关健康信息的方法。健康问卷调查的实施主要包括下面三个步骤:第一步，确定抽样方案，抽样包括概率抽样和非概率抽样;第二步，确定收集资料的方式方法，包括前文已述的邮寄、面访、电话、网络等问卷发放方法;第三步，组织培训相关人员进行实施。此外，在问卷调查的实施过程中，应该注意及时核查资料，检查所搜集的资料是否齐全、准确，留意数据中的数字是否正确，做到及时补救、更正，尽可能避免人为的错误。在问卷回收后，应该剔除废卷，统计有效问卷的回收率，有效回收率一般不应低于70%。

问卷调查案例

社区老年人中医养生保健素养与健康状况调查研究

1. 预试验

研究者于 2019 年 6 月对一个社区服务中心的 35 名社区老年人进行预调查。研究工具、性能均较好，因此研究者未对问卷进行调整。

2. 正式调查

2 名经过严格培训的调查员于 2019 年 6 月至 10 月，在延吉市 1 个社区服务中心及 1 个老年人活动中心，在取得社区卫生服务中心及老年人活动中心有关部门人员同意，并得到支持下，对符合纳入标准的社区老年人便利发放纸质问卷。在发放问卷前，研究人员按照自愿完成的原则，陈述了研究目的和完成的相关要求。问卷采用无记名方式由调查者协助社区老年人当场填写完成，针对少数民族老年人的语言沟通方面的问题等，研究者进行详细说明。问卷填写完毕后现场直接收回，共发放问卷 328 份，收集有效问卷 315 份，问卷有效率为 96%。

3. 统计分析

有效问卷统一编号。检查问卷的有效性后，将有效问卷记录到 EXCEL 中进行整理汇总，运用 SPSS 19.0 对数据进行统计描述和分析，如果 $P < 0.05$ 则认为结果有统计学差异。① 采用频数、构成比、均值与标准差等指标来描述社区老年人一般资料特征、中医养生保健素养、健康状况的现状；② 采用 t 检验或单因素方差分析，比较分析社区老年人中医养生保健素养、健康状况在一般资料中方面的差异性；③ 采用 Pearson 相关分析，明确社区老年人中医养生保健素养与健康状况之间的相关性。

4. 质量控制

为确保问卷调查的质量，确保调查数据客观真实，对问卷调查过程的每一个环节采取有效的措施进行质量控制：① 在正式调查前，采用《中医养生保健素养调查问卷》和《健康状况调查问卷》进行了预调查，测试了 2 个量表在本研究中的性能，结果两个量表的信度均较好。② 调查前，对调查员进行严格的统一培训。调查员均具有护理相关学历背景，并且精通汉语和朝鲜语，现场协助研究对象认真客观完成问卷的填写。③ 选择研究对象时，遵照严格的纳入及排除标准。问卷现场发放，立即填写完成，并当场收回问卷。当场核对检查问卷，防止漏填或错填，并及时与研究对象沟通，当场补填。④ 数据分析时，对问卷进行编码，双人双机录入，并随机抽取 10% 进行复核，从而确保录入数据的准确性。

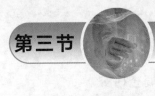

第三节 中医健康档案管理

居民中医健康档案的高效管理是发挥中医健康档案价值的有效途径，整个管理工作的实现要遵循一套有序性的工作流程，各个环节也是相互关联、互为贯通的。居民中医健康档案的管理工作大致可以分为三个部分：居民中医健康档案的建立、居民中医健康档案的利用、居民中医健康档案的维护。

一、中医健康档案的内容

对服务主体与建档主体来说，中医健康档案的确切内容是建档规范与否的重要影响因素，但鉴于中医健康档案涉及到的具体条目比较繁杂，无论是在理论，还是实践层面，目前都尚未达成统一的认识，没有形成通行的标准文本。但一份完整的中医健康档案至少应该包括五个方面的内容：第一，居民个人的基本信息，包括姓名、性别、既往史、家族史等。第二，健康体检信息，包括一般检查、生活方式、健康状况及其疾病用药情况、健康评价等。第三，中医健康状态信息，包括体质的健康状态、神的健康状态、脏腑调和的健康状态、经络和畅的健康状态、气血调和的健康状态等。第四，重点人群健康管理记录，包括 0～6 岁儿童、孕产妇、老年人、慢性病、严重精神障碍和肺结核患者等各类重点人群的健康管理记录。第五，其他医疗卫生服务记录，包括上述记录之外的其他接诊、转诊、会诊记录等。

二、中医健康档案建立

居民中医健康档案由卫健委主管，居民中医健康档案的负责人主要为社区卫生服务中心（站）、地区乡镇卫生院的医务人员。建档方式分为入户和非入户，入户是指当地医务人员走访社区居民，上门采集居民的中医健康信息从而建档；非入户方式是指当地的居民通过去基层卫生机构看病或健康体检时作为服务对象留存的信息记录，经沟通整理后最终形成中医健康档案。部分社区工作者也会面向社区居民，统一发布关于办理居民健康档案的通知，要求居民携带相关健康材料，按时到社区医院进行档案信息采集并办理健康档案。因为我国幅员辽阔，卫生健康和中医药事业发展情况差异较大，各地居民的建档背景存有较大差异，因此在中医健康档案的建立工作上，各地的建档方式也存在较大差异。

但总的来讲，中医健康档案的建立应遵循以下步骤：第一步，将服务对象分为两大类：一类为到服务机构就诊（或参加周期性健康体检、寻求健康咨询、指导等）的居民；另一类为重点管理人群，如中老年人、更年期妇女、孕产妇、0～6 岁儿童、高血压及糖尿病等部分病种的慢性病病人。第二步，确定需要建立个人中医健康档案的服务对象和建档方式。对于首次就诊者，医务人员应依据自愿原则为其建立健康档案；而对于重点管理人群则主要根据当地政府部门有关重点人群要求，通过入户服务（访视或调查）、疾病筛查、健康体检、门诊接诊等方式，由责任医务人员在居民家中或工作现场分期、分批建立健康档案。对于需要建立中医健康档案的居民，应耐心解释中医健康档案的作用，促使居民主动配合中医健康档案的建立。第三步，在数据库建立居民个人中医健康档案。个人健康档案包括：居民基本情况、主要中医健康状态信息与主要健康问题目录、周期性健康体检表、服务记录表（接诊记录、各种重点人群随访表、儿童计划免疫记录表）等。此外，中医健康档案建立成功之后，其内容不是一成不变的，而是随着被管理者中医健康状态改变或随访时出现的新问题而实时更新。当已建档居民复诊或随访时，由接诊医务人员根据复诊或随访情况，在数据库中填写相应表格或栏目，补充和更新主要问题目录。

三、居民中医健康档案的利用

中医健康档案的利用是管理中的重要环节，居民健康档案的建立、保护最终目的都在于对居民健康档案内信息的利用。居民到社区卫生服务中心就诊时，医务人员可以调取居民的健康档案查看居民以往病史，使医生更了解患者情况，免去重复某些问诊内容的麻烦。部分社区的居民健康档案已生成电子版，可用于与医院的信息传递，如果患者需要转院或转诊时，卫生服务中心人员完全可以在征求患者允许后将其健康档案通过网络投递的形式传送到相关医院相关科室的医生手中。对患者来说在就诊过程中就节省了很多不必要的环节。并且从 2018 年开始，我国逐渐推进居民电子健康档案的发展，居民的电子健康档案开始向个人开放，现在很多地区的居民可以通过特定 APP、网站、微信公众号等智能客户端，登陆自己的健康账号从而查询自己的健康档案信息，方便了大家对自身的健康管理。

四、居民健康档案的维护

居民中医健康档案一经建立要实行终身保管制，保管是指卫生服务部门的工作人员保证社区居民的健康档案信息安全，使档案内的信息不泄露、不被盗用。同时，还要保证健康档案的实体安全，健康档案的保存形式分为两种，一种是纸质的健康档案，另一种是电子版的健康档案。有些社区的居民中医健康档案工作做得较为突出，自行研发了居民中医健康档案的管理系统，这就要求工作者在保管好纸质健康档案的同时维护电子健康档案管理系统的安全，防止电子健康档案系统被非法入侵。此外，居民中医健康档案内信息的更新修改也是后期保管工作中的重要内容，健康档案内的信息只有及时更新才能确保档案的准确性和可靠性，更便于后期的管理和使用。因此，无论是居民健康档案的建立还是档案的利用和维护，都是健康档案管理工作上必不可少的工作环节。建立完整的健康档案是档案利用的前提，做好健康档案的维护工作也是发挥档案价值的重要保障，健康档案管理中的各环节都相互渗透、互为补充，只有每个环节都能有序进行，居民健康档案的管理工作才会取得成效。

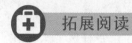 拓展阅读

昆明市慢性病健康档案管理现状

2011年《国家基本公共卫生服务规范》颁布后，昆明市卫生健康委员会就积极引导社区卫生服务机构开展慢性病健康档案工作。但经费投入不足，信息化建设滞后。

社区卫生服务中心已积极开展慢性病健康档案工作，但部分社区卫生服务机构不健全，卫生服务可及性较差；相关管理制度、绩效考核制度落实不到位；人力资源配置不合理。

部分慢性病健康档案存在不规范和不真实的记录，完整性较差。虽然有不同程度的利用，但多为周期性健康体检和随访，利用方式较为单一。

社区医务人员认可对慢性病健康档案的重要性和必要性，但使用频率不高。慢性病健康档案工作是否纳入绩效考核是医务人员使用慢性病健康档案频率的影响因素，纳入绩效考核的社区医务人员使用档案的频率更高。此外，人力资源不足、缺乏完善的电子档案信息系统作为支撑，也是制约社区医务人员使用慢性病健康档案的影响因素。

慢性病患者对慢性病健康档案的知晓率和认可度较低，慢性病健康档案的建立和利用情况也不理想。医保类别是患者对慢性病健康档案知晓率的影响因素；性别和医保类别是患者对慢性病健康档案认可度的影响因素；性别、婚姻状况及对慢性病健康档案认可度是患者建档意愿的影响因素。同时，宣传力度不足、前期利用情况不理想、患者无法见到实效、信息化水平低等也是影响患者对慢性病健康档案的知晓、认可和利用的因素。

（资料来源：夏艾抒. 昆明市慢性病健康档案管理现状及其影响因素研究[D]. 昆明：昆明医科大学，2016.）

 本章思考题

（1）请简述中医"四诊"技术的历史渊源。

（2）针对某种常见病，请分析"四诊"技术在收集健康信息中的特色与优势。

（3）请简述公民中医养生保健素养调查的重要意义及其当前调查实施情况。

（4）针对某种慢性病，请设计一份中医健康管理调查问卷。

（5）请试着在本地区开展中医健康档案管理现状的调查，并分析制约因素。

第四章

中医健康风险评估

 学习目标

知识目标：

（1）掌握健康风险、健康风险评估和中医健康状态等相关概念，中医常见证型和亚健康的评估与判定方法。

（2）熟悉中医健康风险因素的种类和致病特点，中医常见症状的评估与判定方法。

（3）了解疾病发展的不同阶段的中医健康评估。

思政目标：

通过中医风险评估技术的介绍和应用实训，培养学生应用中医健康风险评估技术开展中医健康管理的兴趣，使学生了解中医健康风险评估和健康管理对于增进基层健康服务的重要意义，结合《"健康中国 2030"规划纲要》《"十四五"中医药发展规划》实施背景，培养树立专业思想信念。

第一节 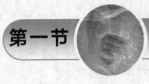 中医健康风险因素

一、风险与健康风险概述

风险是指在某一特定环境下，在某一特定时间段内，某种损失发生的可能性。风险是由风险因素、风险事故和风险损失等要素组成。换句话说，风险是在某一个特定时间段里，人们所期望达到的目标与实际出现的结果之间产生的距离。风险有两种定义：一种定义强调了风险的不确定性；而另一种定义则强调风险所导致的损失的不确定性。也就是说，风险是人类在无法把握与不确定的事故发生所导致损失的不确定性，这种不确定性包括发生与否的不确定、发生时间的不确定和导致结果的不确定。但是由于某些规律是可以在一定程度上把握的，所以风险带来的损失程度是可以通过人们的努力得以减少甚至化解的。

而健康风险是指存在的若干风险中作用于人的身体、影响人的健康的一种风险。具体讲健康风险是指在人的生命过程中，因自然、社会和人自身发展的诸多因素，导致人出现疾病、伤残、死亡以及造成健康损失的可能性。健康管理最核心和基础的内容就是针对健康风险因素展开干预管理。健康风险因素是指能使疾病或死亡发生的可能性增加的因素，或者是能使健康不良后果发生概率增加的因素，主要包括生理、心理、行为生活方式、自然环境和社会环境等因素。其中行为生活方式因素与常见的慢性病或社会病密切相关，不良的行为生活方式有吸烟、酗酒、熬夜、毒物滥用、不合理饮食、缺乏锻炼、不合理驾驶等；社会环境危险因素也对健康产生重要影响，主要包括政治、经济、医疗保障、文化教育、就业与工作条件、居住条件、家庭关系、心理刺激等。总的来讲，健康风险因素有些是先天存在的，有些是后天形成的；有些是来自自然界的，有些是人为导致的；有些是较为稳定的，有些是发展变化的。尽管健康风险因素本身的性质和对健康的作用千差万别，但健康风险因素一般具有长期潜伏性、弱特异性、作用联合性、广泛存在性。其中，长期潜伏性是指人长期、反复接触健康风险因素之后才能发病，而且潜伏期不易确定；弱特异性是指一种健康风险因素往往与多种疾病有联系，也可能是多种风险因素引起一种慢性病；作用联合性是指多种风险因素常同时存在，可明显增加致病危险性；广泛存在性是指健康风险因素广泛存在于人们日常生活之中，大多数还没有得到人们的足够重视。

二、中医健康主要风险因素

（一）外感疾病风险因素

1．六淫致病

六淫是指风、寒、暑、湿、燥、火，是中医对自然界六种气象变化的分类和概括。一年四季各有其气象特点，厥阴风木、少阴君火、少阳相火、太阴湿土、阳明燥金、太阳寒水，六者轮回更替，如环无端，每年循环一周。正常情况下，不仅不会使人致病，而且是人类赖以生存的必要条件，称之为"六气"。但是，如果气候变化异常，六气发生太过或不及，或非其时而有其气，以及气候变化过于急骤，超过了一定的限度；或者个体正气不足，功能紊乱，机体不能适应六气的更迭变化引发疾病时，六气则由对人体无害而转化为对人体有害，成为致病的因素。"六淫"之名首见于宋·陈无择《三因极一病证方论·卷二》，他说："夫六淫者，寒暑燥湿风热是也。"又说："六淫，天之常气，冒之则先自经络流入，内合于脏腑，为外所因。"

六淫致病的共同特点包括以下几方面。① 外感性：六淫为病，多侵犯肌表，或从口、鼻而入，故又有"外感六淫"之称。所致疾病，统称为外感病。② 季节性：六淫致病常有明显的季节性。如春季多风病，夏季多暑病，长夏多湿病，秋季多燥病，冬季多寒病等。但是，一个季节也可有多种邪气致病。③ 地域性：六淫致病常与生活地区密切相关。如西北高原地区多寒病、燥病；东南沿海地区多湿病、温病。④ 环境性：六淫致病与所处环境也有十分密切的关系，如久居潮湿环境易患湿邪致病；高温作业者常见燥邪或火邪致病等。⑤ 相兼性：六淫邪气既可单独侵袭人体发病，如寒邪直中脏腑而致泄泻；又可两种以上相兼同时侵犯人体而致病，如风热感冒、寒湿困脾、风寒湿痹等。⑥ 转化性：六淫致病虽各有特点，但不是孤立的，六淫还可以相互影响，而且在一定条件下，其病理性质可发生转化。一方面，六淫侵犯人体，每自体表开始，但其致病后往往容易发生由表入里的传变，伤寒的六经传变、温病的卫气营血和三焦传变，都是六淫传变的规律总结；另一方面，六淫致病后，也往往由于病人体质或不同地域环境的影响，而发生化风、化寒、化湿、化热、化燥、化火等疾病性质的转化。

2．疠气致病

疠气，指一类具有强烈致病性和传染性的外感病邪。在中医文献中，疠气又称为"疫毒""疫气""异气""戾气""毒气""乖戾之气"等。明·吴又可《温疫论·原序》说："夫瘟疫之为病，非风非寒非暑非湿，乃天地间别有一种异气所感。"指出疠气是有别于六淫而具有强烈传染性的外感病邪。疠气可以通过空气传染，经口鼻侵入致病；也可随饮食、蚊虫叮咬、虫兽咬伤、皮肤接触等途径传染而发病。疠气侵入，导致多种疫疠病，又称疫病、瘟病或瘟疫病。如痄腮（腮腺炎）、猩红热（烂喉丹痧）、疫毒痢、白喉、天花、肠伤寒、霍乱、鼠疫，以及疫黄（急性传染性肝炎）、流行性出血热、艾滋病等，以及2003年的"非典"（重症急性呼吸综合征）和2019

年开始爆发的"新冠"（新型冠状病毒感染），都属感染疠气引起的疫病。

疠气致病的特点：① 传染性强、易于流行。疠气具有强烈的传染性和流行性，可通过空气、食物等多种途径在人群中传播。当处在疠气流行的地域时，无论男女老少，体质强弱，凡触之者，多可发病。疠气发病，既可大面积流行，也可散在发生。正如《三因极一病证方论·叙疫论》所云："夫疫病者，四时皆有不正之气，春夏有寒清时，秋冬亦有暄热时，一方之内，长幼患状，率皆相类者，谓之天行是也……其天行之病，大则流毒天下，次则一方一乡，或偏着一家，悉由民庶同业所召，故天地灵祇，假斯不正之气而责罚。"认为天行温病是感受毒性很强的异气引起，具有流行性、传染性。② 发病急骤，病情严重。一般而言，由于疠气多属热毒之邪，其性疾速，而且常挟毒雾、瘴气等秽浊之邪侵犯人体，故其致病比六淫更显发病急骤，来势凶猛，变化多端，病情险恶。因而发病过程中常出现发热、扰神、动血、生风、剧烈吐泻等危重症状。《温疫论》述及某些疫病，"缓者朝发夕死，重者顷刻而亡"，足见疠气致病来势凶猛，病情危笃。③ 一气一病，症状相似。疠气作用于脏腑组织器官，发为何病，具有一定的特异性，而且其临床表现也基本相似。疠气对机体作用部位具有一定选择性，从而在不同部位产生相应的病证。疠气种类不同，所致之病各异。每一种疠气所致之疫病，均有各自的临床特点和传变规律，所谓"一气致一病"。如《诸病源候论·疫疠病诸候》谓之："其病与时气、温、热等病相类，皆由一岁之内，节气不和，寒暑乖候，或有暴风疾雨，雾露不散，则民多疾疫。病无长少，率皆相似，如有鬼厉之气，故云疫疠病。"

（二）内伤疾病风险因素

1. 七情致病

七情，是指喜、怒、忧、思、悲、恐、惊七种正常的情志活动，是人体的生理和心理活动对外界环境刺激的不同反应。人人皆有的"七情"体验，一般情况下不会导致或诱发疾病，如《礼记·礼运》有"喜、怒、哀、惧、爱、恶、欲七者，弗学而能"之说，认为情绪是人的生理功能。只有强烈持久的情志刺激，超越了人体的生理和心理适应能力，损伤机体脏腑精气，导致功能失调，或人体正气虚弱，脏腑精气虚衰，对情志刺激的适应调节能力低下，因而导致疾病发生或诱发时，七情则称为"七情内伤"，而这种病理状态称为"七情过激"。

七情致病的条件主要包括以下两个方面：① 外界过度的刺激。由于七情是人对现实的对象是否符合人的要求和社会要求而产生的体验，因而客观事物及其变化作用于人可以产生不良刺激。如社会动荡，个人政治地位、经济状况的变迁，亲人的生离死别，工作上的困难，家庭风波，不良的生活方式，以及自然气候、生产环境的影响等，均可诱发异常的活动，或造成不良的心境。如果这种不良刺激过激过久，而人又不能以正确的思想观点、坚定的行为方式来控制情绪，不能树立远大理想与坚定信念来驾驭不良心境，就可以成为致病因素，使人发病。② 不同个体心理特征与身体素质对外界刺激的应激程度和承受能力。个体的性格差异是人体重要的个性心理特征，性格差异与情志致病具有一定的关系。性格乐观者，常表现为喜志，"喜"

是一种积极情绪，《素问》有云："喜则气和志达，营卫通利"。气血和平，正气充盛，可减少疾病的发生，调动患者的主观能动性，有利于疾病的痊愈。《灵枢·论勇》则根据人之勇、怯不同性格，结合体态、生理特征等，将人分为勇者与怯者两大类型，体质健壮者勇，勇者气血畅行，可以防御或消除惊恐等精神刺激的不良影响，故虽外界刺激，事过则已，常不病；反之，则易于情志致病。总之，七情过激作为风险因素导致内伤疾病，既是外界不良刺激的结果，也可因个体内在因素而致病。

七情致病的特点：① 七情内发，精气先虚。内因发生情志病变，以脏、精、气、血、阴、阳亏虚，神气失藏，或郁邪内扰神气，发生病变。② 七情外发，首先扰乱气机。外因刺激诱发情志病变，首先扰乱五脏气机，导致气机逆乱，发生病变。③ 七情发病，有兼夹性。七情的各项致病因素在发病过程中往往都是很难截然分开的，常是两种或两种以上情绪纠合在一起发病。④ 七情发病，郁情不离。七情发病与郁证关系非常密切，在情绪不快时，往往导致气机郁滞发病；而在气机郁滞（气、血、痰、火、食、湿）时，亦易扰乱五脏，导致五神不宁，发生情志病变；七情亦可与郁证同时发病为患。故陈无择说："郁不离七情"。⑤ 七情发病，有传变规律。七情发病，每种情绪在传变上都有一定的规律性。如大怒伤肝，肝怒传子，《灵枢·本神》说："盛怒者，迷惑而不治。"肝怒传母，《灵枢·本神》说："肾盛怒不止则伤志。"肝怒乘土，《素问·玉机真脏》说："怒则肝气乘矣。"肝怒侮金，《素问·宣明五气》说："精气并于肺则悲。"因此《素问·玉机真脏》说："故病有五，五五二十五变，及其传化"，指出了情志病的传变规律。

2. 饮食失宜

饮食是健康的基本条件。饮食所化生的水谷精微是化生气血，维持人体生长、发育，完成各种生理功能，保证生命生存和健康的基本条件。正常饮食，是人体维持生命活动之气血阴阳的主要来源之一，但是如果饮食失宜，则常是导致许多疾病的原因。食物主要依靠脾胃消化吸收，如饮食失宜，首先可以损伤脾胃，导致脾胃的腐熟、运化功能失常，引起消化机能障碍；其次，还能生热、生痰、生湿，产生种种病变，成为疾病发生的一个重要原因。饮食失宜包括饥饱无度、饮食不洁、饮食偏嗜等。① 饥饱无度，即饥饱失常和饮食不规律。前者包括摄食不足、或饥不得食、或有意识地限制饮食、或因脾胃功能不足而不思饮食等过饥，和进食量过多，超出机体受纳与消化功能的过饱这两种情况。而饮食不规律是指食无定时，饥饱不匀，扰乱了胃肠系统正常的消化吸收节律。饮食以适量、适时和规律为宜，若过饥、过饱，或进食失去规律，都是致病的危险因素。② 饮食不洁。这是指进食不洁净，食物被污染、或陈腐变质、或有毒。不洁的食物进入机体后，会导致多种疾病，其中胃肠消化系统首当其冲，最容易引起各种胃肠疾病。而食物中毒，轻则脘腹疼痛，呕吐腹泻，严重则出现昏迷，甚至导致死亡。③ 饮食偏嗜。此是指特别喜好某些食物或专食某些食物，饮食有所偏颇。食物的多样化可保证营养的全面与均衡，如《素问·藏气法时论》所言："五谷为养，五果为助，五畜为益，五菜为充，气味合而服之，以补益精气。"假如过分偏嗜或排斥某些食物，就会造成机体某些营养成分过剩，另一些营养成分不足，从而导致疾病的发生。饮食偏嗜包括寒热偏嗜、五味偏嗜和种类偏嗜等三种情况。其中偏嗜酒浆和肥甘厚味，是当前慢性病高发的主要风险因素。

3．劳逸失度

人体既需要适当的劳动和锻炼，以助气血流通，增强体质，也需要适当休息，以消除疲劳，恢复体力和脑力。中医认为，劳逸结合才能阴阳协调平衡，形神俱养才有利于机体健康。而劳逸失度则会损伤机体，导致疾病的发生。劳逸失度包括过劳和过逸两种情况。① 过劳，指过度劳累，包括劳力过度、劳神过度和房劳过度。劳力过度是指长时间繁重的体力劳作，耗气伤形，积劳成疾。劳神过度是指用脑过度，思虑过极，劳伤心神，久而久之则心血亏虚，五脏神志扰动，导致疾病。房劳过度是指房事过度，性生活不节，耗伤肾精，精气久耗导致生命活力低下，而导致劳损病证。② 过逸，指无所事事，过度安逸，包括体力过逸和脑力过逸。一方面，长期少动、久坐、久卧，会导致气机不畅、脾胃运化功能低下，导致心肺气血运行和脾胃消化功能失常；另一方面，长期用脑较少，可导致神气衰弱，意志消沉，反应迟钝，以及情志内伤。

（三）其他致病风险因素

在中医致病因素中，除了外感和内伤之外，还有跌打创伤、虫兽所伤、烧烫伤等外伤，以及寄生虫致病和中毒等多种风险因素。这些因素均能损伤肌肤、筋骨、血脉和脏腑气血，产生多种病证。这些风险因素既非外感，也非直接内伤脏腑气血，也称之为"不内外因"。

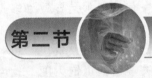

第二节　中医健康风险评估技术

一、健康风险评估概述

健康风险评估是通过收集大量的个体或群体的健康相关信息，分析评估生活方式、环境因素、遗传因素，以及医疗卫生服务等危险因素与健康状态之间的量化关系，从而预测个体或群体在一定时间内发生某种特定疾病或因为某种特定疾病导致死亡的可能性。简而言之，健康风险评估是对个体或群体健康状况及未来患病或死亡危险性的量化评估。

20 世纪 60 年代，美国的两位临床医师在总结临床经验的基础上提出了健康危险因素评价方法，并于 1970 年在出版的《如何运用前瞻性医学》一书中系统地论述了定量研究健康危险因素的原理和方法。20 世纪 70 年代，生物统计学家 Havvey Geller 和健康保险学家 Mr. Norman Gesner 根据各种危险因素与相应慢性病之间联系的密切程度制定了 Geller-Gesner 危险分数转换表，使健康危险因素评价方法更加完善。以后世界各国先后引入健康危险因素评价，并使其迅速发展，由手工计算向计算机智能化转变。20 世纪 80 年代初期，上海医科大学龚幼龙将"健康危险因素评价方法"介绍到我国，并开展应用性研究；80 年代末期，华西医科大学李宁秀在国内流行病学和全国卫生服务等调查资料的基础上，采用国外的健康危险分数表进行健康危险因素调查及评价；90 年代初，上海医科大学袁建平采用国外的健康危险因素评价技术结合国内调查资料制定较适合国内的危险因素转换表。之后，健康危险因素评价方法与技术在我国日益受到重视，并将其与社区卫生服务、健康管理服务相结合。现代医学的健康风险评估已逐步发展成为流行病学、卫生统计学、行为医学、心理学等多种学科的交叉应用技术。近年来，通过应用数据挖掘技术，国内外学者结合循证医学对慢病患者包括医学影像、各项理化指标，还包括性别、年龄、体重、身高、既往病史等大量数据分析，找出疾病（尤其是慢性病）相关风险因素，从而进行该病的风险预警。

现代医学的疾病风险预警更具客观化、标准化、同质化和普及化。但它更多的是从疾病本身去研究，而忽略了疾病的载体——人的因素，以及影响疾病和人体的外环境因素，由此所得到的预警就难免会挂一漏万。而中医认为，在疾病的病变过程中，人体的生理特点和病理变化往往有其共同规律和特殊规律。如消渴的基本病理是阴虚燥热，肺病的基本病理是阴虚燥热、痨虫袭肺，冠心病的基本病理是心脉痹阻，泄泻的基本病理是脾虚湿盛等。同时，中医还认为，在疾病形成之前，机体常存在着某种病理变化趋势，这种病理变化特点同样也是疾病的易患因素之一。例如，高血压除了与遗传因素、吸烟、饮酒、高盐饮食、精神应激等因素密切相关外，还可能与肝郁、阳亢、血瘀、痰浊、肾虚等因素有关，故从中医病理特点与相关疾病的关系，可以探讨该病的中医易患因素而提前预警。中医健康风险评估是以中医诊断学理论和方法为指导，结合现代临床流行病学，在证素辨证和体质辨识基础上，建立状态与疾病相关的模型构建而成的。

二、中医健康风险评估技术

中医健康风险评估技术首先是要对疾病易患因素各种指标信息进行有效的采集，然后对易患因素与疾病的相关度进行评估，并对相关度高的易患因素进行预警。疾病易患因素指标采集内容包括宏观、中观、微观三观信息的采集，即采集宏观的气象、节气、地理环境等自然因素信息；中观的生理病理特点、心理特点、家庭背景等人体与社会环境因素信息；微观的物理学、化学的指标等影像学和实验室检查信息等。通过对疾病易患因素信息全面的采集、监测和分析，便可以准确把握健康管理对象当前的状态，对其常见的状态要素、体质因素和健康危险因素等进行评估和预测，进而为疾病风险评估提供依据。

（一）疾病未成阶段的风险评估

汉以前中医倡导治未病，却很少有治未病前"知未病"的评估手段和具体治未病的方法。如何医未病之病？除了"治病之未生"的养生、保健外，古今医家无不孜孜汲汲寻求其门径道路。与现代医学提出的一级预防即病因预防类似，在疾病尚未发生时针对致病因素（或危险因素）采取措施，也是预防疾病和消灭疾病的根本措施。疾病的形成必定要有其原因，即病因。因此要预防疾病的形成，就必须先能对产生疾病的病因进行风险预警，防止致病因素变成病因。根据中医学的病因学理论，对慢病风险评估预警而言，就是要能对六淫、七情、饮食、劳逸，以及痰饮、瘀血、结石等的产生进行评估预警。

1. 外感六淫致病的风险评估

六淫致病风险评估是指以"五运六气"结合现代气象信息的预警系统进行风、火、暑、湿、燥、寒等易感之邪的评估预警。如2018年2月1日为戊戌年初之运、初之气，火运太过之年，太阳寒水司天，太阴湿土在泉，则提示本年以火热为主（温热之气早来或比往年更热；但上半年寒气的力量犹存；下半年湿气较盛）；运气理论认为此时中运（也称大运或岁运）为"火"运"太过"（戊戌年整年生长之气太过，敛藏之气相对不及），主全年气候比较炎热。但是，"司天"（主上半年的运气情况）是寒气主令，"在泉"（主下半年的运气情况）是湿气主令。故气候反而不会太炎热，比较平和。又因为气克运，为天刑之年（司天之气刑克主岁之运，则称天刑），天刑之年的气候变化剧烈，故整年气候偶尔还是会有剧烈的变化。主气（反映当前时期正常的气候）是风气当令，客气（反映当前时期主要的气候变化）火（热）气来袭。本时期因司天主寒气，在泉主湿气，故火热、燥气相对得到缓和，但中运及客气均主火热，且以运为主。因此，这一时期乍寒还热，除容易受到一般的风寒外袭外，更容易受异常气候变化而使风热内陷，易得心系、肺系疾病。若此时起居不慎、寒暖失调，使外邪侵入则发为风温。此外如果人体的正气不足，整个机体处于"虚弱"状态，如气虚体质易感受风邪；阳虚体质易感受寒邪；阴虚体质易受感热邪、燥邪；痰湿质、湿热质易感受湿邪等。因此，进行气候预警的同时应当结合体质状态辨识来预警。

2. 七情致病的风险评估

七情致病，一是强烈或（和）持久的情志刺激，如过怒伤肝、过喜伤心等。二是人体正气虚弱，脏腑精气虚衰，对情志过激的调节能力下降。情志舒畅，则正气强盛，邪气难以入侵，或虽受邪也易祛除。突然强烈的情志刺激可扰乱气机、伤及内脏而致疾病突发。如临床中常见的突发性胸痹心痛、中风病等，可因强烈的情志刺激而诱发。长期持续性的精神刺激，如悲哀、忧愁、思虑过度易致气机郁滞或逆乱而缓慢发病，可引起消渴、胃脘痛、癥积等病的发生。因此，可以通过情志与脏腑气机的对应关系，如怒—肝、气上（逆）；悲—肺、气消；喜—心、气缓；恐—肾、气下等对相应脏腑进行疾病风险评估预警。

3．饮食致病的风险评估

饮食致病风险评估是指对饥饱失度、饮食不洁和饮食偏嗜等三方面的饮食致病因素进行评估。如《素问·生气通天论》有云："味过于酸，肝气以津，脾气乃绝；味过于咸，大骨气劳，短肌，心气抑；味过于甘，心气喘满，色黑，肾气不衡；味过于苦，脾气不濡，胃气乃厚；味过于辛，筋脉沮弛，精神乃央"。这就是对饮食口味偏嗜的评估。如《素问·奇病论》曰："……数食甘美而多肥也，肥者令人内热，甘者令人中满，故其气上溢，转为消渴"。这就是对饮食偏嗜的评估预警。

4．劳逸失度致病的风险评估

对于劳逸失度的进行风险评估，即对过劳和过逸的状态进行评估。如通过中医四诊和中医健康问卷调查收集信息，对劳力过度的"劳则气耗""久立伤骨""久行伤筋"等证候进行评估；又如对劳神过度的"暗耗心血""损伤脾气""久视伤血"等证候进行评估；又如对房劳过度的"肾精、肾气耗伤"等证候评估；再如过逸的"久卧伤气""久坐伤肉"所导致的精神萎靡、脾气不足等证候进行评估。此外，劳逸失度致病尚需结合个人的生理病理、体质、职业等，进行评估分析。

5．痰饮、瘀血、结石等病理产物的风险评估

病理产物往往又是致病因素，而且多为慢病的致病因素，因此一旦产生，便预示着可能会发生某些疾病，或者本身就是一种疾病。可以通过四诊采集得到的信息，参考生理病理、体质因素，经过加权运算得到各种病理产物的诊断分值，进行评估预警。① 痰饮。体检时多可发现痰饮的征象，痰的客观表现如形体肥胖、壅肿；身体某个部位的肿块，如痰核、瘰疬、瘿气、肿瘤，或肢体的肿胀，这些痰的特征，往往是客观的可以触摸得到或看到的。② 瘀血。瘀血产生的征象有身体某部位刺痛拒按，夜间尤甚；头发容易脱落，目眶暗黑，唇甲青紫；皮肤没有光泽，肤色灰暗，肤质粗糙、干燥，有皮屑，甚者如鱼鳞；眼白络脉终末紫斑，或舌下络脉曲张；体表皮肤出现紫斑、紫点；可见局部青紫肿胀的隆起；出血或经血紫暗有块；舌质呈紫暗，脉涩或结或代等。③ 结石。其形成多与饮食、情志、药物、体质、劳逸相关。

（二）疾病未发阶段的风险评估

《素问·刺热论》曰："肝热病者，左颊先赤；心热病者，颜先赤；脾热病者，鼻先赤；肺热病者，右颊先赤；肾热病者，颐先赤；病虽未发，见赤色者刺之，名曰治未病"，此即病之未发。中医学认为疾病的发病原理在于邪正相搏，即"外内合邪"所致。而影响发病的主要因素可归纳为自然环境因素、社会环境因素、体质因素和情志因素等方面。因此，中医学关于疾病未发阶段风险评估预警是立足于影响发病因素，可分为因时、因地和因人评估预警。

1．因时评估预警

时，主要指四时，并延伸为时辰、昼夜、节气、运气等。时变则寒温气象随之变化，人的状态亦随之变化。一年四时气候呈现出春多风而温、夏多暑而热、秋多燥而凉、冬多寒而冷的节律性变化，人体的生理状态也适应性地发生相应的变化。然而人类适应外界环境的能力是有一定限度的，如气候异常，变化剧烈，超过了人体自身调节的机能，或者自身的调节机能失常，不能对外界变化做出适应性地调节时，就会导致疾病。这都说明，时间状态发生变化，人的状态也会相应地发生变化以维持人与自然的和谐状态，如果人的状态没有发生变化或者不能适应时间状态的变化，就会发生疾病，故古人总结了诸如"七月流火，九月授衣"等许多经验。因此，时间气候变化导致疾病发病的风险预警可与六淫致病风险预警结合，一起采用"五运六气"与现代气象信息的预警系统结合体质辨识系统进行年运节气等时间变化，伴随风、火、暑、湿、燥、寒等好发疾病的风险评估。

2．因地评估预警

中医学在探讨人体生理病理变化规律过程中充分认识到人对地域的依赖关系，将人体生理、病理与地域紧密地联系起来。《素问·异法方宜论》指出，东方傍海而居之人易患痈疡，西方之人其病生于内，北方之人脏寒生满病，南方之人易病挛痹，中央之人易病痿厥寒热。说明人类居处有方域不同，地势有高低险峻之殊，水土有厚薄之分，气候有冷暖干湿之异，当机体感受邪气，因人体禀赋强弱的差异，疾病的发生和发展也必将产生不同的影响。朱丹溪提出相火论也是根据"西北之人，阳气易于降；东南之人，阴火易于升"的特点，说明了地理环境对人体状态的影响是极其重要的，并指出因地评估的重要性："苟不知此，而徒守其法，则气之降者固可愈，而于其升者亦从而用之，吾恐反增其病。"

3．因人评估预警

主要包括对生活、工作、社会环境的评估，以及生理和体质特点的评估。其中体质辨识与评估在前面章节已有具体详述，不再重复。① 生活、工作和社会环境评估。21世纪，生活行为方式是影响健康的最主要因素，此外，与工作环境相关的职业病也普遍存在，而社会现实突变与疾病的发生也有重大关系。如《素问·疏五过论》曰："诊有三常，必问贵贱，封君败伤，及欲侯王。故贵脱势，虽不中邪，精神内伤，身必败亡。始富后贫，虽不伤邪，皮焦筋屈，痿躄为挛……"。因此，应建立个人的生活、工作、家庭及社会关系档案，通过对流行病学调研和临床数据采集，评估不同的生活、工作、家庭及社会环境与疾病的相关性，实现对生活、工作和社会环境的评估。② 生命存在就是一个生长壮老已的过程，年龄、性别、生理特点、体质等不同，疾病的风险都会不同。如小儿既容易感受外邪而发感冒，也容易伤食而患脾胃病，且发病较急，传变较快；步入老年，血气已衰，骨疏薄，整个机体功能呈现衰弱态势，容易出现与衰老相关的疾病。再者不同性别在先天禀赋、身形体态、脏腑结构等方面存在差异，相应的生理功能、心理特征也存在差异，因此健康状态就会存在着性别差异。不同生理病理特点好发疾病谱不同，风险因素影响程度不同，因此，可以对各种生理病理状态的人群进行相应好发疾病的预警。

（三）疾病未传阶段的风险评估

《素问·阴阳应象大论》曰："故邪风之至，疾如风雨，故善治者治皮毛……"，《伤寒论》也指出太阳病"欲作再经者，针足阳明，使经不传则愈"。这里"治皮毛"和"欲作再经者"即强调早期治疗，既病防变，防止病情加重。但如何防变，防病情加重呢？首先就是要有疾病传变、加重的风险预警。《素问·玉机真脏论》曰："肝受气于心，传之于脾，气舍于肾，至肺而死。心受气于脾，传之于肺，气舍于肝，至肾而死。脾受气于肺，传之于肾，气舍于心，至肝而死……"，阐述了"五脏相通，移皆有次"的传变原理。《金匮要略·脏腑经络先后病脉证》提到"夫治未病者，见肝之病，知肝传脾，当先实脾"，"若人能养慎，不令邪风干忤经络，适中经络，未流传脏腑，即医治之……"，强调了对病位扩大的风险预警，故叶天士提出"先安未受邪之地"。以上证例提示我们对疾病传变的预警可以立足在对证的判断上，以辨证原理对当前证的病位、病性进行辨识，从病位的增减、深浅，以及病性的变化，对证的发展、转归作预测，为既病防变提供疾病传变的预警。

（四）疾病未复阶段的风险评估

疾病病后状态又称瘥后，是指疾病的基本证候解除后，到机体完全康复的一段时间，但机体正气不一定恢复正常。疾病瘥后阴阳自和能力极不稳定，稍有不慎即可使故疾再起或罹患他病。因此，对病后状态不可掉以轻心，要认真调护，以免出现劳复、情志复、重感复、药复、自复等。瘥后复发可以看作是疾病之成、发和传变的特殊形式，因此疾病复发的风险预警可以归类于疾病未成、未发和未传变阶段对劳、情志、重感、服药和自身变化的风险预警。

第三节　中医健康状态评估

一、中医健康状态的基本类型与判定

（一）健康状态的判断

1. 食欲良好

进食时有很好的胃口，不挑剔食物，愉悦进食。

2. 二便通畅

大、小便排泄通畅，便后轻松舒适。

3．有效睡眠

上床能很快熟睡，且睡得深，醒后精神饱满，头脑清醒。

4．语言清晰

语言表达正确，说话流利，言与意符。

5．动作敏捷

行动自如，行走敏捷。

6．心态宽容

性格温和，意志坚强，感情丰富，具有坦荡胸怀与达观心境。

7．处世平和

看问题客观现实，具有自我控制能力，适应复杂的社会环境，对事物的变迁能始终保持良好的情绪，能保持对社会外环境与机体内环境的平衡。

8．与人为善

待人接物能大度和善，不过分计较，能助人为乐，与人为善。

（二）中医体质判断

中医体质分类判定按《中医体质分类与判定》，前面章节已有具体详述，不再重复。

二、亚健康状态评估

（一）亚健康状态的分类与判定

1．躯体性亚健康

以持续 3 个月以上的疲劳，或睡眠紊乱，或疼痛等躯体症状为主要表现的亚健康状态。

2．心理性亚健康

以持续 3 个月以上的抑郁寡欢，或焦躁不安，急躁易怒，或恐惧胆怯，或短期记忆力下降，注意力不能集中等精神心理症状为主要表现的亚健康状态。

3．社会交往性亚健康

以持续 3 个月以上的人际交往频率减低，或人际关系紧张等社会适应能力下降为主要表现的亚健康状态。

4．道德性亚健康

以持续 3 个月以上的道德问题，直接导致行为的偏差、失范和越轨，从而使人产生一种内心深处的不安、沮丧和自我评价降低为主要表现的亚健康状态。

（二）亚健康状态中医常见症状与判定

1．目干涩

① 以双目干涩为主要表现，可有双目疼痛、视物模糊、畏光、瘙痒等，并持续2周以上；

② 引起明显的苦恼，或精神活动效率下降；

③ 应排除引起双目干涩的某些疾病，如沙眼、结膜炎、干燥综合征、糖尿病、高血压、肾上腺皮质功能减退症等。

2．耳　鸣

① 以耳鸣为主要表现，可表现为蝉鸣、蚊叫、铃声等，亦可有轰鸣等情况，持续2周以上。

② 应排除引起耳鸣的全身性疾病或局部病变如高血压、低血压、动脉硬化、高脂血症、糖尿病的小血管并发症、微小血栓、颈椎病、神经脱髓、听神经瘤、药物中毒、中耳炎等。环境干扰因素亦应排除，如过量饮咖啡、茶、红酒及一些酒精饮料，以及过量进食奶酪、巧克力等引起的耳鸣。

3．咽　干

① 引起明显的苦恼，影响工作和学习，生活质量下降；

② 不为任何一种躯体疾病或呼吸、消化系统疾病的一部分；

③ 以咽部干燥为主要表现，可有咽痛、咽哽、咽痒、咳痰黏稠、心烦、恶心等症状；

④ 应排除已诊断为咽炎症者或全身性疾病引起咽干者，以及合并有心血管、肺、肝、肾和造血系统等严重原发性疾病和严重器质性疾病及精神病患者。

4．头　晕

① 以对空间移动或空间迷失的感觉为主要表现，可有头痛、失眠、健忘、耳鸣、呕吐、心慌等表现，且超过2周；

② 影响患者的生活质量，出现明显的烦躁、焦虑等；

③ 应排除引起头晕的全身性疾病或局部病变如高血压、低血压、冠心病、动脉硬化、颈椎病、急性脑血管意外、药物过敏、贫血、甲亢、鼻窦炎、中耳炎、梅尼埃病、听神经瘤、嗜铬细胞瘤、感染、中毒、脑外伤后神经症反应及精神疾病等疾患。

5．头　痛

① 以头痛为主要表现，可伴有颈部不适，耳胀，眼部憋胀，恶心，呕吐，畏光，倦息乏力等表现；症状时轻时重，寒冷、劳累、情绪激动可加重，休息后可缓解；持续2周以上。

② 症状呈反复发作性或持续性，严重影响患者的生活质量，并使工作和学习效率明显下降。

③ 应排除引起头痛的各种疾病如严重感染，转移性肿瘤，严重的心、肝、肾等脏器疾病，脑血管意外，眼及鼻、耳科方面的疾病，颅内占位性病变，颅底重要发育畸形等及脑外伤，精神病等疾患。

6．健　忘

① 以记忆力减退为主要表现，其他不适感均为继发，包括头昏脑涨，神疲乏力，食少腹胀，心悸不寐，腰酸乏力，注意力不集中等；

② 上述记忆力减退情况持续 2 周以上；

③ 引起明显的苦恼，精神活动效率下降，影响工作学习；

④ 不为任何一种躯体疾病或精神疾病的一部分；

⑤ 应排除已诊断为健忘症者，排除其他躯体和脑部的器质性疾病引起的神经症和精神疾病，排除外界环境干扰因素引起记忆力减退者，排除酗酒或精神活性物质、药物滥用和依赖所致健忘者，以及合并有心血管、肺、肝、肾和造血系统等严重原发性疾病者。

7．失　眠

① 以睡眠减少为主要表现，其他不适感均为继发，包括难以入睡、睡眠不深、易醒、多梦、早醒、醒后不易再睡，醒后感到不适、疲乏或白天困倦；

② 上述睡眠障碍情况每周发生不超过 3 次，并持续 2 周以上；

③ 引起明显的苦恼，或精神活动效率下降，或轻微妨碍社会功能；

④ 不为任何一种躯体疾病或精神障碍不适感的一部分；

⑤ 应排除已诊断为失眠症者或全身性疾病如疼痛、发热、咳嗽、手术和外界环境干扰因素引起的睡眠减少者；酗酒或精神活性物质、药物滥用和依赖（含安眠药物）所致睡眠减少者，以及合并有心血管、肺、肝、肾和造血系统等严重原发性疾病和严重脑器质性疾病者及精神病患者。

8．嗜　睡

① 自觉睡眠过多，以嗜睡为主要表现，常见症状是白天睡眠过多，且不能完全用睡眠时间不足来解释，可兼有精神疲倦，食欲减退，可因此导致肢体协调能力下降，严重者影响工作学习和生活；

② 应该排除确诊的嗜睡症，以及药物不良反应和由其他疾病所致的嗜睡，如睡眠呼吸暂停综合征、发作性睡病、肺心病、肝瘟、消渴、肾衰竭、头颅外伤、中毒、癫病、痴呆、糖尿病、高血压等。

9．心　悸

① 以心悸不安为主要表现，其他不适感均为继发，包括胸闷、眩晕、气短、不寐、易醒、多梦、疲乏等；

② 上述心悸不安情况半月内时常发生；

③ 引起明显的苦恼，工作、学习效率下降，生活质量下降；

④ 不为任何一种躯体疾病或心血管疾病的一部分；

⑤ 应排除已诊断为心悸症者;排除各种心血管疾病和全身性疾病引起心悸不安者,以及排除合并有脑、肺、肝、肾和造血系统等严重原发性疾病和器质性疾病及精神病患者。

10．疲　劳

① 反复发作,以慢性疲劳为主要表现,且该疲劳是近患,不是持续用力的结果。

② 经休息后不能明显缓解。

③ 导致工作、教育、社会或个人日常活动水平较前有明显的下降。

④ 下述的症状中同时出现 4 项或 4 项以上,且这些症状已经持续存在或反复发作 3 个月或更长的时间,但不应该早于疲劳:短期记忆力或集中注意力的明显下降;咽痛;颈部或腋下淋巴结肿大、触痛;肌肉痛;没有红肿的多关节疼痛;不能解乏的睡眠;运动后的疲劳持续超过 24 小时。

11．经前乳胀

① 乳房胀痛伴随月经周期而发,为本症主要表现。一般发生在临经前 2～7 天,或在经后半个月左右即发生乳胀,有少数人群从排卵期(在下次来月经前 2 周左右,即 12～16 天时的排卵期)即开始乳痛,以经前 2～3 日达高峰,至月经来后 1～2 天才消失。

② 以乳胀为其主要表现,经前乳房作胀、疼痛,可兼有灼热感,或胸胁闷胀,或精神抑郁,时时叹息,或烦躁易怒,或小腹胀痛等症状。

③ 上述症状引起了明显的苦恼,并不同程度地影响工作和生活。

④ 应排除由于其他乳房疾病引起的经前乳胀,如急慢性乳腺炎、乳腺增生、乳腺癌等。

12．情绪低落

① 以自觉兴趣丧失、情绪低落为主要表现,其他心理和身体不适皆为伴发或继发,包括精力减退,兴趣丧失,联想困难,意志消沉,焦躁不安,食欲降低．体重明显减低等;

② 上述情况时有发生,但持续时间不超过 2 周;

③ 对任何事物的体验,即使是感到高兴的事物,也感到乏味无聊;

④ 对工作、学习、前途悲观失望;

⑤ 不为任何一种躯体疾病或精神疾病的某一表现;

⑥ 应排除诊断有情绪低落症状的其他心理和身体疾病,如抑郁症、神经官能症、颅内疾病、大脑外伤等。

13．畏　寒

① 以畏寒怕冷为主要表现,其他不适感轻微,或伴口唇色紫,腰背四肢发凉等;

② 上述情况经常发生,尤以冬季明显;

③ 不为任何一种全身性疾病或局部病变不适感的一部分;

④ 应排除已下诊断的各种疾病如贫血、低血压、甲状腺功能减退、内分泌失调，以及感染所导致的畏寒。

14. 夜尿多

① 以夜尿多为主要表现，夜间尿量超过 24 小时尿量的 35%，或每晚排尿 2 次以上者，每年出现夜尿增多的时间超过 75 天；

② 严重干扰睡眠，影响生活质量和身心健康，给生活带来不便；

③ 应排除引起夜尿增多的各种疾病，如泌尿系统疾病（如下尿路手术史、膀胱炎症、结石、慢性肾炎等）、内分泌及代谢性疾病（如尿崩症、前列腺病等）、心血管系统疾病（如充血性心力衰竭），还应排除药物（如利尿药）所致的尿频。

15. 便 秘

① 以排便不畅为主要表现，其他不适感均为继发，包括腹痛、腹胀、消化不良、食欲不振、乏力、头晕等；

② 上述排便不畅情况连续发生 2 次以上，但持续不超过半月；

③ 已引起便秘者苦恼，工作、学习效率下降，或生活质量下降；

④ 不为任何一种躯体疾病或消化系统疾病的一部分；

⑤ 应排除已诊断为便秘症患者或其他肠道本身的病变如肠道肿瘤、息肉、炎症、结核、巨结肠、憩室病、吻合口狭窄等，肠外疾病如垂体功能低下、中枢神经病变、脊神经病变、周围神经病变等以及合并有心血管、肺、肝、肾和造血系统等严重原发性疾病者和器质性疾病及精神病患者。

（三）中医常见证型的判定

1. 肝气郁结证

典型表现：胸胁满闷，喜太息，周身窜痛不适，时发时止，情绪低落和（或）急躁易怒，咽喉部有异物感，月经不调，痛经，舌苔薄白，脉弦。

2. 肝郁脾虚证

典型表现：胸胁满闷，喜太息，周身窜痛不适，时发时止，情绪低落和（或）急躁易怒，咽喉部有异物感，周身倦怠，神疲乏力，食欲不振，脘腹胀满，便溏不爽，或大便秘结，舌淡红或黯，苔白或腻，脉弦细或弦缓。

3. 心脾两虚证

典型表现：心悸胸闷，失眠多梦，头晕头昏，健忘，面色少华，气短乏力，自汗，食欲不振，脘腹胀满，便溏，舌淡苔白，脉细或弱。

4. 肝肾阴虚证

典型表现：腰膝酸软，疲乏无力，眩晕耳鸣，失眠多梦，烘热汗出，潮热盗汗，月经不调，遗精早泄，舌红少苔，或有裂纹，脉细数。

5．肺脾气虚证

典型表现：胸闷气短，疲乏无力，自汗畏风，容易感冒，常感晨不愿起，昼常打盹，味觉不灵，食欲不振，腹胀便溏，舌淡苔白，脉细或弱，或脉缓无力。

6．脾虚湿阻证

典型表现：面色少华，精神疲惫，疲乏无力，食后欲睡，头重身困，小便短少，甚或浮肿，胸脘痞闷，食少便溏，女子白带量多，舌苔白腻，脉濡缓等。

7．痰热内扰证

典型表现：心悸心烦，焦虑不安，失眠多梦，便秘，舌红，苔黄腻，脉滑数。

8．心肾不交证

典型表现：惊悸失眠，多梦，遗精，头晕耳鸣，健忘，腰膝酸软，五心烦热，或潮热盗汗，舌红少苔或无苔，脉细数。

9．气血亏虚证

典型表现：心慌气短，不耐劳作，自行汗出，纳呆便溏，食后脘腹胀满，面色萎黄或苍白少华；或有心悸失眠，面色淡白，头晕目眩，少气懒言，神疲乏力；或有自汗，舌质淡嫩，脉细弱。

10．湿热蕴结证

典型表现：头身困重，口苦口黏，口干不欲饮，胸闷腹胀，不思饮食，小便色黄而短少，女子带下黄稠，秽浊有味，大便溏泻，或黏腻不畅，舌苔黄腻，脉濡数。

（四）常见亚健康状态综合征

1．考试综合征

① 考生在考前或考试期间出现紧张、自卑、恐惧等不良情绪，可伴随面色潮红，全身汗出，两手发抖，失眠，食欲不振，心悸胸闷，恶心呕吐，腹痛腹泻，头晕头胀，尿频尿急，注意力涣散，记忆力下降等不适感觉；

② 上述情况在考试结束后会逐步好转甚至消失；

③ 排除可能会引起上述不适的任何躯体疾病或精神疾患。

2．都市孤独综合征

① 多为身处竞争激烈的环境，工作、生活压力过大的都市人群；

② 有一系列心理反应，如孤僻、消极、烦躁、自我封闭、情绪低落、焦虑、抑郁、刻板等；

③ 可无身体上的不适，也可有失眠、胸闷、神疲乏力、理解能力下降、对外界反应迟钝、常自言自语、注意力不集中等一般症状；

④ 排除自闭症、精神分裂症、抑郁症等精神和心理疾患。

3．假日综合征

① 可表现为免疫力下降、头晕、疲惫、精神低靡、易激动、食欲下降、消化不良、难以入睡、注意力不集中等症状；

② 应排除已诊断为胃肠功能疾病、失眠症者，或酗酒、精神活性物质、药物滥用和依赖所致的胃肠功能紊乱、失眠、抑郁、焦虑等；

③ 该情况常在假日前后发生且超过 3 次；

④ 常引起焦虑感，精神活动能力下降，或轻微妨碍生活和工作。

4．离退休综合征

① 一般多为事业心强，好胜而善争辩，偏激而固执者，且处于离休或退休后不久，在生活内容、生活节奏、社会地位、人际交往等各个方面发生了很大变化；

② 不能适应环境的突然改变而引起心理和生理上的不适应，出现焦虑、抑郁、悲哀、恐惧、多怒、善疑等不良情绪，或出现失眠、多梦、心悸且有阵发性全身燥热感等不适表现，或产生偏离常态行为；

③ 排除抑郁症、精神分裂症等某些精神或心理疾患。

5．手机综合征

① 不适感的产生与长期接触和使用手机有关；

② 对手机短信有了一种难以摆脱的迷恋，常有手机铃响的幻觉，常害怕手机自动关机，当手机连不上线、收不到信号时，会对工作产生强烈的无力感；

③ 常有手臂麻木，腕关节肿胀，手部动作不灵活，视力下降，紧张性头痛，焦虑，忧郁，心悸，头晕，汗出，肠胃功能失调等症状出现。

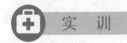 实 训

中医失眠症的调查与评估

失眠是睡眠障碍中的一种，是睡眠发动和维持障碍，常常与其他睡眠障碍共存或交替出现，如过度睡眠、睡眠节律异常、睡眠障碍伴发功能障碍。失眠在祖国传统医学中属于"不寐"范畴，以睡眠时间、深度不足为主要表现。现代中医学认为不寐的病机总属阳盛阴衰，阴阳失交，机体脏腑阴阳的失衡、气血失调，导致心神不宁。其病位在心，与肝、脾、肾密切相关，其病因为七情内伤、饮食失调、体弱劳倦等。

（1）请查询资料，当前用于中医失眠症的评估量表有哪些？并分析这些评估量表的适用范围和优缺点。

（2）试选用一份中医失眠症评估量表，在社区开展中医失眠的调查与评估。

本章思考题

（1）从中医疠气致病的角度，分析"2019 新型冠状病毒"的致病条件、致病与流行暴发的特点。

（2）请简述中医七情致病的特点。

（3）针对某种慢性病，分析中医健康风险评估的特色与优势。

（4）请简述手机依赖的危害并分析当前大学生手机依赖的现状。

中医药健康素养与健康教育

 学习目标

知识目标：

（1）掌握中医药健康素养、健康教育的相关概念、中医药健康教育技术手段。

（2）熟悉中医药健康教育活动的概念、组织实施与评价。

（3）了解中医药健康素养、健康教育的研究现状。

思政目标：

树立提高中医药健康素养的理念，认识到进行中医药健康教育的重要性，同时，将道德水准、文明素养和"文明"价值观的培养融入课程中。

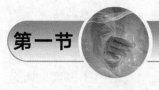

第一节　中医药健康素养与健康教育概述

一、健康素养、中医药健康素养概述

（一）健康素养的概念

健康素养（health literacy）是指在进行与医疗服务、疾病预防和健康促进有关的日常活动时，获取、理解、评价和应用健康信息来做出健康相关决定以维持或提高生活质量的知识、动机和能力。健康素养是一种可由后天培养训练和实践而获得的技巧或能力，它包含阅读书面材料，以及听、说、写和计算等一系列对人维持健康产生影响的能力。

健康素养这一概念的产生背景包括以下几个方面：

第一，卫生服务过程需要人们掌握基本健康素养。医学的快速发展，使各类新概念、新技术层出不穷，医学服务的过程变得复杂。怎样才能正确地寻医问药，怎样正确地理解医生医嘱以促进康复，这些问题令健康素养不足的人感到困难，也成为人们寻求卫生服务过程中的一个挑战。

第二，海量信息需要甄别。现代信息化技术发展迅速，各种铺天盖地的保健信息真伪难辨，给人们自我保健带来巨大的困惑。

第三，因生活方式导致的慢性病增加，需要病人有良好的自我健康管理能力。慢性病的防治除了需要卫生系统的努力外，更需要病人有基本的知识和技能并建立自主自律的健康行为，进行有效的自我健康管理。

第四，赋权人们决策卫生服务。现代医学模式促使卫生系统向以病人为驱动方向转移，即由病人来决定接受哪些医疗服务。为进行恰当健康决策，病人需要查询医疗信息、评价信息的可信度、权衡风险利弊，客观上需要良好的健康素养。

第五，国家治理民众健康的需要。要求人们具备这么多的健康素养，由个人或松散组织难以完成，必须由国家以及专业学术机构研究出科学、可测的个体健康素养指标体系，然后通过健康教育服务去普及，促使民众健康素养逐渐提升，以便在维护一生健康过程中发挥重要作用。

健康素养是作为衡量个体或者群体是否有能力保持健康的指标，同时它也是健康教育干预效果的评价指标。健康素养被认为是公众在医疗服务、疾病预防和健康促进环境中的一种健康的资产。因此，如何获取、理解和应用健康信息，即健康素养，就成为学术界、政府、社会各界乃至全球高度关注的议题。它不仅关乎个人自身，同样关乎整个社会。

（二）健康素养的研究与应用

关于健康素养的研究，视角不同，其定义的表述就各异。健康素养的研究分为临床视角和公共卫生视角。美国健康素养的研究基于临床视角，最初是为了让医生能够更好地开处方从而帮助病人理解和执行治疗方案。临床视角的健康素养研究倾向于把健康素养放在医疗环境下，把健康素养作为影响疾病结局的一个因素，认为健康素养水平是应该被识别的"风险因素"。健康素养最早研究多针对医疗材料的可读性，因此形成了许多测量这些材料可读性的评估工具。很多研究都认为健康素养作为独立的影响因素而影响疾病的结局。也有研究者认为健康素养和健康结局的关系还与一些中间变量有关，如疾病知识、健康行为、预防保健和依从性。公共卫生视角则倾向于把健康素养视为健康教育和专业信息交流的产物。从这个角度讲健康素养是知识、理念、认知、技能的综合反映，它不仅包括个体的读写听说能力、健康知识和健康态度，还包括理解能力、交流能力、获取健康信息能力、获取健康服务能力、批判性接受的能力。

我国基于国情和现阶段国民健康素养的现状，以简要、可行、有效为原则，对健康素养的研究是以公共卫生视角为切入点，重点强调预防，主要考察个体对基础保健知识、保健技能的掌握和健康行为的养成。我国健康素养的研究与促进行动是以政府为主导，业务机构研究推进，基层机构实施。2006 年在科技部公益基金资助下，中国健康教育中心健康素养研究项目启动。随后历时 1 年多，原卫生部支持项目研究并组织 100 多名有关专家、学者、一线工作者，对国民面临的主要健康问题、健康危险因素进行了深入的评估，经过几轮反复研讨，首次凝炼、研制出中国公民健康素养 66 条的基本内容，即基本知识和理念 25 条、健康的生活方式与行为 34 条、健康基本技能 7 条。2008 年，原卫生部以政府文件的形式颁布了《中国公民健康素养——基本知识与技能（试行）》，这是全球第一份界定公民健康素养的政府公文。紧接着原卫生部又组织专家编写了《健康 66 条——中国公民健康素养读本》，详细、全面解读了 66 条健康素养的核心信息。2008 年原卫生部下发了《中国公民健康素养促进行动方案（2008—2010 年）》，政府在全国系统部署并启动了健康素养促进行动项目，并给予专项经费支持。随后专家进一步研制健康素养指标体系和标准化试题库及监测试卷，逐步建立起连续、稳定的健康素养监测系统，使得健康素养促进行动相对高效有序、科学规范开展。2015 年，针对日益凸显的慢性病、精神卫生、安全与急救、科学就医与合理用药、生殖等方面的健康问题，原国家卫生计生委颁布了新版《中国公民健康素养——基本知识与技能（2015 年版）》。与原 2008 年版相比，该版条目数量没变，内容有所调整。政府颁布的《全民健康素养促进行动规划（2014—2020 年）》《"健康中国 2030"规划纲要》和《国务院关于实施健康中国行动的意见》中对健康素养都有明确、具体的数据指标：2020 年居民健康素养水平达到 20%，2022 年达到 22%，2030 年达到 30%。根据最新数据显示：通过持续的健康教育与健康促进行动，中国居民健康素养水平从 2008 年的 6.48% 稳步上升到 2020 年的 23.15%。可见，健康素养的研究及应用在建设健康中国战略行动中发挥着积极的作用。健康素养已经成为衡量卫生与健康工作和人民群众健康素质的重要指标，也是社会、经济发展水平的综合反映。

（三）中医药健康素养的概念

中医药健康素养是指个人理解掌握中医药学科思想、中医药学科方法、家庭常用中医药养生保健技能、中医药学科精神与文化以及中医药学科与社会关系等内容的程度，并运用这些信息维护和促进自身健康、提高文化素质的能力。根据中医药健康素养研究内容将其分为五个维度，包括中医药基本理念、中医药健康生活方式、中医药公众适宜方法、中医药文化常识、中医药信息理解能力。

（四）中国公民中医药健康素养研究现状

中医药文化是我国优秀的传统文化，中医药也是我国的传统医学，中医药在"治未病"、治慢性病、治疗方式和费用等方面有着独特优势。健康素养影响着健康产出，公民中医药健康素养高低不仅影响我国中医药发展传承，还影响着公民健康意识、健康水平和所承受的疾病负担。因此，研究了解公民中医药健康素养水平，对分析我国公民中医药健康素养的影响因素，制定合理的政策、策略和措施，有着重大意义。

近年来，我国高度重视素养测评和中医药文化发展工作。2007 年至今，我国正式启动并持续开展健康素养监测工作，先后公布了《中国公民健康素养——基本知识与技能（试行）》《健康 66 条——中国公民健康素养读本》，并连续 4 年发布《中国公民健康素养监测报告》。2014 年 6 月，国家中医药管理局和国家卫生计生委联合发布了《中国公民中医养生保健素养（42 条）》，国家中医药管理局于 2014 年 3 月发布了《健康教育中医药基本内容》，填补了我国中医药科普素养评价标准的空白。2016 年 2 月，国务院印发《中医药发展战略规划纲要（2016—2030 年）》（以下简称《规划纲要》），确定了"到 2020 年，实现人人基本享有中医药服务"的目标。《规划纲要》明确指出要"繁荣发展中医药文化。大力倡导"大医精诚"理念，强化职业道德建设，形成良好行业风尚。实施中医药健康文化素养提升工程"。2016 年 3 月全国中医养生保健素养调查新闻发布会在北京举办，会上正式发布《首次全国中医药科普情况暨中国公民养生保健素养调查报告》的核心内容。为积极推进全国中医药科普率及健康文化素养监测工作，《中医药事业"十三五"规划》也把提升中医药、健康文化素养纳入核心工作指标。传承中华优秀传统文化，必须大力弘扬中医药文化，提升公民的中医药健康素养。

中医药健康素养的研究是在国内外健康素养研究工具的基础上，依据《中医养生保健素养问卷》提出中医药健康文化素养知识元，根据其研究内容分为中医药基本理念、中医药健康生活方式、中医药公众适宜方法、中医药文化常识、中医药信息理解能力等 5 个维度。根据国家中医药管理局发布的中国公民中医药健康文化素养调查结果显示，中国公民中医药健康素养调查结果由 2016 年的 12.85% 提升到 2018 年的 15.34%。

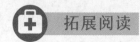 拓展阅读

中国公民中医养生保健素养

1. 基本理念和知识

（1）中医养生保健，是指在中医理论指导下，通过各种方法达到增强体质、预防疾病、延年益寿目的的保健活动。

（2）中医养生的理念是顺应自然、阴阳平衡、因人而异。

（3）情志、饮食、起居、运动是中医养生的四大基石。

（4）中医养生保健强调全面保养、调理，从青少年做起，持之以恒。

（5）中医治未病思想涵盖健康与疾病的全程，主要包括三个阶段：一是"未病先防"，预防疾病的发生；二是"既病防变"，防止疾病的发展；三是"瘥后防复"，防止疾病的复发。

（6）中药保健是利用中药天然的偏性调理人体气血阴阳的盛衰。服用中药应注意年龄、体质、季节的差异。

（7）药食同源。常用药食两用的中药有：蜂蜜、山药、莲子、大枣、龙眼肉、枸杞子、核桃仁、茯苓、生姜、菊花、绿豆、芝麻、大蒜、花椒、山楂等。

（8）中医保健五大要穴是膻中、三阴交、足三里、涌泉、关元。

（9）自我穴位按压的基本方法有：点压、按揉、掐按、拿捏、搓擦、叩击、捶打。

（10）刮痧可以活血、舒筋、通络、解郁、散邪。

（11）拔罐可以散寒湿、除瘀滞、止肿痛、祛毒热。

（12）艾灸可以行气活血、温通经络。

（13）煎服中药避免使用铝、铁质煎煮容器。

2. 健康生活方式与行为

（1）保持心态平和，适应社会状态，积极乐观地生活与工作。

（2）起居有常，顺应自然界晨昏昼夜和春夏秋冬的变化规律，并持之以恒。

（3）四季起居要点：春季、夏季宜晚睡早起，秋季宜早睡早起，冬季宜早睡晚起。

（4）饮食要注意谷类、蔬菜、水果、禽肉等营养要素的均衡搭配，不要偏食偏嗜。

（5）饮食宜细嚼慢咽，勿暴饮暴食，用餐时应专心，并保持心情愉快。

（6）早餐要好，午餐要饱，晚餐要少。

（7）饭前洗手，饭后漱口。

（8）妇女有月经期、妊娠期、哺乳期和更年期等生理周期，养生保健各有特点。

（9）不抽烟，慎饮酒，可减少相关疾病的发生。

（10）人老脚先老，足浴有较好的养生保健功效。

（11）节制房事，欲不可禁，亦不可纵。

（12）体质虚弱者可在冬季适当进补。

（13）小儿喂养不要过饱。

3. 常用养生保健内容

（1）情志养生：通过控制和调节情绪以达到身心安宁、情绪愉快的养生方法。

（2）饮食养生：根据个人体质类型，通过改变饮食方式，选择合适的食物，从而获得健康的养生方法。

（3）运动养生：通过练习中医传统保健项目的方式来维护健康、增强体质、延长寿命、延缓衰老的养生方法，常见的养生保健项目有太极拳、八段锦、五禽戏、六字诀等。

（4）时令养生：按照春夏秋冬四时节令的变化，采用相应的养生方法。

（5）经穴养生：根据中医经络理论，按照中医经络和腧穴的功效主治，采取针、灸、推拿、按摩、运动等方式，达到疏通经络、调和阴阳的养生方法。

（6）体质养生：根据不同体质的特征制定适合自己的日常养生方法，常见的体质类型有平和质、阳虚质、阴虚质、气虚质、痰湿质、湿热质、血瘀质、气郁质、特禀质九种。

4. 常用养生保健简易方法

（1）叩齿法：每天清晨睡醒之时，把牙齿上下叩合，先叩白齿 30 次，再叩前齿 30 次。有助于牙齿坚固。

（2）闭口调息法：经常闭口调整呼吸，保持呼吸的均匀、和缓。

（3）咽津法：每日清晨，用舌头抵住上颚，或用舌尖舔动上颚，等唾液满口时，分数次咽下。有助于消化。

（4）搓面法：每天清晨，搓热双手，以中指沿鼻部两侧自下而上，到额部两手向两侧分开，经颊而下，可反复 10 余次，至面部轻轻发热为度。可以使面部红润光泽，消除疲劳。

（5）梳发：用双手十指插入发间，用手指梳头，从前到后按搓头部，每次梳头 50～100 次。有助于疏通气血，清醒头脑。

（6）运目法：将眼球自左至右转动 10 余次，再自右至左转动 10 余次，然后闭目休息片刻，每日可做 4～5 次。可以清肝明目。

（7）凝耳法：两手掩耳，低头、仰头 5～7 次。可使头脑清净，驱除杂念。

（8）提气法：在吸气时，稍用力提肛门连同会阴上升，稍后，再缓缓呼气放下，每日可做 5～7 次。有利于气的运行。

（9）摩腹法：每次饭后，用掌心在以肚脐为中心的腹部顺时针方向按摩 30 次左右。可帮助消化，消除腹胀。

（10）足心按摩法：每日临睡前，以拇指按摩足心，顺时针方向按摩 100 次。有强腰固肾的作用。

二、健康教育、中医药健康教育概述

（一）健康教育的概念

健康教育是以传播、教育、行为干预为手段，为学习者提供获取健康知识、树立健康观念、掌握健康技能的机会，帮助他们做出有益于健康的决定并养成健康行为的系列活动及其过程。

从医学的角度看，健康教育是对人们进行健康知识、技能和行为教育，从而解决健康问题，保护和促进健康。从教育的角度来看，健康教育是人类教育的一部分，其实质是把人类有关医学或健康科学的知识和技术转化为人们的健康素养和有益于健康的行为，也是医学和健康科学通过教育活动进行社会化的过程。从狭义上看，健康教育的主要手段包括讲授、培训、训练、咨询、指导等；从广义上看，一切有目的、有计划的健康知识传播、健康技能传授或健康相关行为干预活动都属健康教育范畴。健康教育不仅在于帮助人们掌握健康知识，更在于让人们能学会相应的技能、强化保健观念，树立自信心，通过获取、理解、评价和应用健康信息作出解决健康问题的正确行为选择，从而维护和促进健康。也就是说，自己的健康自己能做主。

（二）健康教育的特点

1. 健康教育以赋权、帮助人群行为改变为目标

行为与生活方式是健康的重要决定因素之一。健康教育的核心是健康行为的养成。一切健康教育活动，最终都要落实到目标人群的行为改善上。但目标人群的行为改变应以知情、自愿为原则，健康教育工作者要始终保持中立，只讲科学道理，不强加于人，助人自助，实施行为干预应以遵循伦理学为准则。通俗地说，就是"提供值得信赖的健康信息，赋权受众，帮助他们做出明智的选择"。

2. 具有方法学与应用学科的双重性

换言之，健康教育既是一门学科，也是一项工作。作为方法学，健康教育有自己的理论体系、技术和方法，所有卫生体系专业人员都应掌握。同时，健康教育本身又是一项工作，如在政府卫生与健康服务体系，健康教育是一项独立的工作，它有组织、有标准。

3. 具有多学科性

健康教育在充分吸收和运用医学、传播学、教育学、心理学、行为科学等多学科理论的基础上，形成自身独特的理论体系，具有交叉学科的特点，它不仅有自然科学的特征，更具有社会学科的特征。

4. 其效果评价具有不确定性和长期性

目标人群获得健康知识较容易，由知识转化为行为却比较难，常常是一个反复的、循序渐进的过程。因为行为改变引起健康状况的改善，需要相当长时间才能观察到，也不一定就是某项、某次教育的直接作用。健康教育的近期效应通常需要 3 至 6 个月，远期效应则可能需要几年，甚至几十年。这也是健康教育常常不被理解和重视的一个原因。

5．其评价具有连续性，评价方法、评价指标具有多样性

健康教育工作需要评价才能证明是否有效果。健康教育的评价包括形成评价、过程评价、效果评价和总体评价。评价的核心指标是行为改善状况，这点与健康管理异曲同工。

6．源于卫生宣教，高于卫生宣教

我国当前的健康教育是在过去卫生宣教的基础上发展起来的，现在健康教育的一部分措施仍可称为卫生宣教。区别在于：一是比起卫生宣教，健康教育明确了自己特定的工作目标——促使人们改善健康相关行为，而不仅仅是作为一种辅助方法，为某一时间的卫生工作中心任务服务；二是健康教育不是简单的、单向的信息传播，而是既有调查研究又有干预的，有计划、有组织、有评价的，涉及多层次多方面对象和内容的系统活动。卫生宣教也可以看作是健康传播的一部分，但健康传播更强调信息的双向流动，强调需求评估、科学设计和效果评价。

（三）健康教育的原则

健康教育应遵循以下基本原则：

1．思想性原则

思想性原则是指教育内容与党中央保持一致，要传达正确的人生观、价值观和世界观。

2．科学性原则

科学性原则是指教育内容要正确、准确。

3．针对性原则

针对性原则是指教育内容和教育形式要符合教育对象的特点。

4．通俗性原则

通俗性原则是指教育内容的深浅难易要符合教育对象的认知能力。

5．实用性原则

实用性原则是指教育内容要具有可操作性，能够解决实际问题。

6．趣味性原则

趣味性原则是指教育形式多样，寓教于乐，让教育对象愿意听、愿意看且乐于接受。

7．系统性原则

系统性原则是指健康教育是一项经常性的工作，伴随人的一生，要科学规划，系统开展。

（四）健康教育的任务和作用

健康教育的总体目标是通过开展健康教育活动，帮助人们养成有益于健康的行为和生活方式，维持、促进和改善个人和人群的健康。

健康教育的主要任务包括以下几个方面：一是赋权，提高人们自我保护和促进健康的能力；二是激发人们的健康意识、态度和动机，改善人们的行为；三是开展有效的健康传播，提高民众的健康素养；四是实施商定的行为干预，帮助消除行为危险因素；五是组织指导和适宜技术推广；六是开展健康相关行为的科学研究。

而健康教育的社会作用有以下几个方面：第一，实现初级卫生保健的先导。健康教育在卫生问题、预防方法及控制措施中起到重要作用，是能否实现初级卫生保健任务的关键。多年的实践证明，健康教育在实现所有健康目标、社会目标和经济目标中具有重要的地位和价值。第二，卫生事业发展的战略举措。当今世界疾病谱、死亡谱发生根本性变化，其主要死因已不再是传染病和营养不良，而被慢性病所取代。实践证明，通过健康教育可促使人们自愿地采纳健康的生活方式与行为，降低致病的危险因素，预防疾病，促进健康。健康教育能有效地防治心脑血管疾病、恶性肿瘤、艾滋病等。第三，健康教育是一项低投入、高效益的保健措施。健康教育可以改变人们不良的生活方式和行为，减少自身制造的危险性，是一项一本万利的事业。我国有专家研究得出结论，心血管病社区预防花 1 元钱，医疗费能节省 8.59元，而相应的终末抢救费，据测算能省约 100 元。第四，健康教育是提高国民健康素养的重要渠道。自我保健是保健模式从"依赖型"向"自助型"发展的体现，它以具备一定的健康素养而发挥个人的主观能动作用为表现。我国的"全民健康素养促进行动"是提高国民健康素养的策略和健康教育行动，着眼于动员民众的自我保健意识、参与态度和实践，激发人们对自己的健康负责。

（五）中医药健康教育的主要内容

1．中医药基本知识

中医药基本知识主要包括：第一，中医对生命的认识。介绍中医学天地人的观念，了解人的生命来源于自然，是自然的一种现象，生长壮老已是生命的自然过程。第二，中医对人与自然、社会关系的认识。介绍中医学的天人合一的观念，了解天人合一、天人相应、人与自然界的运动变化是息息相应的整体观念；介绍社会环境对人体生理、病理的影响。第三，中医对健康的认识。介绍中医学天人合一、脏腑合一、形神合一、阴阳平衡的健康观念；介绍中医学阴阳五行的哲学思想和方法；介绍法于阴阳，和于术数，食饮有节，起居有常，不妄作劳，恬淡虚无，规避虚邪贼风的健康生活方式。第四，中医对疾病的认识。介绍中医学对疾病产生的原因和病理变化的认识；了解自然因素、社会因素、精神情志、饮食因素、起居因素等导致疾病的因素；介绍病、证、症的关系及中医学分析疾病的方法。第五，中医学的诊治手段。介绍中医学独特的望、闻、问、切（尤其是脉诊）诊断方法和辨证的原理，中医学治疗疾病的基本原则和方法，中医学治未病的思想，中医的内治和外治方法。

2．养生保健的理念和方法

主要包括：第一，养生保健的理念和基本原则。介绍中医学的顺应自然、阴阳平衡、辨证施养的理念和思想；介绍养生保健的基本原则。第二，养生保健常用方法。介绍中医学常用的养生方法，如体质养生、四季养生、情志养生、饮食养生、运动养生、经穴养生等。

3．常见疾病的中医药防治

介绍中医学对冠心病、高血压、高血脂、糖尿病、恶性肿瘤、慢性支气管炎、风湿性关节炎、颈椎病、骨质疏松症、流行性感冒、失眠、便秘等疾病的认识，重点介绍中医药对这些疾病的预防和治疗，介绍中医药对这些疾病辨证论治的内容。了解中医药针对这些疾病的预防保健方法和辅助治疗方法，如饮食、情志、运动、穴位按摩、药枕、敷贴、足浴、气功等方法。

4．重点人群的中医药养生保健

主要包括：第一，老年人的基本特点及养生保健。介绍中医学对老年人的生理特点、病理特点、常见疾病的认识，着重介绍中医学针对老年人生理、病理特点所采取的养生保健方法和常见疾病的预防保健方法。第二，妇女的基本特点及养生保健。介绍中医学对妇女的生理特点、病理特点、常见疾病的认识，着重介绍中医学针对妇女生理、病理特点所采取的养生保健方法和常见疾病的预防保健方法。第三，儿童的基本特点及养生保健。介绍中医学对儿童的生理特点、病理特点、常见疾病的认识，着重介绍中医学针对儿童生理、病理特点所采取的养生保健方法和常见疾病的预防保健方法。

5．中医药常识

主要包括：第一，政策法规。介绍国家有关中医药的法律法规和方针政策、中医药服务体系以及中医药在国家卫生事业中的地位和作用等。第二，特色疗法。

介绍中医药在养生保健和疾病防治方面一些具有特色的治疗方法，如针灸、火罐、足浴、刮痧等，了解其方法、注意事项等。第三，中药常识。介绍中药的基本知识，了解中药"四气、五味"及中药简单的加工炮制，中药的煎煮方法以及服用中药的注意事项等。第四，家庭常用中成药。介绍家庭常备中成药的主治、功效、适应症，了解家庭中成药的使用方法、注意事项、服用禁忌等。第五，应急知识。

在突发公共卫生事件、自然灾害、疾病暴发流行、家庭急救时，介绍中医药应急处置的知识和技能等。

三、中医药健康素养与健康教育的关系

健康素养是公民素质的重要组成部分，也是一个社会文明与进步的重要标志之一。在人的一生中，随着时间和情境的变化，健康素养也在不断地发展，贯穿于整个生命全程。但健康素养不等同于文化程度。正如知识并不一定能转化为信念，信

念也不一定能转化为行动一样，一个人的受教育程度并不一定能决定其是否具备能维持健康的能力。健康教育是提高健康素养的主要手段。灾难和损失的背后有时也折射出教育的欠缺。汶川大地震之后，应对突发事件的安全教育得到了社会的广泛重视，避震演练和逃生演习也成了很多学校的必修课，让更多的人通过教育提高了自我保护能力。疫情流行之时，不同群体所体现出的健康素养的缺失也应该引起我们的警醒。健康素养内容丰富，包括基本知识和理念素养、基本技能素养、基本医疗素养、慢性病防治素养、传染病防治素养等。疑似患者的隐瞒行为和侥幸心理，对疫区来源人口的不友好行为及排斥心理，以及民众面对疫情的焦虑恐慌心理等，这些都是健康素养教育应该帮助改善之处。通过健康教育，用科学知识武装头脑，用正确心态对待疫情。健康教育不仅在于增加人们的健康知识，更在于让人们能学会相应的技能和树立自信心，通过获取、理解、评价和应用健康信息做出合理的健康决策，从而维持和提升健康水平。

第二节 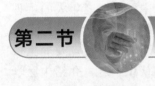 中医药健康教育技术

一、中医药健康教育技术手段

健康教育是实践性较强的一门学科。它既是卫生工作的一个领域，也是一种方法和工具。基于传播学、教育学和行为学等学科相关理论，健康教育工作者探索了许多行之有效的健康教育方法和技能。在健康管理过程中需掌握健康教育实用技能，主要包括需求评估技能、传播技能、行为干预技能、组织动员技能等。本节就健康教育知信行问卷设计、健康传播材料制作与使用、健康教育讲座、个体化指导以及"互联网+"时代的健康教育方法等中医药健康教育常用的技能方法做简要介绍。

（一）健康教育知信行问卷设计

问卷调查是健康教育工作最常用的一种收集资料的途径。所以拟定调查问卷是进行健康教育的一种基本技能和现场调查的基本手段。知信行问卷是基于知信行理论编写的一种健康教育问卷，一般用于了解目标人群的卫生保健知识、态度、信念及行为现状和评价健康教育的效果，了解受众对健康教育的主观要求，对健康教育方法的接受程度等多方面的信息。

1. 健康教育知信行问卷编制的原则

健康教育知信行问卷在编制时，要把握以下几个原则：① 合理性，问卷必须与调查主题紧密相关；② 一般性，问题的设置应具有普遍意义；③ 逻辑性，问卷的设计要有整体感；④ 明确性，问题设置应直接明了；⑤ 避免心理诱导倾向；⑥ 涉及政策、伦理、社会规范、个人隐私等敏感问题时应注意保密；⑦ 问题编制应便于

整理与分析。

2. 健康教育知信行问卷编制的步骤

健康教育知信行问卷编制的步骤：① 初步罗列调查条目。② 条目筛选。③ 确定每个调查条目的提问形式和类型。④ 确定每个条目的回答选项，回答的选项与条目的提问方式和类型有关。⑤ 调查及评价：将选出的调查条目按一定的逻辑顺序排列，形成初步的结果，然后用专家评价和小组讨论等方法进行初步评价，修改完善后进行小范围的预调查，对调查问卷的信度、效度等特性进行评价。⑥ 修改完善：在上述基础上做进一步完善，形成最终的调查问卷。

3. 健康教育知信行问卷的问题设计

① 确定变量类型：变量有两种类型即数值变量和分类变量。前者用来收集计量资料（如身高、体重、血压等），后者用来收集计数资料。分类变量又可分为无序分类变量（如血型、是否知道某项知识等）和等级分类（如对某种现象的态度可分为非常赞同、赞同、一般、不赞同、非常不赞同 5 级）；② 问题和答案形式的设计：问题形式的设计有填空式、是否式、多项选择式、表格式、矩阵式等，答案依据问题形式进行相应的设计。如填空式，即在问题后画一短横线，让回答者直接在空白处填写。③ 问题数量和顺序的设计：一份问卷应该包括多少个问题，取决于调查内容、样本性质、分析方法、拥有的人力、财力和时间等各种因素。一般来说，问卷不宜太长，通常以回答者在 20 min 以内完成为好，最多也不要超过 30 min。

4. 调查问卷的预调查、修改和定稿

初步完成调查问卷设计和确定调查方法后，先由经过培训的调查员在小范围内做预调查，以检验调查问卷的可行性，以及设计的问题是否与研究的相符合。预调查是问卷设计的一个重要步骤。即使是经验丰富的设计者经过深思熟虑后设计出的调查问卷，也还会有需要进一步修改和完善的内容。只有当完成预调查并进一步修改调查问卷后，再进行正式调查，才能避免在正式调查中出现需要的资料收集不到，或者收集到的资料又不需要的问题。

5. 调查问卷的评价与运用

编制的知信行问卷应进行分析与评价，分析和评价的内容包括知识题目的难度和区分度分析，信度和效度分析。健康教育问卷信度分析主要是同质信度（评价内部性）和重测信度（评价稳定性），效度分析主要是内容效度和结构效度的分析。经过分析评价，信效度较好的问卷则运用于实际调查。而调查问卷的运用分为发放问卷、回收问卷和对问卷进行汇总分析三个步骤。

（二）健康传播材料制作与使用

健康传播材料是指为配合健康教育活动而制作和使用的辅助材料，它是健康教育信息的有效载体，合理使用健康传播材料不仅可以丰富传播活动的内容与形式，也能增加受众对健康传播活动的兴趣，更能增强受众对传播信息的理解，深化健康传播的效果。传播材料多种多样，其常见的分类方式有以下几种：根据传播关系可分为大众传播材料、组织传播材料、分众传播材料。根据健康信息载体，可分为纸质材料（书籍、报纸、杂志、折页、小册子、海报、传单等）、声像材料（录音带、录像带、VCD/DVD 等）及电子类材料；根据健康信息表现形式，可分为文字图片类、声音类、影像类、电子技术类和新媒体类等。虽然上述不同健康材料表现形式各不相同，但不论哪种形式，都应具有传播速度快、作用范围广、针对性强、信息影响力强，同时内容遵循医学规律等特点。

1．健康传播材料的制作原则

较好的传播材料是取得预期传播效果的重要保证。制作较好的传播材料是健康传播的重要保证。在制作健康传播材料时，除了遵循思想性、科学性、针对性、实用性、通俗性、趣味性、经济性七项原则以外，还应遵循可及性原则、及时性原则。

2．健康传播材料的制作程序

健康传播材料的制作程序包括以下七步：① 了解分析实际需求；② 收集筛选信息，提出制定计划；③ 信息加工，制作初稿；④ 编排和设计；⑤ 预试验；⑥ 修改设计稿；⑦ 制作成品。

（三）健康教育讲座

健康教育讲座是健康信息传播最常用的方法，是一门科学也是一门艺术。健康教育讲座对讲座者的要求很高，除了具备丰富的健康教育专业知识和较强的综合能力外，还要懂得人际传播和演讲技巧，并具备良好的心理和身体素质。"讲"的能力是健康教育的基本功，可以利用现代教育技术使讲座效果更好，但条件不具备时同样要讲出效果。因此，健康教育和健康管理工作者必须要练好"讲"的基本功。

1．健康教育讲座的定位

健康教育讲座既不同于专业的理论授课，也不同于极具感染性的演讲，它是以科普的方式将健康领域的科学技术知识、科学方法、科学思想和科学精神传播给公众，从而达到培养公众健康素养和提高公众自我健康管理水平的目的。健康教育讲座属于语言传播，是一种高效的健康传播方法，在注重知识传播的同时，更加关注传播过程中的互动及效果的反馈。

2．健康教育讲座的技巧

就讲座过程而言，一般可分为三个阶段：准备阶段、讲座阶段和答疑阶段，每一阶段的具体内容和原则概述如下：① 准备阶段。主要解决"讲什么"的问题，包括讲稿和 PPT 课件两方面的准备阶段。讲稿是讲座的依据，要准备一份好的讲稿，主要是围绕"讲什么"进行内容的选择和加工，而内容选择的核心就是受众需求的针对性。受众需求什么？如何准确掌握受众需求？这些问题可以在问卷调查时进行了解。总之，对受众了解得越详细、越深刻，讲座就越有针对性。当然，健康教育讲座的讲稿也服从一般文稿的要求，如简明扼要、条理清晰、逻辑性强等。一般来讲，讲稿包括前言、主题和结论三个部分。PPT 课件准备请参考传播材料制作相关内容。② 讲座阶段。主要解决"怎么讲"的问题，讲座阶段是观点、知识点的表达，是一种语言展示。主要核心是表达技巧和控场技巧，通过合适的语言和体语表达来实现。好的开始是成功的一半，所以入场与开场阶段很关键。此阶段既要体现出亲和力，又要体现权威性；既要不露痕迹，又要抓人眼球。讲座开场有很多形式，如正统式、自我介绍式、轻松幽默式、聊天式、调查式、问题式、展览式、视频式、游戏式、明星式、悬念式、神秘式等。开场阶段一般 5 min 即可。讲座过程阶段主要涉及语言表达和控场两种能力。语言表达包括声音语言和肢体语言。对于一场效果好的健康教育科普讲座，其效果约 90% 取决于声音和表情两个要素。语言表达主要包括三个方面：语言规范、得体；表达生动、通俗；适当互动和反馈。讲座的"台风"也直接影响讲座效果，应当符合四项基本要求：语言通俗易懂、风格幽默风趣、站姿落落大方、走动平稳有力。控场技巧包括临场技巧、约束技巧、调动技巧和应对技巧四大类。常见的需要适当控制的场景有怯场、乱场、冷场和闹场，不管是哪种情况，都应沉着、淡定，积极应对。如面对怯场时，要学会自我控制，调整情绪。具体方法为：在讲座前用深呼吸、活动四肢来控制情绪，讲座开始时将注意力集中于受众、不要过分关注自我。另外，在控场方面，还要注意讲座时间的把握。健康教育科普讲座一般为 1~1.5 h，根据需要可适当调整。讲座者应对讲座内容非常熟悉，根据具体时间灵活调整讲座的设计，做到胸有成竹，游刃有余。一般来讲，一张健康教育科普类的幻灯片可讲 1~2 min。成功的结尾可以加深认识，揭示题旨。讲座结尾部分的关键在于进一步总结自己的观点，再一次强调讲座的重点，使受众进一步加深对讲座主题的理解。结尾要简明扼要，不宜过多、过泛，要起到画龙点睛的作用。在讲座结尾时，可以采用"总结观点、表示感谢、提出希望、请求采取行动、简洁而真诚地祝福"的套路。③ 答疑阶段。讲座结束后，讲者需根据现场情况对讲座内容进行答疑。一般来讲，受众人数较多（如超过 100 人）时不宜进行。如需答疑，应注意把握以下 4 个环节：倾听提问、确定问题、通俗回答、态度积极。

（四）个体化指导

个体化指导是通过个别交谈、知识传授、技能操作示范等，有针对性地对服务对象进行指导，帮助服务对象学习和掌握自我保健技能，提高他们的自我保健能力，促进其行为改变和新行为的保持。

1．个体化指导的目标

通过个体化指导促进健康人掌握健康的知识和技能，养成健康的行为生活方式，达到不得病、少得病、晚得病的目标；协助高危人群控制或去除健康危险因素，达到不得病、晚得病的目标；提高患病人群对疾病的全面认知、自我疾病管理能力，达到减少伤残和死亡、提高生命质量和延长寿命的目标。针对健康人群、高危人群、疾病人群开展个体化指导的最终目标，是提升个体健康水平和生命质量，最终提升全社会健康水平和生命质量。

2．个体化指导的策略

实践证明，个体化指导是促进目标人群改变态度和行为的有效途径，恰当地运用个体化策略具有重要的作用。个体化指导策略主要包括：① 口头交流与传播材料有机结合。在面对面的健康传播活动中，有目的、有技巧地使用各种传播材料如画册、挂图、幻灯像、模型等，作为口头交流的辅助手段，生动、形象、直观，有助于人们理解健康信息，可有效提高传播效果。② 采用参与式学习方法。在个体化指导的过程中，采用参与式方法，如组织小组讨论、同伴教育、角色扮演、现场观摩、生活技能培训等，教学与参与相结合，通过目标人群动手、动口、动脑，鼓励实际参与和不断思考，不仅可以收集到教育对象最关心的现实健康问题，还可以让参与者真正了解和掌握解决自身健康问题所需要的各种信息和方法，参与式方法能充分调动目标人群的学习积极性，激发其学习兴趣，提高信息传播的效率，是近年来被广泛应用的一种行之有效的传播方法。③ 利用新媒体开展个体化指导。随着互联网的普及和新媒体技术的迅猛发展，不仅使人们的认知、判断和行为受到了更多更广泛因素的影响，也为健康传播带来了新的挑战和机遇，如通过手机短信、微博、微信、互联网论坛、电子邮件等方式进行沟通，便利性高，时效性强，利于隐私保护，已成为个体化指导的一种重要模式。④ 运用现身说法。现身说法是用真人真事来说服人，起到一种示范作用，有助于改变行为和态度，也是一种深受群众喜爱的教育形式。例如病人之间可以自身经历为例，与他人分享心得体会，指导更多人建立正确的遵医和自我管理行为，以利于疾病的控制，改善健康状况。

（五）"互联网+"时代的健康教育

互联网作为人类文明的重要成果，已成为驱动创新、促进经济社会发展、惠及全人类的重要力量。在"互联网+"的背景下，新兴的科学技术和思路给健康教育提供了一个创新变革的难得机遇和技术支持。"互联网+"的时代，面对着新的机遇和挑战，健康教育与互联网的技术手段、互联网的思维相结合，与居民的健康需要相结合，顺应"互联网+"下的全新社会生活形态，以方便、快捷、实用为前提，创新思维和方法，实现健康教育模式的深刻变革。

1．"互联网+"健康教育平台

网络已经成为居民获取健康类信息的一个重要途径。在我国，随着网络的普及和公众健康意识逐渐增强，越来越多的人使用网络获取健康相关的知识与信息。互联网和移动电子设备的普及使得各种形式的健康信息能够克服时空的限制在人群中传播，提高了健康传播的效益，对健康教育起到至关重要的作用。互联网健康教育平台主要包括：① 微信，一款建立在手机通讯录基础上的新型移动即时通信软件。它以能够接入网络的移动终端为载体，信息传递形式包括文字、图片、语音或视频等功能。通过公众号，传播主体可在微信平台上实现和特定群体的全方位沟通、互动。开展健康教育项目时，应用微信公众号具有信息发布，获取信息便捷、快速，传播形式丰富等优势。② 健康相关 APP。这些 APP 可针对不同年龄、不同疾病、不同场所等实施个性化健康教育服务，开展健康活动、健康教育课堂，实施健康档案管理等全方位服务模式。③ 其他新媒体技术如微博、短视频平台等。

2．网络应用最广泛的健康教育传播材料的制作

科普文章、音频、视频等类别的健康传播材料是目前网络应用最广泛的健康教育内容。通过手机接入这些健康服务项目，通过碎片化的时间、无地域限制地接受健康教育，积少成多、潜移默化，使健康教育入脑入心，人们也更直观地体验互联网时代健康教育的方便与实惠。

3．"互联网+"健康教育注意事项

（1）提高文字驾驭能力。互联网开展健康教育活动，不仅要求教育者要有健康相关知识，同时还要熟练掌握网络平台的编辑、发布技术，可以将理论的语言转化为生动、活泼的网络语言。比如编写脍炙人口的小故事、微电影剧本，由学习者参与拍摄成微电影后发布于网络公众平台上，也可以将相关图书、图片、歌曲发送至网络平台供大家分享。

（2）建立平等的教学关系。互联网+教育方式的形式，要敢于创新，打破传统教学方式、方法的束缚，用心经营网络平台，把平台建设成学习者的精神家园，吸引学习者主动利用网络平台，享受网络平台平等互利的文化氛围，从而获得归属感，在学习的同时感受到学习的快乐。

（3）提高媒介素养。在线健康教育信息发布者应有较高的媒介素养，引导好网络舆论。一方面，所发布的健康信息应该科学、正确、实用，谨慎对待尚无定论的观点，不发布未经证实的信息。语言表达简明扼要、文明高雅，科学严谨并富有趣味性，需要拿捏得当。

二、中医药健康教育活动组织实施与评价

开展健康教育活动是健康教育工作中最常采用的方式之一。健康教育本身就是通过有计划、有组织、有系统的教育活动，促使服务对象自觉采纳有益于健康的行为和物质方式，达到预防和控制疾病、促进健康的目的。

（一）中医药健康教育活动概述

1．健康教育活动的概念

健康教育活动是指为了提高服务对象的保健知识水平，树立正确的健康观念，改变不健康的生活方式和行为，养成良好的行为习惯，有计划、有步骤地组织众多人员和机构参与的社会协调活动。比如常见的健康教育大讲堂、大型义诊、健康咨询或健康知识展览，高血压日、糖尿病日、无烟日等各类专题化、形式多样的活动，都属于健康教育活动。

2．健康教育活动的要素

举办健康教育活动前，必须重点思考以下几个问题，这些问题作为举办活动的要素，对活动的成败至关重要，必须协调统一。① 明确活动目的。明确为什么要举行这次活动，要有充分的理由让相关人群在最短时间内确信举办本次活动的必要性和重要性，从而获得政策与环境的支持。要结合国家、政府的相关文件要求和服务对象的实际需求进行分析，这是活动能够顺利展开的基础。② 明确活动对象。一旦目的确定了，就必须明确活动的服务人群，明确人群的特点和具体需求，才能选择出合适的活动展现形式，同时要明确活动的主办方、承办方和协办方等。如果泛泛地对"公众"开展活动，可能只会造成资源的浪费。③ 确定活动内容、主题和形式。根据活动目的和活动对象确定具体内容和采取的展现形式，内容必须与政策要求或活动对象的需要、愿望相一致。④ 确定活动时间和地点。明确活动举办的时间节点，既要确保有充足的时间去准备、协调资源和组织实施，同时还需要考虑与当前的其他工作统筹协调进行，避免冲突，主要参加领导的时间也要考虑在内。同时要明确活动地点和活动场所，根据活动的规模大小、主题内容、气候特点等元素做出权衡，选择最佳地点。⑤ 筹集资金和物资。经费是一个制约因素，所有方案和计划所需经费都应该在预算范围内。活动过程中会用到很多物资，如布置现场的物资、现代化播放设备、现场发放的资料等，在活动之前要充分了解现有可用的物资，以及需要增加的物资等，确保活动顺利进行。⑥ 评价。评价贯穿于整个活动的前、中、后期，评价的主要目的在于及时发现问题、解决问题，确保活动质量，为后期再进行此类活动提供参考和借鉴。

3．中医药健康教育活动的内容与形式

中医药健康教育活动的内容主要围绕中医药基本知识、养生保健的理念和方法、常见疾病的中医药防治、重点人群的中医药养生保健和中医药常识等内容展开活动。

中医药健康教育活动的形式主要包括：① 成果展示。通过展板等途径开展中医药事业发展成果展示；参观、学习中医药健康文化等。② 健康讲座。以中医类别全科医师为骨干，成立健康教育讲师队伍，向群众普及中医药知识。③ 健康咨询（义诊）。进行健康咨询和现场义诊，包括合理营养，各种慢性病的防治知识，家庭心理教育，以及指导居民养成良好的生活习惯等。④ 科普宣传。进行公民中医药健康素养宣传、互动和展示，发放相关书籍或手册。⑤ 主题日活动。结合"世界结核病日""全国肿瘤防治宣传周""世界无烟日""高血压日""糖尿病日""世界艾滋病日"等各种主题日活动，开展相应的中医药健康教育活动。

（二）中医药健康教育活动的策划

健康教育活动是指有目的、有计划、有步骤地组织众多机构和人员参与的健康教育活动。它紧紧围绕提高群体保健知识水平、确立健康观念、养成健康行为、促进健康社会环境和政策而进行，更加注重群体效应和创设舆论导向。策划是健康教育活动成功的关键，也是开展一项活动必须有的过程。活动策划是指有关人员根据活动的目的要求，在历史及现状调查基础上，根据掌握的各种信息，分析现有条件，设计切实可行的行动方案的过程，属于活动的设计阶段。

1．活动策划的原则

成功的活动策划，除了要遵循健康教育项目设计提出的目标原则、整体性原则、参与性原则、可行性原则和灵活性原则外，还应该注意科学性、实用性和可持续性原则。

2．活动策划的步骤

活动策划主要包括以下五个步骤。① 调查了解需求。包括相关法律法规和政策、历史资料、社会热点、市场调查、时间、场地、目标人群健康需求等。② 可行性分析。策划者要对策划的可靠性、实施的可操作性和活动的综合效益进行全面、系统地分析和科学论证。③ 协调沟通。在调查和论证的基础上，还需积极与各级领导和相关部门事先进行沟通，争取政策、空间、人力、物力等资源的支持。④ 撰写方案。包括设计主题、撰写方案提纲、论证具体内容、撰写步骤等。⑤ 方案论证及报批。方案需经过各方论证才能申报审批。

（三）中医药健康教育活动的实施

实施是按照项目设计去实现目标，获得效果的过程，也是体现项目根本思想的具体行动。健康教育活动实施是整个项目的主体工作部分，也是重点和关键。健康教育活动的实施五大环节，即制定实施进度表、控制实施质量、建立实施的组织机构、培训实施人员和配备所需的设备器材，这几个环节与实施过程紧密相连，同时各个环节之间也互相密切关联。

1．制定实施进度表

项目实施进度表不是一个简单的时间计划，而是一个以时间为引线排列出各项实施工作的内容、具体负责人员、监测指标、经费预算、特殊需求等内容的一个综合执行计划表。时间表是一个项目实施过程的对照表，用来检查各项工作计划的完成情况、进展速度和完成数量。进度表的制定实施需要注意以下问题：① 工作内容即各项具体活动的安排。根据活动的先后顺序，将各项工作内容纳入时间表。要充分考虑各项工作所需时间，根据工作内容确定时间跨度，确保重点内容有足够时间执行。② 明确负责人员。每项活动应明确具体负责人员并及时向项目负责人报告工作进展，以保证项目总体进度。③ 监测指标的设计。监测指标是监测该项工作是否完成的依据，特别是要做好痕迹管理，如以培训班的通知、培训班总结和学员名单、学员照片等作为培训班的监测指标。④ 合理的经费预算。经费预算是对该项活动所需要的费用的估计。既要保证各项活动有必需的经费，又要做到经费的合理分配和有效使用，尽量避免出现有的活动经费过于充足，而有的活动经费又短缺不足的情况。⑤ 特殊需求。指该项活动所需要的特定设备、资料、场所以及技术支持等特殊需求。

2．控制实施质量

在实施工作中要十分注重对实施质量的控制，并且应该从项目开始实施之初就建立起有效的监测和质量控制体系。通过监测，发现项目实施中存在的问题，及时调整实施方法或方案，调整人员安排，以确保项目实施的质量。监测的内容比较广泛，主要有进度、质量、人员能力、效果、经费等。

质量控制的内容包括监测工作进程、活动内容、活动开展状况、人群知—信—行及有关危险因素、经费开支等。质量控制的方法多采用记录与报告、现场考察、参与审计和调查等方法。当实施质量控制时，以下要点应予以考虑：① 公平。确保参与者有公平的机会获得服务或受益于服务。② 效益。服务能达到预期目的。③ 效率。服务能以最低成本实现最大效益。④ 可及性。用户在任何时间、任何距离都很容易获得服务。⑤ 适当性。服务是目标人群所需要的。⑥ 可接受性。这项服务能满足目标人群的合理期望。⑦ 反应性。这种服务能满足目标人群表达的需求。

通过监测、评估了解实施效果，发现和解决实施过程中出现的问题，及时调整实施策略，调整人力、财力、物力的分配，调整各项工作的进度，以控制实施质量，保证计划的顺利实施并取得预期效果。

3．建立实施的组织机构

健康教育的组织管理机构应能充分发挥健康教育的组织、动员及管理作用，并能满足健康教育现场动员的组织管理工作需要，加强工作成员的相互了解从而保证健康教育的顺利开展。实施健康教育计划时，建立强有力的领导机构和高效率的执行机构对健康教育项目的顺利实施非常重要。首先是领导机构，一个办事效率高、具有影响力和决策能力的领导机构是健康教育的基础，领导机构要为健康教育项目提供政策支持、部门协调、社区开发，研究解决健康干预工作中的困难和问题，其对项目实施的作用是多方面的。其次是执行机构，执行机构的职责是具体负责落实和执行健康教育计划，分解项目计划中的每项活动，开展干预活动。执行机构人员的数量和专业结构，应根据项目内容确定，应与设计方案保持一致。原则上，既要满足需要，又要避免过于庞杂。

4．培训实施人员

活动正式实施前，应开展对工作的技术培训，使参与人员明确活动的目的、意义、内容、方法及要求等，统一认识，统一技术，统一步调。通过培训，建立一支能胜任本实施任务的专业技术队伍。人员培训需要注意以下问题：① 开展培训应有充分的准备，包括确定培训内容与方法，预订培训场所，编印培训资料，落实培训师资，编制培训课表，安排后勤服务等。② 确定培训内容。管理人员的培训包括活动计划、质量控制、人员管理、财务与设备管理、活动评价与总结。其他参与人员的培训内容：专业知识、传播材料制作、人际交流技术、健康干预方法等技能与应用技巧。③ 组织培训。培训时间不宜太长，可根据活动实施的技术难度确定。培训方法应灵活多样，可根据需要，通过技术观摩、操作或演练等开展培训。培训结束时开展培训评价，能督促教师认真备课与授课，还可促使学员认真学习。④ 选择培训方法。常用的参与式教学方法有头脑风暴、角色扮演、小组讨论和案例分析等。

5．配备所需的设备器材

健康教育活动实施中所需设施设备通常包括健康教育材料和设备物件。首先是健康教育材料，其类型很多，形式多样，而常用的健康教育材料可包括音像材料、印刷材料、实物模型以及承载健康教育信息的日常用品等。其次是设备物件，包括音响设备：照相机、录音机（笔）、摄像机等；交通工具：各类型车辆用于运输设备和相关人员；印刷设备：打印机、复印机等；办公设备：电话机、传真机、复印机等；医疗器械：血压计、血糖仪、体重计、计步器、健身器材等；教学设备：笔记本电脑、多媒体投影仪、黑板、幻灯机等。

6．健康教育实施活动注意事项

（1）营造有感染力的现场氛围。健康教育活动的感染力，依赖于场景的设计。富于感染力的场景布置，能够给人留下深刻印象。场景的设计必须紧密围绕主题、表现主题、突出主题、注重色彩的运用，深化主题，充分利用地形地物，使场景布置更具特色。

（2）扩大活动的传播效果。在进行活动策划时，必须着力研究应如何增加传播渠道，扩大传播规模，争取更大的传播效果。

（3）利用名人效应。公众活动一般都会邀请社会名流、政治领袖或政府相关部门领导作为主礼嘉宾，以提高活动层次，促进传播效果，并起到激发参与者的作用。

（4）分门别类。就是要将无数具体的工作，以一定的逻辑关系，划分成若干个类别实施管理。遵循以专业标准划分为主，时空标准划分为辅的模式，分为七部分进行分类管理，主要分为程序控制、人员组织、场地布置、资料收集、宣传工作、保卫工作和财务工作。

（5）时间进程与活动进程的协调。健康教育活动涉及较多的环节和事项，需要处理的问题纷繁复杂，但实质问题是时间与事件进程的划分、协调、整合与统一，即在实施过程中如何合理安排时间和工作协调推进。

（四）中医药健康教育活动的评价

1．评价的目的

健康教育活动评价的主要目的包括核实活动计划的先进性和合理性；监督活动计划的执行情况；判断活动预期目标的实现程度，以及活动的可持续性；总结活动的成功与不足之处，总结活动过程中应该注意的事项，提出进一步提高的途径和方法。

2．评价的种类和内容

（1）形成评价。形成评价是对活动计划可行性与必要性进行的评价过程，是一个完善活动计划，避免工作失误的过程，包括评价计划设计阶段进行的目标确定、目标人群选择、策略和方法设计等，其目的在于使计划符合实际情况。此外，在计划执行过程中及时获取反馈信息，纠正偏差，进一步保障计划的成功，也属于形成评价的范畴。因此，形成评价主要发生在活动设计阶段及活动实施阶段。

形成评价的具体内容包括：第一，目标是否符合目标人群的特点，如健康知识水平、态度和行为、健康状况和活动的可及性。第二，了解干预策略的可行性，如目标人群的文化程度、健康教育资源的可及性、政策制定和环境改善的受益人群、影响程度和可行性等。第三，传播材料、测量工具预试验，及政策制定和环境改善试点等。第四，是否在最初的计划执行阶段根据出现的新情况、新问题对计划进行适当调整。在形成性评价中，可采用多种技术，包括文献、档案、资料的回顾、专家咨询、专题小组讨论目标人群调查、现场观察、试点研究等。

（2）过程评价。过程评价起始于活动开始实施之时，贯穿于执行的全过程。完善的过程评价资料可以为解释项目结果提供丰富的信息。在计划执行阶段，过程性评价还可以有效地监督和保障计划的顺利实施，从而促进项目目标的成功实现。过程性评价的内容包括：第一，针对个体的评价内容。哪些个体参与了该健康教育活动？该健康教育活动是否按计划进行？目标人群对该干预活动的反应如何？是否满意并接受该活动？是用什么方法了解目标人群的反应的？目标人群对该干预活动的参与情况如何？干预活动消耗的资源与预算是否一致？不一致的原因是什么？第二，针对组织的评价内容。该健康教育活动涉及哪些组织？各组之间是如何沟通的？他们参与活动的程度和决策力量如何？是否需要对参与的组织进行调整，该如何调整？活动执行档案、资料的完整性、准确性如何？第三，针对政策和环境的评价内容。活动涉及哪一层的政府？具体与政府的哪些部门有关？在活动执行过程中有无政策环境方面的变化？这些变化对活动有什么样的影响？在活动进展方面是否与决策者保持良好沟通？此外，过程评价方法可以分为查阅档案资料、目标人群调查和现场观察三类。例如，项目活动进度、目标人群参与情况、费用使用情况可以通过查阅资料获得；目标人群满意度等可以通过目标人群定性、定量调查获得。此外，干预活动执行情况、目标人群参与情况、满意度等还可以通过现场观察来了解。

（3）效应评价。效应评价是评估活动引起的目标人群健康相关行为及其影响因素的变化。与健康结局相比，健康相关行为的影响因素及行为本身较早发生改变，故效应评价又称为近中期效果评价。效应评价的内容主要包括以下四个方面：第一，倾向因素。目标人群的卫生保健知识，健康价值观，对某一健康相关行为或疾病的态度，对自身易感性和严重性的信念、动机、行为意向以及自我效能等。第二，促成因素。个人保健功能、卫生服务或进行健康行为资源的可及性等。第三，强化因素。与目标人群关系密切者对健康相关行为或疾病的态度（同伴的评价、家人的理解、社会道德等）、目标人群采纳健康相关行为时获得的社会支持及采纳该行为前后自身的感受。第四，健康相关行为。干预前后目标人群健康相关行为是否发生改变、变化的程度及各种变化在人群中的分布如何。如运动锻炼、戒烟、饮食习惯等。而效应评价常用指标主要包括：健康知识知晓率、健康素养水平、信念持有率、行为形成率、行为改变率以及是否有新的政策、法规出台，是否有环境、服务、条件方面的改变等。

（4）结局评价。通过健康教育，提高目标人群的健康水平，提高生活质量是健康教育工作的最终目的。结局评价正是立足于评价健康教育项目所引起的目标人群健康状况乃至生活质量的变化。对于不同的健康问题，从行为改变到出现健康状况改善所需的时间不同，但均在行为改变之后出现，故结局评价也常被称为远期效果评价。评价内容主要包括：第一，健康状况评价，包括生理和心理健康指标、疾病和死亡指标。第二，生存质量评价，主要包括生存质量指数、日常活动量表、生活满意度指数等。

 本章思考题

（1）请简述提升中医药健康素养的重要性。

（2）基层社区应如何开展中医药健康教育？

第六章

中医健康干预手段

学习目标

知识目标：

（1）掌握中医健康干预手段的相关概念、分类、干预原理。

（2）熟悉中医健康干预手段的应用范围。

（3）了解中医健康干预手段的技术操作。

思政目标：

通过中医健康管理人群需求的调查分析，了解中医健康干预的应用现状，树立学生的社会责任感，培养学生服务社会、服务群众和服务基层的职业价值观。同时，通过中医健康干预手段应用范围的分析，树立中医药文化自信。

第一节 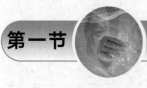 中药方剂干预

一、中药方剂概述

中药是指在中医药理论指导下认识和应用的药物。简而言之，中药就是指在中医理论指导下，用于预防、治疗、诊断疾病并具有康复与保健作用的物质。对中药的认识和应用，融合了中医学基础理论和中医辨证论治的精髓，具有其独特的理论体系和应用形式，包含中国传统文化、哲学思想以及区域自然资源等方面的鲜明特点。中药主要来源于天然药及其加工品，包括植物药、动物药、矿物药及部分化学、生物制品类药物。由于中药以植物药居多，故有"诸药以草为本"的说法。

而方剂是在中医理论的指导下，在审证求因、确定治法的基础上，按照一定的组方规则，选择合适的药物，酌定适当的剂量，规定适宜的剂型及用法，配伍组合而成的药物组合。《隋书·经籍志》："医方者，所以除疾疢保性命之术者也。"剂，古作齐，指调剂。《汉书·艺文志》："调百药齐，和之所宜。"方剂按照一定结构组成后，在临床运用过程中还必须根据病症的不同阶段，病情的轻重缓急，患者的不同年龄、性别、职业，以及气候和地理环境作相应的加简化裁，方能达到切合病情、提高疗效的目的。一首合格的方剂应该是安全有效的。药物通常具有效-毒二重性，临床组方既应尽量较少或避免对患者的不利影响，又应该追求良好的疗效。因此，方剂既不是随症药物的简单相加，也不是某类药物的任意组合，而是在治法理论指导下，针对具体病症，结合药物特性，有目的、有规则地将若干药物合理配伍而成的有机整体。

中药方剂一直以来在中医预防疾病及调养健康方面都发挥着极其重要的作用，是中医治疗疾病和健康干预管理的瑰宝。如针对疲劳状态所使用的中药方剂，其数量非常可观，常用方剂就包括补中益气汤、归脾汤、参苓白术散、桂枝四逆散等。再如，相关研究表明，在高血压中药方剂干预中，按照中药分类超过 20 种的包括：补虚药 25 种、活血化瘀药 28 种、清热药 35 种、平肝息风药 26 种、温里药 21 种、理气药 20 种。

二、常用补虚中药方剂

（一）补气类中药方剂

1. 补气类中药方剂概述

补气类中药性多温或平，味甘，以补脾肺之气为主，部分药物能补心气和肾气，

个别药物能补元气，相应的主治之证为脾肺气虚。同时，因为"气能生血"，补气药也常用于血虚的病症，尤其在大失血时，必须运用大剂量补气药，因为"有形之血，不能速生；无形之气，所当速固"。补气类中药多味甘壅中，碍胃助湿，故不宜用于湿盛中满者，若应用不当，会引起胸闷腹胀、食欲减退等症，必要时应辅以理气除湿之药。而气虚证在临床上可表现为少气懒言、神疲倦怠、肢体乏力、声音低微、动则气促、面色萎白、食欲不振、便溏腹泻、舌淡苔白脉虚弱等诸多症状，补气类方剂则是根据病情需要，利用药物的四气五味、升降浮沉，进行配伍，达到比单味药物更好的治疗和健康干预效果。

2．代表中药

① 人参：为五加科植物人参的根和茎。主产于吉林、辽宁、黑龙江。现多为栽培，故俗称"园参"。《神农本草经》云："补五脏，安精神，定魂魄，止惊悸，除邪气，明目，开心益智。"性味归经：性微温，味甘、微苦；归脾、肾、肺、心经。功效：大补元气，复脉固脱，补脾益肺，生津，安神，养血，益智。常用于元气虚极欲脱证、气血亏虚证、热病气虚津伤口渴证、心气不足所致的失眠健忘、肾阳虚衰所致的宫冷和阳痿。用法用量：3～9 g，另煎兑服；也可研粉吞服，一日 2 次，一次 2 g。使用注意：人参不宜与藜芦、五灵脂同用；实证、热证而正气不虚者忌用。

② 党参：为桔梗科植物党参、素花党参、川党参的根。主产于山西、陕西、甘肃、四川等地。古代以山西上党地区出产的党参为上品，而沿用"上党人参"之名，简称党参。《得配本草》云："上党参，得黄耆实卫，配石莲止痢，君当归活血，佐枣仁补心。补肺蜜拌蒸熟；补脾恐其气滞，加桑皮数分，或加广皮亦可。"性味归经：性平，味甘；归脾、肺经。功效：有类似人参而弱于人参的补中益气、生津止渴、健脾益肺和养血等功效。常用于脾肺气虚证、气津两伤证和气血两虚证。用法用量：煎服，9～30 g；也可熬膏或入丸、散。使用注意：不宜与藜芦同用；有实邪者忌服。

③ 太子参：为石竹科植物孩儿参的干燥根块。分布于辽宁、内蒙古、河北、陕西、山东、江苏、安徽、浙江、江西、河南、湖北、湖南、四川等地。性味归经：性平，味甘、微苦；归脾、肺经。功效：益气健脾、生津润肺。常用于脾虚体倦、食欲不振、气阴不足、心悸失眠、虚热汗多和肺燥干咳痰少等证。用法用量：煎服，9～30 g。使用注意：邪实而正气不虚者慎用。

④ 西洋参：为五加科植物西洋参的根。原产于加拿大的蒙特利尔和魁北克、美国的纽约州和密苏里州等地，引种我国后，已形成吉林省、陕西省、北京市和山东省四大西洋参栽培区。性味归经：性凉，味甘、微苦；归心、肺、肾经。功效：补气养阴、清热生津。常用于气虚两虚、虚热烦倦、咳喘、痰血、口燥咽干、消渴等证。用法用量：3～6 g，另煎兑服。使用注意：不宜与藜芦同用；中阳衰微、胃有寒湿者忌服。

⑤ 黄芪：为豆科植物蒙古黄芪或膜荚黄芪的根。分布于内蒙古、黑龙江、吉林、辽宁、河北、山西等地。性味归经：性微温，味甘；归脾、肺经。功效：补气升阳，固表止汗，利水消肿，托毒排脓，敛疮生肌。常用于脾胃气虚及中气下陷诸证、肺

气虚及表虚自汗与气虚外感诸证、痈疽难溃或久溃不敛之证，以及气虚浮肿、小便不利等证。用法用量：煎服，9～30 g。使用注意：表实邪盛、湿阻气滞、肠胃积滞、阴虚阳亢、痈疽初起或溃后热毒尚盛者，均禁服。

⑥ 白术：为菊科植物白术的根茎。分布于江苏、浙江、福建、江西、安徽、四川、湖北、湖南等地。性味归经：性温，味甘、苦。归脾、胃经。功效：健脾益气、燥湿利水、止汗、安胎。常用于脾胃气弱、不思饮食、倦怠少气、痰饮、水肿、泄泻、小便不利、自汗、胎气不安等证。用法用量：煎服，6～12 g；或熬膏、入丸、散；燥湿利水宜生用，补气健脾宜炒用，健脾止泻宜炒焦用。使用注意：阴虚内热、津液亏耗者慎服；内有实邪壅滞者禁服。

⑦ 山药：为薯蓣科植物薯蓣的根茎。主产于河南、江苏、湖南、陕西等地。性味归经：性平，味甘；归脾、肺、肾经。功效：补脾养胃、生津益肺、补肾涩精。常用于脾虚便溏或腹泻、脾阴虚之口干舌燥、肺虚之喘咳、肾虚之尿频和遗精或带下、气阴两虚之消渴等等。用法用量：煎服，15～30 g；麸炒可增强补脾止泻作用。使用注意：湿盛中满或有实邪、积滞者慎服。

⑧ 甘草：豆科植物甘草、胀果甘草或光果甘草的干燥根和根茎。分布于东北、华北、陕西、甘肃、青海、新疆、山东等地。性味归经：性平，味甘；归心、胃、脾、肺经。功效：补脾益气、止咳祛痰、清热解毒、缓急定痛、调和药性。常用于脾胃虚弱、心气不足之心动悸、咳嗽气喘、腹中挛急作痛、痈疽疮毒、咽喉肿痛、药物和食物中毒，以及缓和药物烈性。用法用量：煎服，2～10 g，调和诸药用量宜小，作为主药用量宜稍大；清热解毒应生用，补益心脾和润肺止咳宜蜜炙用。使用注意：不宜与海藻、京大戟、红大戟、甘遂、芫花同用；湿浊中阻而脘腹胀满、呕吐及水肿者禁服。

3．代表方剂

① 四君子汤：出自《太平惠民和剂局方》。组成：人参（去芦）9 g、白术 9 g、茯苓（去皮）9 g、炙甘草 6 g。功效：益气健脾。主治：脾胃气虚证，面色萎黄，语声低微，气短乏力，食少便溏，舌淡苔白，脉虚数。用法：上为细末。每服两钱，水一盏，煎至七分，通口服，不拘时候；入盐少许，白汤点亦得。现代用法：水煎服。现代运用：慢性消化不良、慢性胃肠炎、消化性溃疡、乙型肝炎、先兆流产、小儿缺铁性贫血和小儿感染后期等属脾胃气虚者。使用注意：湿困脾胃者不宜使用。

② 参苓白术散：出自《太平惠民和剂局方》。组成：白扁豆（姜汁浸，去皮，微炒）750 g、白术 1 000 g、白茯苓 1 000 g、甘草（炒）1 000 g、桔梗（炒令深黄色）500 g、莲子肉（去皮）500 g、人参（去芦）1 000 g、砂仁 500 g、山药 1 000 g、薏苡仁 500 g。功效：益气健脾，渗湿止泻。主治：脾虚夹湿证，面色萎黄，四肢乏力，形体消瘦，胸脘痞闷，纳差食少，肠鸣泄泻，咳嗽痰多色白，舌淡苔白腻，脉虚缓。用法：上为细末。每服二钱，枣汤调下。小儿量岁数加减服之。现代用法：水煎服，用量按原方比例酌减。现代运用：慢性胃肠炎、贫血、慢性支气管炎、肺

结核、慢性肾炎以及妇女带下清稀量多等病属脾虚湿盛者。使用注意：湿热泄泻或肺热咳嗽者不宜使用。

③ 补中益气汤：出自《内外伤辨惑论》。组成：黄芪 18 g、炙甘草 9 g、人参（去芦）9 g、当归身（酒洗）3 g、橘皮 6 g、升麻 6 g、柴胡 6 g、白术 6 g。功效：补中益气，升阳举陷。主治：少气懒言、体倦肢软、头晕目眩、视物昏瞆、耳鸣耳聋、面色㿠白、大便稀溏、舌淡脉弱之脾虚不升证，身热、自汗、渴喜热饮、气短乏力、舌淡脉虚之气虚发热证，脱肛、子宫脱垂、久泻久痢、崩漏等舌淡脉虚之中气下陷证。用法：上药哎咀，都作一服，水三盏，煎至一盏，去滓，食远稍热服。现代用法：水煎服。或作丸剂，每服 10~15 g，日 2~3 次，温开水或姜汤下。现代运用：内脏下垂、胃黏膜脱垂、脱肛、疝气、膀胱肌麻痹、重症肌无力、不明原因低热、慢性结肠炎、慢性肝炎、功能失调性子宫出血、习惯性流产、妊娠及产后癃闭等属脾胃气虚、中气不足、清阳不升者。使用注意：阴虚火旺及实证发热者忌用。

④ 生脉散：出自《医学启源》。组成：人参 9 g，麦冬 9 g，五味子 6 g。功效：益气生津，敛阴止汗。主治：肢体倦怠、气短声低、干咳少痰、短气自汗、口干舌燥、舌干红少苔、脉虚细之气阴两伤证，汗多神疲、体倦乏力、气短懒言、咽干口渴、舌干红少苔、脉虚数之温热或暑热耗气伤阴证。用法：水煎服。现代用法：口服液剂型，名"生脉饮口服液"；注射液剂型，名"生脉注射液"。现代运用：冠心病心绞痛、急性心肌梗死、慢性心力衰竭、扩张型心肌病、缺血性中风、肺心病、肺结核、慢性支气管炎，以及各类休克、中暑等属气阴两虚者。使用注意：兼实邪者不宜使用。

（二）补血类中药方剂

1．补血类中药方剂概述

补血类中药性多温或平，味甘，质地滋润，主入心、肝经，具有滋补阴血的功效。主治面色苍白无华或萎黄、心悸心烦、失眠、健忘、耳鸣眩晕、视物不清、头发枯黄、口唇淡白、妇女月经量少或延期或闭经、舌质淡白、脉细无力等血虚之证。补血药多滋腻黏滞，故脾虚湿阻、气滞食少者慎用。必要时，可配伍行气、化湿、消食药，以助运化。血虚证形成原因或源于生血不足，或由耗血过多而致。因此，补血类方剂根据血虚证的主要成因，以补血药为主，以益气药、滋阴药、活血化瘀药、温阳药、安神药、填精药为辅，利用药物的四气五味、升降浮沉，进行配伍，达到比单味药物更好的治疗和健康干预效果。

2．代表中药

①当归：伞形科植物当归的根。主要分布于甘肃、四川、云南、陕西、贵州、青海、宁夏。《景岳全书·本草正》有云："其味甘而重，故专能补血，其气轻而辛，故又能行血。补中有动，行中有补，诚血中之气药，亦血中之圣药也……大约佐之以补则补，故能养营养血，补气生精，安五脏，强形体，益神志，凡有形虚损之病，

无所不宜。"性味归经：性温，味甘、辛；归肝、心、脾经。功效：补血活血、调经止痛、润肠通便。常用于血虚萎黄、眩晕心悸、月经不调、经闭痛经、虚寒腹痛、风湿痹痛、跌扑损伤、痈疽疮疡、肠燥便秘。用法用量：用量 6～12 g，煎服。当归身长于补血；当归尾长于活血；全当归长于和血。酒炒可增强活血通经之力，用于经闭痛经，风湿痹痛，跌扑损伤。补血润肠可生用。使用注意：热盛出血患者禁服，湿盛中满及大便溏泄者慎服。

② 熟地黄：玄参科植物地黄的新鲜块根，经加工蒸晒而成。全国大部分地区均产，以河南温县、博爱、孟县等地产量大，质量佳。《景岳全书·本草正》谓："熟地黄性平，气味纯净，故能补五脏之真阴，而又与多血之脏为最要……诸经之阴血虚者，非熟地不可。"性味归经：性微温，味甘；归肝、肾经。功效：滋阴补血，益精填髓。常用于血虚萎黄、心悸怔忡、月经不调、崩漏下血、肝肾、阴虚、腰膝酸软、骨蒸潮热、盗汗遗精、内热消渴、精血不足、眩晕耳鸣、须发早白。用法用量：煎服，9～15 g；或入丸、散，或熬膏，或浸酒。使用注意：脾胃虚弱、气滞痰多、腹满胀痛、食少便溏者禁服。

③ 白芍：毛茛科植物芍药的干燥根。主产于浙江、安徽、四川等地。《神农本草经疏》言其"补血"，"酸以收之，甘以缓之，甘酸相合用，补阴血通气而除肺燥。"性味归经：性微寒，味苦、酸；归肝、脾经。功效：平肝止痛、养血调经、敛阴止汗。常用于肝阳上亢、头痛眩晕、胸胁疼痛、四肢挛痛、自汗盗汗、阴虚发热、血虚萎黄、月经不调、崩漏下血等。用法用量：煎服，6～15 g；或入丸、散。使用注意：不宜与藜芦同用，阳衰虚寒之证不宜单用。

④ 阿胶：马科动物驴的皮，经煎煮、浓缩制成的固体胶。主产于山东。性味归经：性平，味甘；归肺、肝、肾经。功效：补血滋阴、润燥、止血。常用于血虚萎黄、眩晕心悸、肌痿无力、热病伤阴、心烦不眠、虚风内动、肺燥咳嗽、劳嗽咯血、吐血衄血、尿血便血、崩漏下血、妊娠胎漏等证。用法用量：3～9 g，烊化兑服；炒阿胶可入汤剂或丸、散。滋阴补血多生用，清肺化痰宜蛤粉炒，止血宜蒲黄炒。使用注意：脾胃虚弱、消化不良慎用。

⑤ 龙眼肉：无患子科植物龙眼的假种皮。主产于广东、广西、福建等地。性味归经：性温，味甘；归心、脾经。功效：补益心脾、养血安神。常用于气血不足、心悸怔忡、健忘失眠、血虚萎黄、崩漏眩晕等证。用法用量：煎服，9～15 g；或熬膏，浸酒，或入丸、散。使用注意：内有郁火，痰饮气滞，湿阻中满者忌服。

3．代表方剂

① 四物汤：出自《仙授理伤续断秘方》。组成：白芍药、川当归、熟地黄、川芎各等分。功效：补血和血，调经化瘀。主治：心悸失眠、惊惕头晕、目眩耳鸣、面色萎黄、唇爪无华、形瘦乏力，妇女月水不调、量少或经闭不行、脐腹疼痛，舌质淡、脉弦细或细涩等营血虚滞证。现代用法：上药各等分，每服 9 g，用水 220 mL，煎至 150 mL，空腹时热服。现代运用：主要用于月经不调、胎产疾病，还可用于荨麻疹、扁平疣等皮肤疾病，以及骨伤科疾病、神经性头痛等属营血虚滞者。使用注

意：湿盛中满，便溏泄泻者忌用。

② 归脾汤：出自《严氏济生方》。组成：白术 18 g、白茯苓（去木）18 g、黄芪（去芦）18 g、龙眼肉 18 g、炒酸枣仁（去壳）18 g、人参 9 g、木香（不见火）9 g、当归 3 g、远志（蜜炙）3 g、炙甘草 6 g。功效：益气补血，健脾养心。主治：心悸怔忡、健忘失眠、盗汗虚热、神疲倦怠、面色萎黄、舌淡苔薄白、脉细弱之心脾气血两虚证，便血、皮下紫癜、妇女崩漏、月经超前、量多色淡或淋漓不止、舌淡、脉细弱之脾不统血证。用法：加生姜、大枣，水煎服。现代运用：胃及十二指肠溃疡出血、功能性子宫出血、再生障碍性贫血、血小板减少性紫癜、神经衰弱，冠心病等心脾气血两虚及脾不统血者。使用注意：实火内扰、心肝阳亢者不宜。

（三）补阳类中药方剂

1. 补阳类中药方剂概述

补阳类中药性多温热，味多甘辛咸，主归肾、脾两经，具有补助阳气的功效。主治腰腿酸软、四肢乏力、夜间多梦、气短盗汗、尿频尿急、性欲淡漠、阳痿早泄、崩落不止、不孕不育、发育迟缓之肾阳虚证，以及畏寒肢冷、食欲不振、腹痛腹胀、泄泻便溏之脾阳虚证。补阳类药物多燥烈，易助火伤阴，阴虚火旺者忌用。由于阳之生有赖于阴之助，且肾阳虚弱往往导致气不化水和阳虚不固，因此，肾阳虚证往往需要辅以补阴、利水、固涩类药物。补阳类方剂是根据脾肾阳虚的实际情况，将补阳、补阴、利水、固涩等多类药物进行配伍，达到比单味补阳药更好的干预治疗效果。

2. 代表中药

① 鹿茸：鹿科动物梅花鹿或马鹿的雄鹿未骨化密生茸毛的幼角。主产于吉林、辽宁、内蒙古、黑龙江等地。性味归经：性温，味甘、咸；归肾、肝经。功效：壮肾阳，益精血，强筋骨，调冲任，托疮毒。常用于阳痿滑精、宫冷不孕、羸瘦，神疲、畏寒、眩晕、耳鸣耳聋、腰脊冷痛、筋骨痿软、崩漏带下、阴疽不敛之肾阳不足、精血亏虚之证。用法用量：研末冲服，1～2 g；也可入丸散，亦可浸酒。使用注意：阴虚阳亢，血分有热，胃火盛，肺有痰热，以及发病者，均应忌用；本品应从小剂量开始，缓缓增加，不可骤用大量。

② 淫羊藿：小檗科植物淫羊藿、箭叶淫羊藿、柔毛淫羊藿或朝鲜淫羊藿的叶。主产于山西、陕西、四川、贵州、云南、湖北等地。性味归经：性温，味辛、甘；归肝、肾经。功效：补肾阳、强筋骨、祛风湿。常用于肾阳虚衰、阳痿遗精、筋骨痿软、风湿痹痛、麻木拘挛。用法用量：煎服，6～10 g。使用注意：阴虚火旺者忌用。

③ 巴戟天：茜草科植物巴戟天的干燥根。主产于广东、广西、福建、江西、海南等地。《本草求真》称巴戟天为"补肾要剂，能治五劳七伤，强阴益精，以其体润故耳。然气味辛温，又能祛风除湿，故凡腰膝疼痛，风气脚气水肿等症，服之更为有益。观守真地黄饮子，用此以治风邪，义实基此，未可专做补阴论也。"性味归经：性微温，味甘、辛。归肾、肝经。功效：补肾阳，强筋骨，祛风湿。常用于肾阳不

足、阳痿遗精，宫冷不孕，月经不调，少腹冷痛，风湿痹痛，筋骨痿软。用法用量：煎服，3~10 g；或入丸、散，亦可浸酒或熬膏。使用注意：阴虚火旺和有湿热之证者忌用。

④肉苁蓉：列当科植物肉苁蓉带鳞叶的肉质茎。主产于内蒙古、宁夏、甘肃、新疆等地。《本草纲目》云："此物补而不峻，故有从容字号。凡使先须清酒浸一宿，至明以棕刷去沙土、浮甲，劈破中心，去白膜一重如竹丝草样。由此能隔人心前气不散，令人上气也。以甑蒸之，从午至酉取出，又用酥炙得所。"性味归经：性温，味甘、咸；归肾、大肠经。功效：补肾阳、益精血、润肠通便。常用于肾阳不足、精血亏虚、腰膝痿软、筋骨无力、阳痿、不孕、肠燥便秘。用法用量：煎服，6~10 g。使用注意：阴虚火旺、胃弱便溏、湿热便结者忌用。

⑤杜仲：杜仲科植物杜仲的树皮。主产于四川、陕西、甘肃、云南、湖北、湖南等地。性味归经：性温，味甘；归肝、肾经。功效：补肝肾、强筋骨、安胎。常用于肝肾不足、腰痛、腰膝酸软、筋骨无力、头晕目眩、妊娠漏血、胎动不安。用法用量：煎服，6~10 g。使用注意：阴虚火旺者慎服。

⑥续断：川续断科植物续断的根。主产于四川、湖北、湖南等地。《滇南本草》云："补肝，强筋骨，定经络，止经中（筋骨）酸痛，安胎，治妇人白带，生新血，破瘀血，落死胎，止咳嗽咯血，治赤白便浊。"性味归经：性微温，味苦、辛；归肝、肾经。功效：补肝肾、强筋骨、续折伤、止崩漏。常用于肝肾不足、腰膝酸软、风湿痹痛、崩漏经多、胎漏下血、跌打损伤、筋伤骨折。用法用量：煎服，9~15 g；或入丸、散。使用注意：风湿热痹者忌用。

⑦锁阳：锁阳科植物锁阳的干燥肉质茎。主产于内蒙古、甘肃、新疆、青海、宁夏、陕西等地。性味归经：性温，味甘；归脾、肾、大肠经。功效：补肾阳、益精血、润肠通便。常用于肾阳不足、精血亏虚、腰膝痿软、阳痿滑精、肠燥便秘。用法用量：煎服，5~10 g。使用注意：阴虚火旺、脾虚泄泻、湿热便秘者禁服。

⑧补骨脂：豆科植物补骨脂的成熟果实。主产于四川、安徽、河南等地。性味归经：性温，味辛、苦；归肾、脾经。功效：温肾助阳、纳气、止泻。常用于肾阳不足之腰膝冷痛、阳痿、遗精、遗尿、尿频、腰膝冷痛和咳喘，亦可用于脾肾阳虚之五更泄泻，以及白癜风、斑秃。用法用量：煎服，6~10 g；外用20%~30%酊剂涂抹患处。使用注意：阴虚火旺、大便秘结者忌服。

⑨益智仁：姜科植物益智的成熟果实。主产于海南、广东、广西、福建等地。性味归经：性温，味辛；归脾、肾经。功效：暖肾固精缩尿、温脾止泻摄唾。常用于肾虚不固之遗尿、尿频、遗精、白浊，也可用于脾寒之腹泻、腹中冷痛、口多垂涎。用法用量：煎服，3~10 g。使用注意：阴虚火旺或因热而患遗精、尿频、崩漏等证者，均忌服。

⑩菟丝子：旋花科植物南方菟丝子的干燥成熟种子。主产于辽宁、黑龙江、吉林、内蒙古、山东、河北、山西等地。性味归经：性平，味辛、甘；归肝、肾、脾经。功效：补益肝肾，固精缩尿，安胎，明目，止泻。外用消风祛斑。常用于肝肾不足、腰膝酸软、阳痿遗精、遗尿尿频、肾虚胎漏、胎动不安、目昏耳鸣、脾肾虚

泻，外治白癜风。用法用量：煎服，6～12 g；或入丸、散；炒研调敷外用。使用注意：阴虚火旺、阳强不萎、大便燥结、小便短赤者不宜服。

⑪ 沙苑子：豆科植物扁茎黄芪的成熟种子。主产于山西、内蒙古、河北、陕西等地。性味归经：性温，味甘；归肝、肾经。功效：温补肝肾、固精缩尿、养肝明目。常用于肾虚腰痛、遗精早泄、白浊带下、遗尿尿频、头晕目眩、目黯昏花。用法用量：煎服，9～15 g。使用注意：阴虚火旺、小便不利、阳强易举者忌服。

⑫ 蛤蚧：壁虎科动物蛤蚧除去内脏的全体。主产于广西、广东、江西、福建、云南、贵州。性味归经：性平，味咸；归肺、肾经。功效：补肺益肾、纳气定喘、助阳益精。常用于肺肾不足、虚喘气促、劳嗽咯血、阳痿遗精。用法用量：煎服，3～6 g；多入丸、散或酒剂。使用注意：外感风寒喘嗽及阳虚火旺者禁服。

⑬ 冬虫夏草：麦角菌科真菌冬虫夏草寄生在蝙蝠蛾科昆虫幼虫上的子座及幼虫尸体的复合体。主产于西藏、青海、四川、甘肃、云南等地。性味归经：性平，味甘；归肺、肾经。功效：补肺益肾、止血化痰。常用于肺肾亏虚、久咳虚喘、劳嗽咯血、阳痿遗精、腰膝酸痛。用法用量：煎服，3～9 g。使用注意：有表邪者慎用。

3．代表方剂

① 肾气丸：出自《金匮要略》，又名"金匮肾气丸""八味肾气丸"。组成：干地黄 240 g、山药 120 g、山茱萸 120 g、泽泻 90 g、茯苓 90 g、牡丹皮 90 g、桂枝 30 g、炮附子 30 g。功效：补肾助阳。主治：肾阳不足之腰痛脚软，身半以下常有冷感，少腹拘急，小便不利或小便反多、入夜尤甚，阳痿早泄，舌淡而胖，脉虚弱或尺脉沉细，以及痰饮、水肿、消渴、脚气、转胞等。用法：上为细末，炼蜜和丸，如梧桐子大，每服 15 丸（6 g），可加至 25 丸（10 g），酒送下，每日 2 次。现代用法：可作汤剂，用量按原方比例酌减。现代运用：慢性肾炎、糖尿病、醛固酮增多症、甲状腺功能低下、性神经衰弱、肾上腺皮质功能减退、营养不良性水肿、慢性支气管炎、支气管哮喘、围绝经期综合征、前列腺增生、男性不育等属肾阳不足者。使用注意：虚火上炎者，肾阳虚而小便正常者，不宜使用。

② 右归丸：出自《景岳全书》。组成：大怀熟地 240 g、炒山药 120 g、微炒山茱萸 90 g、微炒枸杞 120 g、炒珠鹿角胶 120 g、制菟丝子 120 g、姜汤炒杜仲 120 g、当归 90 g、肉桂 60～120 g、制附子 60～180 g。功效：温补肾阳，填精止遗。主治：肾阳不足、命门火衰证之年老或久病气衰神疲、畏寒肢冷、腰膝软弱、阳痿遗精或阳衰无子或饮食减少、大便不实或小便自遗、舌淡苔白，脉沉而迟。用法：制蜜丸，每食前用滚汤或淡盐汤送下。现代用法：亦可水煎服，用量按原方比例酌减。现代运用：肾病综合征、老年骨质疏松症、男性不育、男性性功能障碍、围绝经期综合征、多囊卵巢综合征，以及再生障碍性贫血、慢性支气管炎、冠心病等病症属肾阳不足者。使用注意：肾虚而有湿浊者不宜服用。

（四）补阴类中药方剂

1．补阴类中药方剂概述

补阴类中药，又称为滋阴药、养阴药，其性多寒凉，味多甘，归肺、胃、肝、肾经，具有滋补阴液、清热润燥的功效。主治肾阴不足、肺阴虚弱、胃阴耗损、肝阴亏乏等证。补阴类药物常滋腻碍脾，因此，脾肾阳虚、痰湿内阻、胸闷食少、便溏腹胀者不宜应用。补阴类方剂是治疗阴液不足、阴精亏耗之阴虚证的常用方剂，组方上体现甘寒养阴、甘温补阴和苦寒直折等治疗法则，配伍中以补阴药、补血药配伍滋阴清热药为基本构成，同时根据导致阴虚的病因病机配伍清热药、补气药、利水渗湿药、活血化瘀药、收涩药、补阳药等，达到比单味补阳药更好的干预治疗效果。

2．代表中药

① 北沙参：伞形科植物珊瑚菜的根。分布于辽宁、江苏、河北、山东等地。性味归经：性微寒，味甘、微苦；归肺、胃经。功效：养阴清肺、益胃生津。常用于肺热燥咳、阴虚劳热、劳嗽痰血、热病津伤、口干口渴。用法用量：煎服，5～12 g。使用注意：不宜与藜芦同用；风寒咳嗽、肺胃虚寒者忌服，痰热咳嗽者慎服。

② 南沙参：桔梗科植物轮叶沙参或沙参的干燥根。主产于安徽、贵州、四川、云南、江苏等地。性味归经：性微寒，味甘；归肺、胃经。功效：养阴清肺、益胃生津、化痰、益气。常用于肺热燥咳、阴虚劳嗽、干咳少痰或黏痰、食少呕吐、气阴不足、烦热口干等肺胃阴虚之证。用法用量：煎服，9～15 g；或入丸、散。使用注意：反藜芦；风寒咳嗽禁服。

③ 百合：百合科植物卷丹、百合或细叶百合的肉质鳞叶。全国大部分地区均产，以湖南、浙江产者为多。性味归经：性寒，味甘；归心、肺经。功效：养阴润肺、清心安神。常用于阴虚久咳、痰中带血、虚烦惊悸、失眠多梦、精神恍惚等心肺阴虚之证。用法用量：煎服，6～12 g；也可蒸食、煮粥食；也可捣敷外用。使用注意：风寒咳嗽、脾胃虚寒便溏者不宜服。

④ 麦冬：百合科植物麦冬的块根。主产于四川、山东、安徽、浙江、江苏等地。性味归经：性微寒，味甘、微苦；归心、肺、胃经。功效：养阴生津、润肺清心。常用于肺燥干咳、吐血、肺痈、虚劳烦热、消渴、热病津伤、咽干口燥、气逆呕吐、便秘、心悸怔忡、失眠多梦、健忘等肺阴虚、胃阴虚和心阴虚之证。用法用量：煎服，6～12 g；或入丸、散、膏；也可捣敷、煎汤涂抹外用。使用注意：虚寒泄泻、湿浊中阻、风寒或寒痰咳喘患者禁用。

⑤ 天冬：百合科植物天冬的块根。主产于四川、贵州、云南、广西、甘肃等地。性味归经：性寒，味甘、苦；归肺、肾经。功效：养阴润燥、润肺生津。常用于阴虚肺热、干咳、劳嗽咯血、肾阴亏虚、眩晕耳鸣、腰膝酸痛、阴虚火旺、骨蒸潮热、食欲不振、咽干口渴、肠燥便秘等证。用法用量：煎服，6～12 g。使用注意：脾虚便溏、虚寒泄泻、风寒咳嗽者忌服。

⑥ 石斛：兰科植物金钗石斛、霍山石斛、鼓槌石斛或流苏石斛的栽培品及其同属植物近似种的新鲜或干燥茎。主产于安徽、四川、云南、贵州、福建等地。《本草通玄》云："石斛，甘可悦脾，咸能益肾，故多功于水土二脏。但气性宽缓，无捷奏之功，古人以此代茶，甚清膈上。"性味归经：性微寒，味甘；归胃、肾经。功效：

益胃生津、滋阴清热。常用于胃阴不足、热病伤津、口干烦渴、食少干呕、病后虚热、肾阴亏虚、筋骨痿软、阴虚火旺、骨蒸劳热、肝肾亏虚、目黯不明等证。用法用量：煎服，6～12 g，鲜品，15～30 g；入复方宜先煎，单用可久煎。使用注意：温热病早期阴未伤者，湿温病未化燥者，脾胃虚寒大便溏薄者，均不宜服。

⑦ 玉竹：百合科植物玉竹的根茎。主产于广东、湖南、河南、江苏、安徽等地。性味归经：性微寒，味甘；归肺、胃经。功效：养阴润燥、生津止渴。常用于肺胃阴伤、阴虚外感、咳嗽、咽干口渴、痰结、咯血、声音嘶哑、失音、燥热伤胃、食欲不振、消渴等证。用法用量：煎服，6～12 g；熬膏，浸酒；或入丸、散；鲜品捣敷外用，或熬膏外涂。使用注意：痰湿气滞者禁服，脾虚便溏者慎服。

⑧ 黄精：为百合科植物滇黄精、黄精或多花黄精的根茎。按形状不同，习称"大黄精""鸡头黄精""姜形黄精"。主产于河北、云南、贵州。《本草便读》云："黄精味甘而厚腻，颇类熟地黄……按其功力，亦大类熟地，补血补阴，而养脾胃是其专长。"性味归经：性平，味甘；归肺、脾、肾经。功效：补气养阴、健脾、润肺、益肾。常用于脾胃虚弱、体倦乏力、食欲不振、口干食少、肺虚燥咳、劳嗽久咳、肾精亏虚、腰膝酸软、头晕、须发早白、内热消渴等证。用法用量：煎服，9～15 g，鲜品 30～60 g；或入丸、散，熬膏；煎汤外洗，或熬膏涂，或浸酒搽。使用注意：中寒泄泻、痰湿壅滞、痞满气滞者不宜服。

⑨ 枸杞子：茄科植物宁夏枸杞的成熟果实。主产于宁夏、甘肃、新疆、陕西等地。《本草通玄》云："枸杞子，补肾益精，水旺则骨强，而消渴、目昏、腰疼膝痛无不愈矣。按枸杞平而不热，有补水制火之能，与地黄同功。"性味归经：性平，味甘；归肝、肾经。功效：滋补肝肾、益精明目。常用于虚劳精亏、腰膝酸痛、遗泄、眩晕耳鸣、须发早白、自汗盗汗、内热消渴、血虚萎黄、两目干涩、视物昏花等证。用法用量：煎服，6～12 g；或熬膏、浸酒，或入丸、散。使用注意：外感湿热、脾虚泄泻者慎服。

⑩ 女贞子：木犀科植物女贞的成熟果实。主产于浙江、江苏、湖南、福建等地。性味归经：性凉，味甘、苦；归肝、肾经。功效：滋补肝肾、明目乌发。常用于目黯不明、须发早白、头晕耳鸣耳聋、失眠多梦、遗精、腰膝酸软、潮热心烦等肝肾阴虚之证。用法用量：煎服，6～12 g；或入丸、剂；或敷膏点眼外用。使用注意：脾胃虚寒及肾阳不足者禁服。

⑪ 墨旱莲：菊科植物鳢肠的干燥地上部分。主产于江苏、江西、浙江等地。性味归经：性寒，味甘、酸；归肾、肝经。功效：滋补肝肾、凉血止血。常用于肝肾阴虚，阴虚血热，牙齿松动，须发早白，眩晕耳鸣，失眠多梦，腰膝酸软，遗精、吐血、衄血、尿血、血痢，崩漏下血，以及外伤出血等多种出血证。用法用量：煎服，6～12 g；或熬膏，或捣汁，或入丸、散；或捣敷外用，或捣绒塞鼻，或研末敷。使用注意：脾肾虚寒者忌服。

⑫ 楮实子：桑科植物构树的成熟果实。主产于河北、河南、山东、湖北、湖南等地。性味归经：性寒，味甘；归肝、肾经。功效：补肾清肝、明目、利尿。常用于肝肾阴虚、腰膝酸软、虚劳骨蒸、头晕目昏、目生翳膜、水肿胀满等证。用法用

量：煎服，6～12 g；多入丸、散。使用注意：脾胃虚寒，大便溏泻者慎服。

⑬ 龟甲：龟科动物乌龟的背甲、腹甲。主产于浙江、湖北、湖南、广东、广西等地。性味归经：性微寒，味咸、甘；归肝、肾、心经。功效：滋阴潜阳、益肾强骨、养血补心。常用于阴虚潮热、骨蒸盗汗、头晕目眩、虚风内动、筋骨痿软、心虚惊悸、失眠健忘，以及妇女月经量多等证。用法用量：煎服，打碎先煎，9～24 g；或熬膏，或入丸、散；烧灰存性，研末撒或调油敷。使用注意：脾胃虚寒、内有寒湿及孕妇禁服。

⑭ 鳖甲：鳖科动物鳖的背甲。主产于湖北、湖南、安徽等地。性味归经：性微寒，味咸；归肝、肾经。功效：滋阴潜阳、软坚散结、退热除蒸。常用于肝肾阴虚、阴虚发热、劳热骨蒸、虚风内动、经闭、癥瘕积聚、久疟疟母等证。用法用量：煎服，打碎先煎，9～24 g；或研末撒或调敷外用。使用注意：脾胃虚寒、食少便溏及孕妇禁服。

3．代表方剂

① 六味地黄丸：出自《小儿药证直诀》，原名"地黄丸"。组成：熟地黄（炒）24 g、山萸肉 12 g、干山药 12 g、泽泻 9 g、牡丹皮 9 g、白茯苓（去皮）9 g。功效：滋阴补肾。主治：肾阴亏损、腰膝酸软、头晕目眩、耳鸣耳聋、盗汗遗精、消渴、骨蒸潮热、手足心热、口燥咽干、牙齿松动、小儿囟门不合、舌红苔少、脉沉细数。用法：上六味为末，炼蜜丸，如梧桐子大，空心，温水化下 3 丸。现代用法：现代剂型有水蜜丸、小蜜丸、大蜜丸（每丸 9 g），口服，水蜜丸一次 6 g，小蜜丸一次 9 g，大蜜丸一次 1 g，一日 2 次；也可水煎服，用量按原方比例酌减。现代运用：慢性肾炎糖尿病、高血压、肾结核、肺结核、围绝经期综合征、慢性前列腺炎、系统性红斑狼疮、甲状腺功能亢进、中心性视网膜炎及视神经炎等属肾阴虚者。使用注意：脾虚食少泄泻者慎用。

② 左归丸：出自《景岳全书》。组成：大怀熟地 240 g、山药（炒）120 g、枸杞 120 g、山茱萸肉 120 g、川牛膝（酒洗、蒸熟，精滑者不用）90 g、菟丝子（制）120 g、鹿角（敲碎，炒珠）120 g、龟胶（切碎、炒珠，无火者不必用）120 g。功效：滋肾补阴、益精填髓。主治：真阴不足、腰酸膝软、头晕眼花、耳聋耳鸣、失眠盗梦、遗精滑泄、自汗盗汗、神疲口燥、舌红苔少、脉细。用法：上先将熟地蒸烂杵膏，加炼蜜为丸，如梧桐子大。每服百余丸，食前用滚汤或淡盐汤送下。现代用法：水蜜丸，每 10 粒重 1 g，口服，一次 9 g，一日 2 次；也可水煎服，用量按原方比例酌减。现代运用：高血压、老年慢性支气管炎、慢性肾炎、再生障碍性贫血、生殖系统疾病、神经衰弱及腰肌劳损等属肾阴虚、阴虚内热或阴阳两虚证候者。使用注意：脾虚泄泻者慎用；长期使用，宜加醒脾助运之品。

③ 大补阴丸：出自《丹溪心法》。组成：熟地黄（酒蒸）180 g、知母（酒浸，炒）120 g、黄柏（炒褐色）120 g、龟板（酥炙）180 g。功效：滋阴降火。主治：阴虚火旺、骨蒸潮热、盗汗遗精、咳嗽咯血、耳鸣耳聋、足膝热痛、心烦易怒、舌红少苔、尺脉数有力。用法：上四味为末，猪脊髓、蜜为丸，每服 70 丸（6～9 g），

空心盐白汤送下。现代用法：水蜜丸、大蜜丸（每丸 9 g），口服，水蜜丸一次 6 g、大蜜丸一次 1 丸，一日 2 次；也可水煎服，用量按原方比例酌减。现代运用：糖尿病、肺结核、肾结核、附睾炎、慢性肾炎、血尿、血栓闭塞性脉管炎、甲状腺功能亢进、围绝经期综合征、儿童真性性早熟等属阴虚内热者。使用注意：脾胃虚弱、食少便溏、火热属于实证者，均不宜使用。

④ 一贯煎：出自《续名医类案》。组成：北沙参 9 g、麦冬 9 g、当归身 9 g、生地黄 18 ~ 30 g、枸杞子 9 ~ 18 g、川楝子 4.5 g。功效：滋养肝肾，疏肝理气。主治：胸脘胁痛、吞酸吐苦、咽干口燥、舌红少津、脉细弱或虚弦等肝肾阴虚，肝气郁滞证；亦治疝气瘕聚。用法：煎服。现代运用：慢性胃炎、胃及十二指肠溃疡、口腔溃疡、慢性肝炎、慢性胆囊炎、糖尿病、高血压、神经痛、神经症、肺结核、慢性睾丸炎、干燥综合征等。使用注意：肝郁脾虚、停痰积饮而舌苔白腻，脉沉弦者，不宜使用。

三、中医食疗与药膳

（一）中医食疗与药膳概述

食疗又称食治，是在中医理论指导下利用食物的特性来调节机体功能，使其获得健康或愈疾防病的一种方法。远古时期人类摄取食物的过程中偶然发现某些食物具有缓解疾患的作用，然后主动寻找并积累经验，形成了药食同源的起源。随着经验的积累，人类文明的进步，理论知识的完善，开始出现中医食疗的理论体系，《黄帝内经》开创了中医食疗的理论体系。当今经济发展，文化繁荣，科学技术进步，人们追求长寿，使中医食疗得到了长足发展和广泛传播。而药膳是在中医药理论指导下，将不同药物与食物进行合理的组合，采用传统和现代的科学加工技术进行制作，形成具有独特色、香、味、形、效的膳食品。药膳将药物与食物融为一体，取药物之性，用食物之味，食借药力，药助食功，相得益彰。

中医学自古以来就有"药食同源"理论。药食同源，也称为"食药同源""医食同源"。《淮南子·修务训》称："神农尝百草之滋味，水泉之甘苦，令民知所避就。当此之时，一日而遇七十毒。"可见神农时代药与食不分，无毒者可就，有毒者当避。药食同源是指按照标准既是食物又是中药材的物质，包括符合传统饮食习惯的食品原料或调味料等。食物成分可以调节机体功能，减少疾病，改善健康。因此，具有养生功能的"药食两用"资源是大众防病的首选。随着"药食同源"理论的广泛传播，食疗、食养、药膳等概念也随之发展。以药为食，以食为药，药膳可在一定范围内起到辅助治疗疾病的作用。药膳既有营养价值，又能辅助防治疾病，具有不同程度的强身健体、延年益寿的作用。

（二）药食同源中药品种介绍

2002 年，卫生部在《关于进一步规范保健食品原料管理的通知》中公布了 87 种"药食同源物品"名单，2014 年及 2019 年又分别增补 14 个和 9 个品种。具体名单如下：

丁香、八角茴香、刀豆、小茴香、小蓟、山药、山楂、马齿苋、乌梢蛇、乌梅、木瓜、火麻仁、代代花、玉竹、甘草、白芷、白果、白扁豆、白扁豆花、龙眼肉（桂圆）、决明子、百合、肉豆蔻、肉桂、余甘子、佛手、杏仁（甜、苦）、沙棘、牡蛎、芡实、花椒、赤小豆、阿胶、鸡内金、麦芽、昆布、枣（大枣、酸枣、黑枣）、罗汉果、郁李仁、金银花、青果、鱼腥草、姜（生姜、干姜）、枳椇子、枸杞子、栀子、砂仁、胖大海、茯苓、香橼、香薷、桃仁、桑叶、桑葚、橘红、桔梗、益智仁、荷叶、莱菔子、莲子、高良姜、淡竹叶、淡豆豉、菊花、菊苣、黄芥子、黄精、紫苏、紫苏籽、葛根、黑芝麻、黑胡椒、槐米、槐花、蒲公英、蜂蜜、榧子、酸枣仁、鲜白茅根、鲜芦根、蝮蛇、橘皮、薄荷、薏苡仁、薤白、覆盆子、藿香、人参、山银花、芫荽、玫瑰花、松花粉、粉葛、布渣叶、夏枯草、当归、山奈、西红花、草果、姜黄、荜茇、党参、肉苁蓉、铁皮石斛、西洋参、黄芪、灵芝、山茱萸、天麻、杜仲叶。

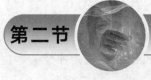

第二节　经络穴位干预

一、经络穴位概述

经络是人体内运行气血、联络脏腑、沟通内外、贯穿上下的通路，包括经脉和络脉。"经"，义为路径；"络"，义为网络。经脉以上下纵行为主，系经络的主体部分；络脉系经络的细小部分，从其中分出。《灵枢·脉度》指出："经脉为里，支而横者为络，络之别者为孙。"经络纵横交错，遍布全身，是人体重要的组成部分。

经络学说是研究人体经络系统循行分布、生理功能、病理变化及其与脏腑相互关系的一种理论，是中医理论的重要组成部分。经络具有联系脏腑和肢体、抗御外邪、运行气血、沟通内外、贯穿上下通路、濡养周身的作用。

腧穴是人体脏腑经络气血在体表的集聚点，是体表与脏腑器官及有关部位相联系的特殊区域。腧，本写作"输"，或从简作"俞"，有转输、输注的含义，言经气转输之义；穴，即孔隙的意思，言经气所居之处。虽然"腧""输""俞"三者均指腧穴，但在具体应用时却各有所职。腧穴，是对穴位的统称；输穴，是对五输穴中的第三个穴位的专称；俞穴，专指特定穴中的背俞穴。人体的腧穴既是疾病的反应点，又是针灸的施术部位。

腧穴与经络、脏腑密切相关，经穴均分别归属于各经脉，经脉又隶属于一定的脏腑，腧穴一定程度上能够反映脏腑的病理状况。《灵枢·九针十二原》载："欲以微针通其经脉，调其血气，营其逆顺出入之会。"说明针刺腧穴后，通过疏通经脉、调理气血，达到治疗疾病的目的。在健康管理中经络与穴位相关技术越来越多地应用于各类人群，并作为指导辨证归经、针灸治疗和保健养生的重要理论依据。

二、针灸推拿技术

（一）针灸技术

针灸技术主要包括针刺和灸治疗两种技术，概指针灸工具、手段及其操作运用的方法和技能。随着科技的进步，针灸技术不断发展，传统针灸技术与现代科学技术结合，针灸手法的不断丰富，使用方法和操作规范的完善，显著提高了针灸的技术含量，为针灸临床增添了新的治疗方法和手段。

1.针 刺

针刺，古称"砭刺"，是由石针刺病发展而来，目前其含义已非常广泛，即指使用不同的针具或非针具，通过一定的手法或方式刺激机体的一定部位或腧穴，是中医健康管理过程中重要的技术方法，以疏通经络、行气活血、协调脏腑阴阳等，既可用于正常保健，也可用于疾病过程中的健康恢复调理。

针刺在健康管理中的适用范围较广，在各类人群中，幼儿惧针，故应用较少。其他各科中，大部分病患都能应用针灸来进行健康管理。如骨关节、肌肉系统的颈椎病、肩周炎、膝关节痛、肌肉劳损等；神经系统的血管神经性头痛、三叉神经痛、面神经麻痹、脑梗死、脑出血、脑萎缩、外伤性截瘫、脑中风偏瘫、坐骨神经痛等；消化系统的胃肠道功能紊乱、急慢性胃炎、神经性呕吐、胃下垂、十二指肠溃疡、急慢性结肠炎等；妇科的痛经、慢性盆腔炎、更年期综合征、月经不调等；儿科的小儿麻痹、脑瘫等；亚健康的情绪障碍、单纯性肥胖、慢性疲劳综合征等。

2.灸治疗技术

灸法，又称"艾灸法"，是以艾绒为主要材料，加工制成艾条或艾柱，借灸火的效力及药物的作用，在人体体表的一定部位或腧穴进行烧、灼、熏、熨，通过经络的传导，温通气血、扶正祛邪，达到益寿延年的目的。灸治疗技术适应证广，疗效确切，安全可靠，广泛地运用于现代健康管理中。艾灸不仅用于保健强身，亦可用于防治疾病及久病体虚的调养，是我国独特的中医健康管理方法之一。

艾灸在临床中分为艾炷灸、艾条灸、温针灸等，可适用于各类人群，尤其对中老年人的健康管理运用较为广泛。对风湿、类风湿、产后风、宫寒不孕，以及颈肩腰腿痛、腰椎间盘突出、颈椎病、肩周炎等寒证为寒邪入侵所致，艾灸可温经通络，行气活血，逐邪外出。对于头疼、眩晕、疲劳、长期在冷气室工作等亚健康人群，尤其是内分泌紊乱及更年期综合征人群，长期施灸可通畅并提升气血循环，疏通经络，驱寒祛湿，排除毒素，增强新陈代谢，调节内分泌。

（二）推拿技术

推拿，古称"按摩""按跷""乔摩""拆引""案抚"，是通过作用于体表的特定部位或腧穴，以疏通经络，调畅气血，调节机体自身的功能活动，而达到防病治病、促进病体康复的目的，由于方法简便易行，防治结合，效果安全可靠，在中医健康管理措施中深受广大群众的喜爱。

推拿健康管理的适用人群较广,涵盖各年龄段,其中婴幼儿应用最广。推拿技术可用于骨伤、内、外、妇、儿、五官各科,管理病种较为广泛,儿科效果尤著,如咳嗽、发热、泄泻、呕吐、疳积等。其他应用病种如内科中的眩晕、胃脘痛、泄泻、便秘、不寐、头痛、痿证等;骨伤科中的肌肉扭伤、肌肉劳损等;妇科中产后身痛、产后缺乳等;同时也可以用于人们身体的调理,如亚健康的情绪障碍、头痛、单纯性肥胖、慢性疲劳综合征等。近几年,按摩受到越来越多人的接受和使用,在延缓衰老、皮肤美容等的临床实践中,也发挥了重要作用。

三、刮痧拔罐技术

(一)刮痧技术

刮痧是以中医经络腧穴理论为指导,通过特制的器具(牛角、檀香木等)和相应的手法,蘸取水或香油或润滑剂等介质,在人体体表进行反复刮摩,产生一定的刺激作用,使局部皮肤出现痧斑或痧痕等变化,使阻滞经络的邪气从肌肤表面散开,起到调畅气机、舒筋活络、活血化瘀等作用,从而进一步达到营卫通利、防治疾病目的的一种中医健康管理方法。

刮痧作为一种通过刺激人体经脉以治疗疾病的非药物疗法,具有简、便、廉、验的优势,可运用于各类人群,在医疗、美容及保健中应用较广。在中医健康管理中,刮痧疗法不仅能够有效地缓解感冒、中暑、头痛等常见疾病,还适用于疼痛性疾病、骨关节退行性疾病,如颈椎病、肩周炎的康复,消化系统疾病如急慢性胃肠炎、消化不良、胃下垂、肠粘连、便秘等的健康管理,也较常用,具有易学、易会、简便易行、疗效明显的特点。

(二)拔罐技术

拔罐古称"角法",是以罐为工具,利用燃烧、抽吸等方法,排除罐内空气形成负压,使罐吸附于体表腧穴或患处,造成皮肤充血、瘀血,以达到防病治病、强壮身体的一种中医健康管理方法。拔罐具有操作简单且副作用小的特点,故应用普遍。

拔罐技术广泛应用于各类人群的中医健康管理过程中,以青、中、老年人群用之较多,普遍应用于内、外、妇、儿等各科,以颈椎病、肩周炎、腰椎间盘突出症、坐骨神经痛、落枕、肌肉劳损、退行性关节病、腱鞘炎、风湿性关节炎、类风湿关节炎以及软组织炎症产生的疼痛及不适最为常用。运用拔罐疗法刺激皮部,通过经络而作用于脏腑,可以调整脏腑功能、通经活络,在各种疾病及亚健康等健康调理中有很好的效果。

四、贴敷技术

贴敷技术是以中医基本理论为核心,应用中草药制剂,作用于皮肤、孔窍、腧穴及病变局部等部位的中医健康管理方法。贴敷技术具有疗效确切、副作用小、使用方便等特点，在中医健康管理领域具有独特的优势。

穴位贴敷技术适用于各类人群，范围相当广泛，以儿童及老年人用之较多。对儿童及成人呼吸系统的慢性支气管炎、支气管哮喘、慢性鼻炎、过敏性鼻炎等有较好的效果；对功能性消化不良、肠易激综合征、溃疡性结肠炎等疗效亦佳；也可用于妇科中的月经失调、痛经、慢性盆腔炎、附件炎及骨伤科中的颈椎病、腰椎病、膝关节病等，不仅可以治疗体表的病症，也可以治疗内脏的病症。

第三节 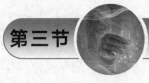 情志干预

一、中医情志概述

中医情志疗法是中国传统医学疗法之一，由来已久，《素问·阴阳应象大论》指出："天有四时五行，以生长收藏，以生寒暑燥湿风。人有五脏化五气，以生喜怒悲忧恐。故喜怒伤气，寒暑伤形"。经过中医不断地实践和完善，又增加了悲和惊两个因素，称为七情，合为情志。情志疗法是传统中医体系中纯心理的干预治疗方法。

人有七情，分属五脏，五脏与情志之间存在着阴阳五行生克原理。中医情志干预是用情志之间相互制约的关系来干预对机体有害的情志，从而达到协调情志的目的，有利于疾病的预防、治疗和康复。中医认为任何一种情绪持续时间过长、程度过重，都可能导致明显的心理问题，进而引发躯体疾病。正如《养性延命录》一书所阐述的那样："喜怒无常，过之为害。"任何事物的变化，大都具有两重性，有利且有弊。在正常情况下，七情活动对机体生理功能起着协调作用，但若过度，则对机体有害。《灵枢·师传》中指出："人之情，莫不恶死而乐生，告知以其败，语之以其善，导之以其所便，开之以其所苦，虽有无道之人，恶有不听者乎？"即指在患病初期，应使病人对疾病有正确的认识和态度；针对失去信心的病人，应增强其战胜疾病的信心；在疾病的恢复时期，告知患者治疗的具体措施并帮助其解除消极的心理状态，克服不良情绪。

随着社会的发展，生活节奏的加快，人们健康观念的改变以及治未病理念的加强，身心疾病及亚健康人群逐年递增，而调节和控制患者的情绪与行为为主要治疗手段的情志疗法，在心身疾病及亚健康防治中起着不可估量的作用，并日益为医学界所重视。

二、情志干预技术

在中医学发展史中，很多医家都非常重视通过对情志的调摄以达到健身益寿或治疗疾病、促进药效的目的。延至今日，在中医健康管理中发现情志异常者，也可

采用以情胜情法中的恐胜喜、怒胜思、喜胜悲、悲胜怒、思胜恐来改善患者情志异常症状。情志干预技术有疏导法、解郁法、移情易性法、生克制化法等。

（一）疏导法

通过帮助患者建立积极正确的世界观和方法论，端正其对自身疾病的认识和态度，对疾病发生的原因、性质、危害以及病情的程度有所了解，对事物的深刻理解和对问题的精微洞察，使患者通过透彻的解析，找到解决问题的方法，放弃固执的情绪，从而主动地走出困惑，调摄情志，战胜疾病，积极配合治疗。这时，医者不但要有精湛的医术，还要有丰富的生活阅历，要具备广博的人文科学知识，要对所处时代的政治经济文化政策背景有正确的认识，加之能动之以情、晓之以理、喻之以理、明之以法的艺术技巧，方能起到改善病人精神状态与躯体状况的目的。

（二）解郁法

解郁法是在脏腑情志论和五行相克理论的指导下，以疏肝理气为核心，让患者抒发、宣泄抑郁于胸的苦闷、恐惧、焦虑和紧张等不良情绪，使肝气条达、心境平和、气机升降有序的方法。医患密切配合，及时治疗，以此增强战胜疾病的信心，在引导的基础上令其宣泄、放弃纠结，以达到减缓心理压力，调畅情志的目的，亦如《逍遥散》中所述"药逍遥，人亦逍遥"。

（三）移情易性法

移情易性法是指医者通过一定的方法和措施转移或改变患者当下沉浸的不良情绪境况的方法。大多患者因自身的工作环境、生活环境或部分社会环境与自身的心理诉求和生理适应能力有所差距，并对改变环境的能力有限，易出现极端恶劣的情绪，一般情况下表现为愤怒、焦虑、抑郁等，由情志导致生理变化进而形成疾病；或者过度思虑已发生的疾病，担心病情恶化、预后不佳，陷入烦恼和忧虑之中，甚至紧张、恐惧。对此应节思虑，转移注意力，减少忧悲之情，尽量避免不良刺激。根据患者的生活环境、教育背景，帮助患者拓宽兴趣，通过其他生活方式如学习琴棋书画、逍遥山水之间等移情方法改变消极的不良情绪。

（四）生克制化法

五行之间既有相生又有相克，基于此理，情志因素也表现为相生相克的关系。

中医的治疗法则遵循五行的生克制化法则，五志与脏腑各有相应，五行相克，即木土水火金；五脏相克，即肝脾肾心肺；五志与之相应体现了以情胜情的法则。《素问·阴阳应象大论》中指出："怒伤肝悲胜怒。""喜伤心，恐胜喜。""思伤脾，怒胜思。""忧伤肺，喜胜忧。""恐伤肾，思胜恐。"以情胜情法的理论依据是：人有七情，分属五脏，五脏与情志之间存在着阴阳五行生克原理，临床通过辨清患者的情志属性，依据生克制化纠正相应所生的情志，并根据具体情况辨证施治，从而达到协调情志回归健康状态的目的。

中医对于情志致病和情志治病理论博大精深，理论和方法众多，中医情志疗法

"以简便易行，安全有效"为特点，对于疾病的预防和调控以及提高亚健康人群的生存质量是一个不可忽视和亟待发展的理论和方法。

 拓展阅读

糖尿病的中医情志调理

糖尿病病程长，患者易产生急躁、忧虑、恐惧、悲观情绪，医者需指导患者掌握疾病相关知识，提高自我防治疾病的能力，消除轻视、麻痹的思想，养成良好的行为习惯，有效控制血糖，减少并发症。对五志过极，郁怒气逆者，可采用以情胜情、劝说疏导及释疑解郁等方法，调适患者情志，避免因七情过极而加重病情。

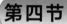

第四节　起居干预

一、起居对健康影响概述

天有昼夜，人有起卧。除了合理的饮食和情志调摄，健康的生活起居活动对维持人体的身心状态也至关重要。《素问·上古天真论》指出："食饮有节，起居有常，不妄作劳，故能形与神俱，而尽终其天年，度百岁乃去。"清代名医张隐庵说："起居有常，养其神也；不妄作劳，养其精也。夫神气去，形独居，人乃死。能调养其神气，故能与形俱存，而尽终其天年。"人的起居要顺应晨昏昼夜和四季变化。现代医学研究也证实，人体内的生物钟与自然界的昼夜规律保持同步才有利于机体的健康稳定。

二、起居干预技术

《庄子·让王》云："日出而作，日落而息"，人们起床、睡眠，进食、工作、学习都应该顺应一日阴阳和一年四时之更迭。在现代化中医学健康管理中，起居干预技术包括起居有常、顺应四时、劳逸结合和动静相宜。

（一）起居有常

《素问·生气通天论》曰："阳气者，一日而主外，平旦人气生，日中而阳气隆，日西而阳气已虚，气门乃闭。"说明中午是阳气最旺盛的时候，到了傍晚阳气逐渐衰微。人的起居就要顺应这些变化，白天阳气丰盛之时进行日常活动，而到夜晚阳气衰减时间则应休息，否则就会"形乃困薄"，使身体感到不适。人们根据昼夜规律，按时作业，才会健康长寿。

（二）顺应四时

《素问·四气调神大论》提到："夫四时阴阳者，万物之根本也，所以圣人春夏养阳，秋冬养阴，以从其根，故与万物沉浮于生长之门。"表示阴阳四时的变化对人体影响深远，如果顺应四时就能保持康健，在"春夏养阳、秋冬养阴"的前提下，进一步提出春季应"夜卧早起，广步于庭"，夏季"夜卧早起，无厌于日"，秋季"早卧早起，与鸡俱兴"，冬季"早卧晚起，必待日光"，即根据四季变化和自身的具体情况养成身体所需的作息习惯，使人体活动能顺应四时阴阳之变化而颐养其气。

（三）劳逸结合

《脾胃论·脾胃虚实传变论》提到："形体劳役则脾病，脾病则怠惰嗜卧，四肢不收，大便泄泻。"在生活起居中要劳逸结合，适当的劳动有助于气血流通，必要的休息则可以缓解疲劳，养精蓄锐，过劳和过逸皆伤及脾胃。适度安逸，能消除疲劳，调节心神，恢复体力和精力；若过于安逸，则气机郁滞，人体功能活动就会衰退。

（四）动静相宜

明代著名医家张景岳说："天下之万理，出于一动一静。"推崇动静结合，刚柔相济。健康养生名著《老老恒言》提到闲暇"散步所以养神"，睡前"绕室行千步，始就枕"，以动求静，有助于快速入睡。古代中医养生大家们主张形与神俱，推崇形神合一，现代健康管理方面也强调形神共养。起居健康要求动静相宜，动以养形，静以养神，动静相宜，则形神共养。

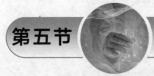

第五节 传统保健运动干预

一、传统保健运动干预概述

中国传统保健运动干预是通过传统的运动疗法调整气息、调养精神和调理机体来增强人体功能，提高体质水平，促进伤病后康复，保持健康状态，达到延年益寿目的的理论与方法。它是以中国传统医学理论为基础，涵盖了哲学、医学、武术、伦理学等多种学科，并在历史的实践中不断地发展、充实、完善的理论与技术体系。古往今来，国人不断摸索、实践，从而形成了如今集气功、武术、医理等为一体的极具民族特色的运动干预疗法，它是民族传统文化与生命科学在特定历史条件下交融相互的产物，是一种建立在民族传统文化基点上的体育保健运动文化。

中医传统保健运动技术是我国的国粹，具有浓厚民族传统特色，是各种保健运动的总称，也是中医未病先防思想的体现。其中八段锦、太极拳、五禽戏等保健运动是传统文化历经千年的智慧结晶，更是稳定健康水平的养生措施。中医传统保健运动技术操作简单、实用，不受场地等限制，是我国人民最常见的健身锻炼运动，具有方便、快捷、有效的特点。

二、传统保健运动功能

"动静结合"是我们中华民族保健、健身的传统观点之一。早在数千年前，运动干预就已经被作为健身、防病的重要手段而广为运用。运用传统保健运动干预的手段进行锻炼，可以舒筋动骨、调节气息、静心宁神，通过疏通经络、调和脏腑，达到增强体质、益寿延年目的。

（一）固本培元

传统医学认为，生命的健康状态与人体元气的兴衰有关。元气充沛，则后天诸气得以资助，从而脏腑调、身心健；当先天禀赋不足或后天因素损及元气时，诸气失调，百变丛生，脏腑渐衰，从而引发一系列的身体问题。而通过传统保健的运动干预，可舒筋壮骨、增强体魄；且有助于心神的调养、稳固根本、培补元气。常年进行运动可充沛元气，使人体五脏六腑、四肢百骸保持良好的健康状态。

（二）平衡阴阳

生命的延续，与元气息息相关，生命活动的维系，则依靠阴阳的平衡。阴主五脏六腑、气血精津，为阳之基础；阳主肌表腠理、四肢关节，为阴之护卫。人体生命的正常活动，依靠阴阳的平衡和协调。传统保健运动的选择需要根据人体阴阳的消长变化，阴盛阳衰之人，应该选择扶阳抑阴之法；阴虚阳亢之人，应选择养阴平阳之术。

（三）疏通经络

在传统医学理论中，经络遍布人体周身，是人体气血、津液运行的通道，是联络五脏六腑的路径。经络不仅有运行气血、营内卫外等作用，还是内病滋生、外邪侵扰的管道。传统保健运动的作用是根据经络的特点，通过疏通经络来实现内邪外驱。运动时通过结合呼吸锻炼、肢节活动或按摩拍打等方法，以触动气血经络互流，从而促进百脉调和、引导真气循经运行，使保健作用充分发挥。

（四）调和气血

气血是人体的重要组成部分，是生命活动的物质基础。气、血二者密切相关，又有所侧重。气具有推动、固摄和气化的作用，血则具有滋润和营养的功能。"气为血之帅，血为气之母"，相辅相成，互助互补，处于动态平衡。传统保健运动干预通过意守、调身、调心、调息等进而调理气血，恢复和重建气血的动态平衡。

（五）调理脏腑

中医学认为，人体脏腑安定、功能协调是健康的标志。如果脏腑失调，功能紊乱，就代表健康已失，甚至成疾。传统保健运动多数以腰为根本，因为腰部既为肾之外府，又是命门所在，而肾气为先天之本，命门之火为生命之源，传统保健运动可强肾固本，实现了脏腑安和便能达到身心健康的美好夙愿。

三、传统保健运动的原则

我国传统保健运动有一套较为系统的理论、原则和方法，注重和强调机体内外的协调统一，从锻炼角度来看，主要有以下几方面。

（一）掌握要领

传统保健运动最关键的是意守，只有心静体松、精神专注，方可宁神静息，呼吸均匀，导气血运行。以意领气，以气动形，达到意守、调息、动形的统一。在锻炼过程中，内炼精神、脏腑、气血，外炼经脉、筋骨、四肢，内外和谐。

（二）强度适宜，循序渐进

传统保健运动通过锻炼达到健身的目的，因此，运动量要适宜。不足则达不到锻炼目的，起不到健身作用；过量则超过了机体耐受的限度，会使身体因过度疲劳而受损。运动锻炼要循序渐进，不可操之过急，否则将欲速而不达。

（三）持之以恒，坚持不懈

强身健体不在一朝一夕，只有持之以恒、坚持不懈，才能收到疗效。运动养生不仅是身体的锻炼，也是意志和毅力的锻炼。

四、常见传统保健运动手段

传统保健运动手段形式多样，种类繁多，不仅有娱乐性，还有竞技性和健身性；既可个体化锻炼，也能集体性练习。传统保健运动不仅历史悠久，并且有着广泛的群众基础，扎根于中华大地不断地传承延绵，千百年来，它对中华民族的健康起了重要的作用。

（一）四大健身气功

为更好地满足人民群众日益增长的强身健体需求，进一步弘扬中华民族健身养生文化传统，国家体育总局遵照党对传统文化应"取其精华""去其糟粕""古为今用""推陈出新"的一贯政策，在挖掘整理优秀传统气功功法的基础上，组织编创了健身气功·易筋经、健身气功·五禽戏、健身气功·六字诀、健身气功·八段锦等四种健身气功。

1．健身气功·五禽戏

五禽戏是东汉大医家华佗根据先人导引、吐纳之术创造。五禽是指虎、鹿、熊、猿、鸟五种禽兽；戏，即游戏之意。所谓五禽戏，就是模仿虎、鹿、熊、猿、鸟五种动物的神形而创编的以肢体运动为主，呼吸吐纳为辅，与意念配合来达到强身健体、防病治病目的的一套健体功法。

中医脏腑学说认为，五禽配五脏，虎戏主肝，能疏肝理气、舒筋活络；鹿戏主肾，能益气补肾、壮腰健胃；熊戏主脾，能调理脾胃、充实两肢；猿戏主心，能养心补脑、开窍益智；鸟戏主肺，能补肺宽胸、调畅气机。人体是一个有机整体，一禽一脏，又相互兼顾。

现代研究发现，五禽戏能提升人体血液中抗氧化酶的活性、脂质过氧化作用，有益于老年肥胖人群的身体健康；能调节机体免疫平衡；可以有效地防止骨量的丢失，从而增强骨密度；通过运动、呼吸和意念三者间的配合能使身心豁然，调节心境，增强人的社会交往能力；还可延缓衰老。表 6-1 为五禽戏的招式及动作要领。

表 6-1   五禽戏的招式及动作要领

招式	动作要领
起势	调息，左开步，两臂上提下按，齐胸，两肘下垂外展，两掌内翻按于腹前
虎戏（虎举、虎扑）	神发于目，虎视眈眈；威生于爪，伸缩有力；神威并重，气势凌人
鹿戏（鹿抵、鹿奔）	运转尾闾，通任、督两脉
熊戏（熊运、熊晃）	运势外阴内阳，外动内静，外刚内柔，以意领气，气沉丹田
猿戏（猿提、猿摘）	欲动则如疾风闪电，欲静则似静月凌空，动静结合
鸟戏（鸟伸、鸟飞）	开合两臂上提，伸颈运腰，真气上引；两臂下合，含胸松腹，气沉丹田
收势	两掌下按达涌泉，腹前划弧收之势，引气归元，气息平和

2. 健身气功·八段锦

八段锦是中国传统保健功法之一，最早见于南宋洪迈的《夷坚乙志》。该功法由八种不同的肢体动作组成，故名为"八段"。因其简便易学，深受大众喜爱，是在中国古代导引术中流传最广、影响最大的一种，有坐、立之分，有南北与文武之别。八段锦等传统保健运动于 1982 年被中国卫生部、教育部和国家体育委员会列入医学类大学"保健体育课"的内容之一，并将重新编排后的八段锦等面向全国推广至今。

八段锦的健身功效正如招式名称所示，可调理脾胃、三焦，通导任督二脉，补气固肾，通畅血脉，强身益寿。在中医健康管理中，该功法作为辅助治疗手段对运动系统疾病有着良好的改善作用，可防治高脂血症、冠心病，可减轻疼痛和活动受限症状，有利于炎症和水肿的消退，加速血液和淋巴回流。八段锦练习选择的环境场地不受限制，术式简单、运动量适中，老少皆宜，健身效果显著，一直作为广大群众首要选择的保健运动之一。表 6-2 为八段锦的招式及动作要领。

表 6-2　八段锦的招式及动作要领

招式	动作要领
两手托天理三焦	两掌上托抬头看，气从关元至天突， 两掌下落沉肩肘，气从天突至关元
左右开弓似射雕	跨步直立搭手腕，马步开弓劲达脊， 变掌外推臂伸直，并步起身往前看
调理脾胃须单举	外旋上穿拉两胁，一掌上撑一掌按， 掌根用力肘微屈，舒胸拔脊全伸展，吸清呼浊
五劳七伤往后瞧	旋臂刺激腕原穴，后瞧转动颈大椎， 身体调整膝微屈，掌指向前往下按，气沉丹田
摇头摆尾去心火	摇头放松大椎，摆尾转动尾闾， 呼吸取其自然，意念守在涌泉
双手攀足固肾腰	双掌摩运膀胱经，畅通任督二脉， 意念守在命门，气息沉至丹田
攒拳怒目增气力	马步下蹲臀收敛，前倾后旋转脊柱， 旋腕用力抓握，两眼怒目睁圆，气发丹田
背后七颠百病消	双脚并拢要沉肩，脚趾抓地呼吸匀， 放松肢体脚跟抬，下落震地全身安

3. 健身气功·易筋经

易筋经源自传统导引术，历史悠久，春秋战国时期为养生家所必习。易筋经采用站式，包括内经和外经两种锻炼方法，多为导引、按摩、吐纳等中国传统的保健方式，以一定的姿势，借呼吸诱导，逐步加强经脉和脏腑的功能。易筋经发展至今，经过不断地修改、完善、补充，已成为一种独特的健身方式。

易筋经这套传统运动功法在动静自然、刚柔相济、形神合一中完成动作。现代研究发现，易筋经可改善软组织的营养代谢过程，提高肌肉、肌腱等软组织的柔韧性、灵活性，改善骨骼、关节、肌肉等组织的活动功能，达到强身健体、延年益智的目的。

易筋经融科学性与普及性于一体，各势动作连贯整体，细节注重伸筋拔骨，舒展连绵，刚柔相济；呼吸要求平稳自然；并以形导气，意随形走；易学易练，健身效果明显。易筋经以不同架势、意守部位、调息次数等变化适应不同年龄层次及不同健康状况人群的需要。表 6-3 为易筋经的招式及动作要领。

表 6-3　易筋经的招式及动作要领

招式	动作要领
预备势	呼吸有常，逐渐进入
韦驮献杵势	松肩虚腋，环手当胸
横担降魔杵势	足指挂地，两手平开，心平气静
掌托天门势	足尖立身端，腿胁浑如植，生津调息
摘星换斗势	以腰带肩，以肩带臂

续表

招式	动作要领
倒拽九牛尾势	前后拉伸，松紧适宜
出爪亮翅势	身体正直，挺身怒目
九鬼拔马刀势	对拔拉伸，自然弯曲，协调一致
三盘落地势	足开掌翻，瞪目闭口
青龙探爪势	左从右出，力周肩背，围收过膝
卧虎扑食势	分蹲探前，鼻息调元
打攻势	两手持脑，垂腰至膝，力在肘双弯
掉尾势	转头扭臀，自然呼吸，意识专一
收势	头正，两臂匀速下行

4．健身气功·六字诀

六字诀，即六字气诀，是我国传统保健运动方法之一，以呼吸吐纳为主要手段。其历史久远，流传甚广，版本较多，古今文献多有论述。在各类传统六字诀功法与保存文献的基础上，多院校共同参与整理研究，并结合现代社会的特点和新时代全民健身运动的需要，编创了这套具有时代特征的保健运动，中国国家体育总局于2003 年把编排后的六字诀向全国推广。

新编"六字诀"独立且完整，规范且系统，各字诀之间相辅相成。"嘘、呵、呼、呬、吹、嘻"六种特定的吐气发声在呼吸吐纳的同时，分别与人体肝、心、脾、肺、肾、三焦相对应，通过呼吸导引，调整与控制体内气息的升降出入，进而达到调整脏腑气机平衡的作用，在众多保健功法中独具特色。

中医学认为，人是单独的个体，但与天地是一个整体，会受到自然的影响。因此人体的脏腑，如心、脾、肺、肾、三焦，与"木、火、土、金、水"五行的生克制化是相联系的，与六种口型的发音也相对应。在吐气中排浊，又在吸气时采纳天地间的清气，吐故纳新，调和人体内外气血运行，强化人体内部的组织机能，使五脏六腑得以阴阳平衡，从而起到健身强体、祛病延年的作用。表 6-4 为六字诀的招式及动作要领。

表 6-4　六字诀的招式及动作要领

招式	动作要领
嘘（xū）字诀	为牙音，五行属木，平肝气
呵（hē）字诀	为舌音，五行属火，补心气
呼（hū）字诀	为喉音，五行属土，培脾气
呬（xì）字诀	为齿音，五行属金，补肺气
吹（chuī）字诀	为唇音，五行属水，补肾气
嘻（xī）字诀	为牙音，五行属木，理三焦

（二）其他健身气功

1. 太极拳

太极拳是我国传统保健运动之精粹，2006年经国务院批准被列入第一批国家级非物质文化遗产名录，并于2020年被列入联合国教科文组织人类非物质文化遗产代表名录。太极拳的发展经历了长期的充实、演变，由重视技击发展为技击、健身、医疗并重的拳术。目前主要推广的是24式简化太极拳。太极拳主要注重自我摄生和调养，其精髓就在于"养"，能治疾病于未然。"养"是自我呵护、自我调理，通过"养"，舒筋活血，开穴顺气，融气功、武术、导引为一体。

太极拳动作舒展轻柔，含蓄内敛，急缓相间，行云流水，形气相随，外可舒筋动骨，内可活血通气，协调脏腑，广泛地用于健身防病，是一种行之有效的传统养生法，被广大群众所喜爱。

太极拳应用广泛，目前主要在老年人群中应用，对于形体力量和精神气质俱可锻炼，有益于大脑皮层兴奋-抑制的调节；可疏通气血、强筋壮骨、调畅情志；还可平衡人体血压、血脂、血糖，提高人体免疫力以及心肺功能，对生活质量有极大的改善。

2. 大雁气功

大雁气功是中国古代传承下来的上乘功法体系，基于道家哲学和养生理念以模仿大雁的动作和习性而得名，根据阴阳变化、五行八卦及经络气路特性而编排，据传该功法创自晋代的道安法师。

大雁气功入门简易，适合各个年龄段的人群，没有特别的禁忌，安全性较好，以练本、治本为主。此种保健运动可激导人体主要经络穴位，改善神经和体液调节系统，调节脏腑机能，平衡阴阳，调和气血。青少年习之可提神醒脑，改善智能，增强记忆力和提高学习能力，中老年人习之则有明目醒神、疏经和血、祛病健身之功效，可辅助治疗各种慢性病和其他疾病。

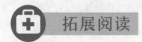 拓展阅读

八段锦锻炼对老年人Ⅰ级高血压康复治疗

八段锦是我国传统康复医学领域中具有民族特色的治疗手段之一，属于中等强度或以下的有氧运动，其动作圆活连贯、舒展大方、动静相兼，对于轻度原发性高血压病康复保健作用是多方面的。

对Ⅰ级高血压（收缩压在140～159 mmHg，舒张压在90～99 mmHg）患者进行24周的八段锦干预治疗后发现，患者的血脂、胰岛素、血糖改善程度非常显著。八段锦练习能够减少体脂，进而提高身体对葡萄糖的吸收，减轻外周组织对胰岛素的抵抗，提高肌肉组织对葡萄糖的利用率，降低血糖，糖的氧化分解增强，生成甘油

三酯减少；同时可降低血浆中胆固醇，促进脂肪组织分解，减少体内脂肪，降低血脂，调节体重。

早期运用运动疗法对Ⅰ级高血压患者实施防治，可以提高患者生命质量，联合药物治疗能提高疗效，减少医疗费用支出，具有显著的社会效益和经济效益。而八段锦是一种适合Ⅰ级高血压病患者（尤其是老年患者）的运动项目。

（资料来源：潘华山，冯毅翀. 八段锦锻炼对老年人Ⅰ级高血压康复治疗的临床观察[J]. 南京体育学院学报（自然科学版），2010，9（1）.）

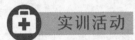 实训活动

气虚证候的经络穴位干预

1. 针 刺

人体之气的生成与肺、脾、肾三脏有着密切关系。气虚证治宜补肺调气、健脾益气、温肾纳气，施以补法。取手太阴肺经、足太阴脾经和足少阴肾经腧穴。针刺常选取太渊、关元、气海、百会、膻中、足三里、三阴交、肺俞、脾俞、肾俞等。

2. 推 拿

选穴：足三里、气海、百会。

方法：每穴按揉 2 min，每天 1～2 次。用双手食指与中指的指腹呈 75° 在穴位的两侧，分别予以轻、中、重度点按，拇指、无名指、小指向手心内侧聚拢。按压力度均应根据人体内病邪之气的程度不同而做相应调整。按穴轻、中、重度力度参照要求：轻度以按唇部感受到的压力为度；中度以按鼻部感受到的压力为度；重度以按额部感受到的压力为度。

3. 艾 灸

选穴：足三里、曲池、中脘、三阴交、悬钟、血海、心俞、肺俞、肝俞、脾俞、胃俞、肾俞、关元俞，同时可配合局部经络辨证取穴。

方法：悬灸、温和灸；每次 10～15 min，以施灸部位出现红晕为度。

4. 拔 罐

以背部俞穴为主，采用闪罐法，可配合留罐，不宜走罐，拔罐强度宜轻，留罐时间宜短，5～7 天一次。施术过程注意保暖，秋冬季节尤甚。术后皮肤可能出现水疱，夏季、梅雨季节尤甚，注意施术后处理。

头部：督脉——百会。

背部：膀胱经——双侧脾俞、胃俞至肾俞。

胸腹部：任脉——膻中、中脘至下脘。

上肢：心包经——双侧内关。

下肢：胃经——双侧足三里至条口。肾经——双侧涌泉。

5. 贴 敷

取穴：神阙、气海、关元、膻中、足三里、脾俞、肾俞、肺俞。

方法：白芥子、吴茱萸、杜仲、牛膝、人参、肉桂、干姜、公丁香、川芎、独活、冰片、白术、甘草等，以白酒、蜂蜜、姜汁、麻油等为赋形剂，每次4~8穴。

本章思考题

（1）简述药食同源的内涵和理论基础，及其在健康管理中的应用范围。

（2）简述经络穴位干预的需求人群归类。

（3）简述传统体育锻炼的原则和方法，及其在中医健康管理实践中的应用。

第七章

儿童、孕产妇和中老年人的中医健康管理

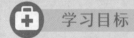

学习目标

知识目标：

（1）掌握儿童不同年龄划分和孕产妇相关概念。

（2）熟悉儿童、孕产妇和老年人的中医健康管理技术。

（3）了解儿童、孕产妇和老年人的生理特点和中医病机。

思政目标：

通过课堂教学和实训，培养学生辩证唯物主义观点、求实的科学态度和正确的思维方法。以习近平新时代中国特色社会主义思想为指导，坚持知识传授与价值引领相结合，运用可以培养大学生理想信念、价值取向、政治信仰、社会责任的题材与内容，全面提高大学生缘事析理、明辨是非的能力，让学生通过课程的学习，掌握事物发展规律，通晓天下道理，丰富学识，增长见识，塑造品格，不断提高学生思想道德素养，提高学生服务国家、服务人民的社会责任感，培养德智体美劳全面发展、争当民族复兴大任的社会主义建设者和接班人。

当前医学由疾病医学转向健康医学，"以治病为中心"的传统理念让位于"以人民健康为中心"的新型思维。我国的医改也面临重心下移、关口前移，以及着眼基层、社区、群众的健康需求。中医健康管理顺应时代潮流和医学发展趋势，发挥中医"治未病"的独特优势，强调"未病先防，欲病救萌，既病防变，瘥后防复"，目的在于为人们提供全方位、生命全周期的个性化服务。中医健康管理应以人为中心，以"三因制宜"为原则，重视不同状态人的健康需求，培养正确的健康理念，充分发挥健康管理师的"助手"作用，针对不同个体人或群体的健康信息制定相应的健康管理方案，实现利用有限的卫生健康资源，最大限度地提高民众的健康素质、健康水平，改善生命质量。

在人的"生、长、壮、老、已"的生命过程中，精、气、神等功能状态都在不断发生变化。儿童脏腑娇嫩、形气未充，生理功能未完善，抵御疾病能力低下；青少年精气充实、气血调和，生理和心理发育迅速，除了注重身体机能的发展，心理健康也需要重视；人到老年，脏腑气血已衰，阴阳逐渐失衡。中医学理论认为，气血来源于脏腑，运行于经络，是妇女经、孕、产、乳的基础。气为血之帅，血为气之母，两者相辅相成，相互影响。妇女若气血调畅，则五脏安和，冲任通盛，经孕正常。然妇女以血为本，血随气行，由于经、孕、产、乳的关系，容易气亏血损，导致气血失调，面萎体衰，发生妇科疾病。

中医倡导"上工治未病，中工治欲病，下工治已病"，中医健康管理将三者融为一体，整体、动态地调整机体的状态，包括健康状态的保持和异常状态的干预，通过调整使人体阴阳平衡、五脏气血津液调和，达到"阴平阳秘"的状态，才可防治疾病、维护健康。因此，中医健康管理应该覆盖生命全过程，中医健康管理的服务对象是全人群，特别是儿童、孕产妇、老人等特殊人群。

第一节　　儿童的中医健康管理

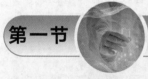

一、儿童的常见健康问题

（一）儿童的不同年龄划分

国际《儿童权利公约》界定的儿童是指 18 岁以下的任何人。享受儿童权利公约的年龄段在 0～18 周岁，我国法律规定 0～18 周岁为儿童，医学界通常将 14 岁作为分界线，将儿童规定为 14 岁以下的人群，作为医学观察年龄段。

据各年龄组解剖生理特点，儿童期又分为：

（1）围产期：胎儿满 28 周到生后一周。

（2）新生儿期：从娩出到生后 28 天。

（3）婴儿期：或称乳儿期。从生后 28 天到 1 周岁。

（4）幼儿期：1~3周岁。

（5）学龄前期：从幼儿期结束到入小学前，即3~6岁（或7岁）。

（6）学龄期：从入小学到青春发育开始，一般指6（或7）~12岁。

（7）青春期：从第二性征出现到生殖功能基本成熟，一般范围是10~23岁，且女孩一般比男孩早2年。随地区、气候、种族而异，中国大部分地区女孩自10~13岁、男孩自12~15岁开始，分别在18~20岁完成，上述各时期各有特点，但也有连续性。

（8）成童：年龄稍大的儿童。或谓八岁以上，或谓十五岁以上，说法不一。

（二）儿童的生理特点

1．0~36个月儿童发育特点

0~36个月小儿具有生机旺盛而又稚嫩柔软的生理特点，一方面生机蓬勃，发育旺盛；另一方面脏腑娇嫩，形气未充。其"发病容易，传变迅速"而又"脏器清灵，易趋康复"。

2．学龄前期儿童生理特点和需求

学龄前期是指满3周岁至入小学前（6~7岁），相当于幼儿园阶段。此期儿童活动范围扩大，智力发展快，自理能力增强，机体抵抗力逐渐增强，但仍易患传染性疾病。

学龄前期儿童生理特点：① 体格生长稳步增长，体重每年增长约2 kg，身高每年增长约5 cm；脊椎前凸消失，腹部不再突出，脚弓脂肪垫消失。② 神经精神发育：语言、思维、动作、神经发育较快。神经兴奋和抑制过程不断增强，逐渐综合分析外界事物，不断控制和调节自己的行动，进一步发展抽象逻辑思维及数的概念等心理活动。学龄前期是儿童性格形成的关键时期，此期具有较大的可塑性，应加强早期教育，培养其良好的道德品质和生活自理能力。③ 性格发育：好奇、好问、好模仿，求知欲强。时时事事会提出"是什么？""为什么？""干什么？"等，这时父母要对儿童的好奇和探究给予积极鼓励和正确引导。

学龄前儿童的营养需求：① 消化吸收能力基本接近成人，但营养需要量相对较高。儿童食欲受活动和情绪的影响较大。② 蛋白质、脂肪、碳水化合物的供给量比例约为1∶1.1∶6。③ 应摄入足够的维生素、无机盐，如钙、磷、铁、碘、锌、铜等微量元素。

3．儿童中期生理特点和需求

儿童中期是指从入学起（约6周岁）到12~14周岁进入青春期为止。

儿童中期的发育特点：① 体格生长、体重、身高处于稳步增长阶段，到青春期前，除生殖系统外，身体各系统器官、组织均已逐步发育成熟。肌肉发育速度增快，淋巴组织发育达顶峰，超过成人。6岁时出第一恒磨牙，乳牙开始按出牙顺序脱落。② 神经精神发育，智力发育已达到可接受书本学习为主的水平，求知欲、理解力和学习能力大为提高。兴奋性及抑制性条件反射比先前易形成。第二信号系统活动日益发展，识字、计算、阅读等逐渐成为独立思维过程并形成具有抽象性和概括性的联系。③ 心理特点：抽象逻辑思维迅速发展，学习积极性、自觉性大为提高，独立性、主动性、不断增强。逐步参加社会实践，形成新的个性品质，如责任感、义务感、纪律性等。

儿童中期的膳食结构基本已经与成人相似，但蛋白质的摄入百分比仍较高。为满足儿童体格生长、心理和智力发展、紧张学习和体力活动等需求。儿童中期的营养需求：① 要重视早餐和课间加餐，小学生常因晨起食欲不佳及赶时间而进食不足。要注意保证早餐的质和量。最好于上午课间补充营养食品，以保证体格发育，保持精力充沛。② 要特别重视补充强化铁食品，以降低贫血发病率。③ 家长在安排饮食时，可让儿童参与制订菜谱和准备食物等工作，以增加食欲，并促进勤奋品质和责任感的发展。④ 饮食习惯和方式受大众传媒、同伴和家人的影响较大。进餐时应保持良好的气氛，家长不要过分强调进餐礼仪，以免影响合理营养的摄入。⑤ 保健人员应对父母和儿童进行营养指导。学校有必要开设营养教育课程，进行营养卫生宣教，纠正挑食、偏食、吃零食、暴饮暴食等不良习惯。

二、中医健康管理技术在儿童健康管理中的应用

（一）服务内容

1．预约儿童家长

在儿童 6、12、18、24、30、36 月龄时，结合儿童健康体检和预防接种的时间，预约儿童家长来基层医疗卫生机构接受儿童中医药健康指导。

2．儿童中医饮食起居指导

根据不同月龄儿童的特点，向家长提供儿童中医饮食调养、起居活动指导。

3．传授中医穴位按揉方法

在儿童 6、12 月龄时，向家长传授摩腹和捏脊的方法；在 18、24 月龄时，向家长传授按揉迎香、足三里穴的方法；在 30、36 月龄时，向家长传授按揉四神聪穴的方法。

（二）儿童中医保健方法和技术

1．饮食调养

① 养成良好的哺乳习惯，尽量延长夜间喂奶的间隔时间。

② 养成良好饮食习惯，避免偏食，节制零食，按时进食，提倡"三分饥"，防止乳食无度。

③ 食物宜细、软、烂、碎，而且应品种多样。

④ 严格控制冷饮，寒凉食物要适度。

2. 起居调摄

① 保证充足的睡眠时间，逐步养成夜间睡眠、白天活动的作息习惯。

② 养成良好的小便习惯，适时把尿；培养每日定时大便的习惯。

③ 衣着要宽松，不可紧束而妨碍气血流通，影响骨骼生长发育。

④ 春季注意保暖，正确理解"春捂"；夏季纳凉要适度，避免直吹电风扇，空调温度不宜过低；秋季避免保暖过度，提倡"三分寒"，正确理解"秋冻"；冬季室内不宜过度密闭保暖，应适当通风，保持空气新鲜。

⑤ 经常到户外活动，多见风日，以增强体质。

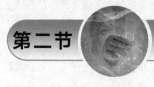

第二节　孕产妇的中医健康管理

孕产妇母体的脏腑气血盛衰，直接影响胎儿的生长发育，因此孕期摄生与调护是保证优生的重要环节。中医在孕产妇养生保健中有丰富的经验和简、便、验、廉的特点，在孕产妇健康管理中充分发挥中医药优势，指导帮助孕产妇树立正确孕育观，对于社区孕产妇健康管理、拓展中医业务的渠道，弘扬祖国医学，繁荣中医药事业的新途径都具有重要的意义。《万氏妇人科》说："妇人受胎之后，所当戒者，曰房事，曰饮食，曰七情，曰起居，曰禁忌，曰医药。须预先调养，不可少犯，以致伤胎难产，且子多疾，悔之无及。"为促进妇女、儿童健康，保障母婴安全，对孕产妇进行中医健康管理是非常有必要的。

一、孕产妇的常见健康问题

（一）孕妇的生理特点和容易出现的问题

1. 妊娠初期血感不足，气易偏盛

中医认为女性妊娠期间脏腑、经络的阴血，下注冲任，以养胎元。因此整个机体出现"血感不足，气易偏盛"的特点，而有"产前一盆火"之说。妊娠初期，由于血聚于下，冲脉气盛，肝气上逆，胃气不降，则易出现饮食偏食、恶心作呕、晨起头晕等现象，一般不严重，经过 20~40 天左右，症状多能自然消失。另外，妊娠早期，孕妇可自觉乳房胀大。妊娠 3 个月后，白带稍增多，乳头乳晕的颜色加深。

2. 妊娠中期应注重阴平阳秘、气血平衡、水道通畅

《逐月养胎法》讲："妊娠五月……卧必晏起，沐浴浣衣，深其居处，浓其衣裳，朝吸天光，以避寒殃……五月之时，儿四肢皆成，无大饥，无甚饱，无食干燥，无自炙热，无大劳倦。"4~5 个月后，孕妇能够自觉胎动，胎体逐渐增大，小腹部逐

渐膨隆。妊娠6个月后，胎儿渐大，阻滞气机，水道不利，常可出现轻度肿胀。妊娠中期阶段是临床中胎儿生长发育较快的一个阶段，因此在临床中应当加强对胎儿的检查工作，查看孕早期的各种因素是否对胎儿造成了负面的影响，同时要从该阶段开始进行孕晚期并发症的预防工作；日常中要加强孕妇的营养摄入，适当增加孕妇钙、铁等摄入，并检测胎儿发育的各项指标，对胎儿的发育情况进行评价，从而调整孕妇的管理内容

3．妊娠晚期应注重补虚去热、祛除胎毒

妊娠末期，由于胎儿先露部压迫膀胱与直肠，可见小便频数、大便秘结等现象。妊娠中晚期，孕妇出现肢体面目肿胀者，称为"子肿"，亦称"妊娠肿胀"。子肿的发生与妊娠期特殊生理有密切的关系。此病多发生在妊娠5～6月以后，此时胎体逐步长大，升降之机括为之不利，若脏器本虚，胎碍脏腑，因孕重虚，因此脾肾阳虚，水湿不化，或气滞湿停，为妊娠肿胀的主要机理，脾肾两脏功能失常往往互相影响或相继出现。胎毒理论是中医儿科学对某些疾病病因独特的认识，认为小儿尤其是新生儿诸多疾病的病因是在胎儿时期获得的，与患儿母亲胎孕时期养护及饮食不当相关，防治上注重清热解毒。

妊娠晚期阶段是胎儿生长发育最快的一个阶段，临床中胎儿的体重将会出现明显的增加，因此该阶段做好营养补充工作具有十分重要的意义，要在专门营养师的指导下为孕妇制定相应的饮食方案，在增加其营养摄入的同时，保证不会导致孕妇出现营养过剩的情况，同时在临床中指导孕妇做好分娩的各项准备。

（二）产妇的生理特点和容易出现的问题

1．阴血骤虚，元气耗损，百脉空虚

产妇由于分娩时的产创出血、产时用力、出汗等，导致产妇处于气血虚弱、百脉空虚的状态，中医有"产后一盆冰"之说。此时容易出现虚弱、怕冷、怕风、多汗、微热等现象。若失于调养，则容易罹患"月子病"（中医称为"产后病"）。

2．易发生瘀血阻滞现象

"十月怀胎，一朝分娩"。分娩后元气亏虚，运血无力，气虚血滞，易出现产后腹痛、恶露不绝等症状。

3．泌乳育儿

分泌乳汁是产妇最重要的生理特征之一，此时易出现虚胖、面色晦暗等。

4．子宫缩痛，排出恶露

产妇分娩之后会有子宫收缩，促进恶露排出，子宫收缩时有些女性会出现右侧附件区的牵扯性疼痛。

5．中医病机

产后病症种种总以"虚""瘀"居多。无论何种病机，其发病因素不外乎以下几

方面：一是产后生理变化；二是素体禀赋不足；三是产后摄生失误。其中前者是必然因素，若这种异常变化超过生理常态，则可发生疾病。

二、中医健康管理技术在孕产妇健康管理中的应用

（一）孕早期健康管理

1．孕早期的随访

孕 12 周前为孕妇建立《孕产妇保健手册》，并进行第 1 次产前随访。

孕早期的随访要求：① 孕 12 周前由孕妇居住地的乡镇卫生院、社区卫生服务中心为其建立《孕产妇保健手册》，并在《孕产妇保健手册》中填写中医药保健内容。② 开展孕妇健康状况评估：询问既往史、家族史、个人史等，观察其体态、精神等，并对孕妇进行一般体检、妇科检查以及血常规、尿常规、血型、肝功能、肾功能、乙型肝炎检查，有条件的地区建议进行血糖、阴道分泌物、梅毒血清学试验、HIV 抗体检测等实验室检查。③ 开展孕早期个人卫生、心理和营养保健指导，特别要强调避免致畸因素和疾病对胚胎的不良影响，同时进行产前筛查和产前诊断的宣传告知。开展中医药保健服务。④ 积极运用中医食疗药膳、情志调摄、运动功法进行孕早期保健指导和防治孕早期疾病，若孕妇出现病情加重、反复时应及时转诊。⑤ 根据检查结果填写第 1 次产前随访服务记录表，对具有妊娠危险因素和可能有妊娠禁忌症或严重并发症的孕妇，及时转诊到上级医疗卫生机构，并在 2 周内随访转诊结果。

2．孕早期中医健康管理

妊娠恶阻（妊娠呕吐）：妊娠早期，出现头晕、乏力、食欲不振、喜酸食物或厌恶油腻、恶心、晨起呕吐等一系列反应，属于早孕反应范畴。中医认为主要其病机是"冲气上逆，胃失和降"。可以通过以下几种中医健康管理保健方法达到减轻、缓解的目的：① 含服少量鲜姜片、乌梅、陈皮等缓解或减轻妊吐。② 可用鲫鱼 1 条，加生姜、春砂仁、精盐、味精煎汤服，以安胎、止吐、醒胃。该药膳对于妇女妊娠期间呕吐不止、胎动不安有较好的疗效，同时又能增加孕妇的食欲。③ 辨证论治以调气和中，降逆止呕为主。当出现严重的恶心呕吐，头晕厌食，甚者食入即吐，相当于西医所称"妊娠剧吐"，应及时转诊。

胎漏、胎动不安（先兆流产）：胎漏是指妊娠期出现阴道少量出血，时下时止，而无腰酸腹痛者；胎动不安是指妊娠期出现腰酸腹痛、胎动下坠或阴道少量流血者。胎漏、胎动不安，相当于西医"先兆流产"。中医保健指导可以包括以下内容：① 可辨证施以适当食疗。如气血两虚型先兆流产可用猪肾（或猪肝）、人参、当归煎汤服以养血益气，宁心安胎。临床表现为胎不安，下部流红，四肢无力，懒语少言，体虚肤腠，面色萎黄，舌淡嫩，苔薄白，脉细软可以此药膳作辅助治疗。② 辨证论治以止血安胎为主。当孕妇出现出血量增多、腹痛腰酸加重，甚至有组织物排出应及时转诊。

妊娠血虚劳（妊娠贫血）：相当于妊娠合并贫血，以缺铁性贫血多见。轻度贫血

者除常规中医保健外还可采取以下措施：① 食疗可用猪肝、黑豆、红豆、红萝卜、红枣、花生等煮粥服用。② 辨证论治以补气养血为主。③ 对于中重度贫血的孕妇应及时转院。④ 孕期指导孕妇保持安闲、宁静，不大喜大怒和思虑过度；增营养、禁房事、宽衣着、适劳逸、常检查；特别注意慎用药，如有毒、攻下、峻下、利水通淋、活血祛瘀和大辛大热的药物。

（二）孕中期健康管理

孕 16～20 周、21～24 周各进行 1 次随访，对孕妇的健康状况和胎儿的生长发育情况进行评估和指导。

（1）孕妇健康状况评估。

（2）对未发现异常的孕妇，除了进行孕期的个人卫生、心理、运动和营养指导外，还应进行预防出生缺陷的产前筛查和产前诊断的宣传告知。

（3）对发现有异常的孕妇，要及时转至上级医疗卫生机构。出现危急征象的孕妇，要立即转上级医疗卫生机构。

（4）此期中医保健主要针对胎位不正患者，可在严密监护下用艾条灸至阴穴矫正胞胎。

（三）孕晚期健康管理

（1）督促孕产妇在孕 28～36 周、37～40 周去有助产资质的医疗卫生机构各进行 1 次随访。

（2）开展孕产妇自我监护方法、促进自然分娩、母乳喂养以及孕期并发症、合并症防治指导。

（3）若孕妇及家属发现有异常现象或疾病应及时到医院进行中、西医诊治处理，以防意外情况发生。

（4）对随访中发现的高危孕妇应根据就诊医疗卫生机构的建议督促其酌情增加随访次数。随访中若发现有意外情况，建议其及时转诊。

（四）产后访视

社区卫生服务中心在收到分娩医院转来的产妇分娩信息后，应于 3～7 天内到产妇家中进行产后访视；进行产褥期健康管理，加强母乳喂养和新生儿护理指导，同时进行新生儿访视。

（1）通过观察、询问和检查，了解产妇一般情况、乳房、子宫、恶露、会阴或腹部伤口恢复等情况。

（2）对产妇进行产褥期保健指导，对母乳喂养困难、产后便秘、痔疮、会阴或腹部伤口等问题进行处理。

（3）发现有产褥感染、产后出血、子宫复原不佳、妊娠合并症未恢复者以及产后抑郁等问题的产妇，应及时转至上级医疗卫生机构进一步检查、诊断和治疗。

（4）通过观察、询问和检查了解新生儿的基本情况。

（五）产后 42 天健康检查

（1）社区卫生服务中心为正常产妇做产后健康检查，异常产妇到院分娩医疗卫生机构检查。

（2）通过询问、观察、一般体检和妇科检查，必要时进行辅助检查对产妇恢复情况进行评估。

（3）对产妇应进行性保健、避孕、预防生殖道感染、纯母乳喂养 6 个月、婴幼营养等方面的指导。

（六）产后中医保健

产后由于产时用力汗出和产创出血，阴血骤虚，卫表不固，抵抗力下降；恶露排出，血室已开，胞脉空虚，此时若护理不当，将息失宜，每易引起疾病。在产褥期指导孕妇休息静养，保证充足的睡眠时间；还要清淡饮食，以免损伤脾胃。

1．一般调养

① 寒温适宜，劳逸适度。产妇居室应空气清新，冷热适宜，冬季注意预防感冒，夏日要预防中暑。产妇要充分休息，保证睡眠时间，劳动不宜过早过累，以免导致恶露不绝、子宫脱垂。

② 调节饮食，调和情志。产后气血耗伤，又须化生乳汁哺育婴儿，急需加强营养。饮食宜选营养丰富而易消化的食品，忌食生冷或过食肥甘，以免损伤脾胃。产妇精神要愉快，切忌暴怒或忧思，以免气结血滞，引起腹痛、缺乳等病变。

③ 正确哺乳，防止怀孕。母乳是婴儿最佳营养品，不仅易于消化，而且含有抵御病邪的抗体，应当尽量坚持母乳喂养。产妇分娩后 30 min 内即可开始哺乳，至 4～6 个月时即应增加辅助食品。注意哺乳卫生、保持正确哺乳姿势。采取正确避孕措施，防止怀孕；对乳汁不足者传授通乳方法，如多吸吮、热敷或配合中药治疗；断奶者授之回奶之法，如用生麦芽 30～60 g 水煎代茶饮。

2．产后常见疾病的防治

产后妇女若出现疾病，无论何种情况都应及时请中医师或妇产科医生诊治。

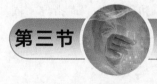

第三节　中老年人的中医健康管理

一、中老年人的常见健康问题

随着我国老龄化进程加快，老年人数量不断增多，社会对于老年人健康管理的重视程度不断增加。中医药在我国具有悠久的历史，是我国传统文化的重要组成部分，中医药治未病思想与我国老年人健康管理理念是一致的。因此积极创新老年人中医药健康管理模式，对于保障老年人身体健康，构建和谐社会具有积极的意义。

（一）机体衰老的中医病机和表现

中医学认为，机体衰老变化的根本原因在于脏腑生理机能的衰退，老年生理变化的全身表现，都与此有关。而五脏生理机能的变化，则是衰老的关键。

肝藏血，主疏泄，在体为筋，开窍于目，为罢极之本，与胆相表里，动静有序，活动自如。然而老年人肝脏机能趋于衰弱，其储藏血液及调节血量的机能降低，加之年老生化之源不足，故往往是藏血少而调节力差。因而经脉的濡养，眼睛的视力调节，均发生变化。其生理改变的外在表现是：筋不能动，动作缓慢，易疲劳；视力减退。其肝脏本身的变化是，肝叶变薄，也即现代医学所证明的老年人肝脏比青壮年时期要缩小。如果肝中血液明显不足，以致出现血不养目，血不养筋的情况，则即成为病理状态，其症状特点为：视物昏花，目眩头晕；筋肉拘挛，动作迟缓，爪甲枯槁等，这些症状，每遇劳累则加重。临证若见此症状，皆属肝血不足。为老年病中常见之症候。

心主血，主神志，在体为脉，开窍于舌，其华在面，与小肠相表里。血为心所主，心脏具有推动血液循环，营养全身的机能，心血充盈，则神得以养，精神充沛。老年人心气衰弱，心脏鼓动无力，故血液运行缓慢，营运不周。心血不足，则神失其养，所以老年人常有精神不振，神志失聪的表现，而且行动懈怠，动辄心跳、气短。正如《千金翼方》中所说："心力渐退，忘前失后，兴居怠惰"，这就是老年人心气衰弱的生理变化特点。临证亦常见老年患者，有心悸、胸闷、胸痛等证，系因心气虚弱，血液运行缓慢而不畅所致。血行不畅，则心脉瘀阻；胸阳不通，则发胸闷而痛；甚则面、唇青紫，冷汗出，四肢厥冷，脉微欲绝，此为心阳暴脱之证，亦属老年病中多见。其他如老年人失眠、多梦、心悸、心烦等证，多属心血不足所致，亦为其病生理变化特点之一。

脾主运化，主统血，为气机升降之轴，主四肢，在体为肉，开窍于口，其华在唇，与胃相表里。脾主运化，水谷精微及水液均靠脾的运化机能来营运周身。脾乃生化之源，血液的生成及运行，也要靠脾的生血、统摄作用予以保证。其营养充盈，则肌肉丰满，四肢强健有力。老年人脾气日衰，消化吸收力弱，故肠胃虚薄，不易消纳，常见饮食减少，每食黏腻、肉荤，即觉不易消化，常有食滞不化、胀闷之感，大便不调亦时有发生。脾不健运，四肢肌肉失养，故老年人亦常见肌肉消瘦，四肢无力，动作迟缓。这些都是脾气虚弱的生理变化特点。

肺主气，司呼吸，肺主肃降，通调水道，开窍于鼻，其华在毛，与大肠相表里。肺主一身之气，通过呼吸，吐故纳新，与自然界大气进行气体交换，以形成胸中之宗气。肺气通调，则气运于周身，气行则水散，故水道畅通。老年人肺气虚弱，呼吸力微，故觉得胸中气少，而吐纳不足。因而老年人常见气力虚弱，语言无力。肺主皮毛，气虚则皮毛不荣，肌表防御能力减退，故老年人容易发生感冒，皮肤粗糙而干燥。这是老年肺脏生理变化特点。

肾藏精，主骨、主髓、通脑，肾主纳气，肾主水，开窍于耳，主二阴，与膀胱相表里。肾精充足，则骨坚、髓充；脑得其养，则思维敏捷，精力旺盛，耳聪目明；肾气盛，则呼吸有力，吐纳充实。肾为先天之本，主管生殖，肾气强盛，则生殖机能旺盛。老年人肾气日衰，肾精不充，故在生理变化上，可出现头发变白或脱落、耳鸣、耳聋、骨髓变脆，身长降低，牙齿脱落，生殖机能衰退等现象。一般说来，生殖机能衰退，在男女性别上有所差异，女性在七七（49 岁左右）之年而经绝，男性八八（64 岁左右）之年而精少，这是老年肾气衰退的生理变化特点。在病理变化上，则可出现耳目失聪、健忘、精神萎靡、腰酸、腿软、阳痿、遗精、尿便失禁等证。高龄老人还会出现畏寒肢冷、手足不温、倦怠蹲卧等证。老年病中属肾虚者，常见上述病理变化之证。

气与血是生命活动的物质基础，二者相辅相成，维持新陈代谢的各种机能活动。气为血帅，血的运行要靠气的推动；血为气母，是气的营养的主要来源。气血充足，运于周身，则机体健壮。老年人由于新陈代谢机能减退，故在生理上出现种种衰老的征象，究其源，主要是由于气血虚少。元代医家朱丹溪在他所著的《格致余论》中指出："人生至六十、七十以后，精血俱耗。"年老以后，气血不足，脏腑机能衰退，经络失养，不但容易衰老，而且还会发生疾病。

（二）老年人的常见病

1．关节炎

关节炎可能是 65 岁以上老人最常见的一种疾病。美国健康组织进行的一项调查发现，超过 65 岁的老人中有半数以上受这种疾病影响，并会导致疼痛和生活质量下降等问题。虽然可以通过积极治疗和运动疗法等防治关节炎，但咨询医生并根据个人情况有针对性地制定锻炼计划，并辅助其他治疗措施，对保持老年人健康很重要。

2．心脏病

老年人常见的心脏病包括冠心病、瓣膜病、心肌病及高血压性心脏病等。作为一类慢性疾病，心脏病影响很多中老年人。人衰老后，生命的风险因素会增加，如高血压和高胆固醇可大大增加中风或心脏疾病的风险。

3．癌　症

癌症在老人死亡原因中排名前列。实际上，如果能在早期通过检查发现问题，许多类型癌症是可以治疗的。虽然不能完全预防，但癌症患者仍然能通过治疗和改变生活习惯等提高生活质量。

4．呼吸系统疾病

慢性阻塞性肺病等慢性下呼吸道疾病也是导致老年人死亡的常见原因之一。老年人呼吸系统疾病中，除哮喘外，慢性支气管炎或肺气肿也很常见。

5．阿尔茨海默病

阿尔茨海默病是发生于老年和老年前期，以进行性认知功能障碍和行为损害为特征的中枢神经系统退行性病变。尽管有很多老人患这种慢性疾病，但不容易诊断出来。专家指出，认知障碍会给老年人健康、安全和自理能力带来很大影响，并且加重家人的生活负担。

6．骨质疏松症

骨质疏松是一种代谢性骨病，主要是由于骨量丢失与降低、骨组织微结构破坏、骨脆性增加，导致患者易出现骨折。除了疼痛、乏力、影响老年人的活动能力以外，骨质疏松症最易导致的严重后果是骨折，甚至残疾。许多老年人因为这一疾病而导致健康不良和生活质量下降。

7．糖尿病

糖尿病是老年人的多发病、常见病之一。可以通过空腹血糖、口服葡萄糖耐量试验等项目在早期诊断出糖尿病。

8．抑　郁

老年抑郁症是老年人常见心理疾病。除了应用改善情绪的药物和心理疗法以外，还可以通过鼓励参加群体性活动、培养个人兴趣爱好、增加力所能及的体力活动等让老人的心情变得开朗。

二、中医健康管理技术在中老年人健康管理中的应用

人体处于不同的年龄阶段，在结构、功能、代谢以及对外界刺激反应等方面表现出体质差异性。老年人机体生理功能衰退，随着阴阳气血、津液代谢和情志活动的变化，老年性疾病逐渐增多，平和体质相对较少，偏颇体质较多。因此，老年人中医药健康管理服务可根据老年人的体质特点从情志调摄、饮食调养、起居调摄、运动保健和穴位保健等方面进行相应的中医药保健指导。

（一）服务主要内容

对 65 岁及以上居民，在其知情同意下开展老年人中医药健康管理服务。主要内容包括：

1．中医体质信息采集

按照老年人中医药健康管理服务记录表前 33 项问题，逐项询问居民近一年的体验、感觉，查看舌苔和舌下静脉及皮肤情况等，将信息在相应分值内划"√"。

2．中医体质辨识

根据 2009 年中华中医药学会发布的《中医体质分类与判定》标准，将中医体质分为平和质、气虚质、阳虚质、阴虚质、痰湿质、湿热质、血瘀质、气郁质和特禀

质九种基本类型，每种体质有其独自的特征。在此基础上，结合老年人的生理病理特点，国内某高校曾制订了《老年版中医体质分类与判定》标准。

按照《中医体质分类与判定》计算出该居民的具体得分，将计算得分填写在老年人中医药健康管理服务记录表体质辨识栏内。根据得分，判断该居民的体质类型是平和体质抑或偏颇体质，并将体质辨识结果及时告知居民。

3. 中医药保健指导

针对老年人不同体质特点，从情志调摄、饮食调养、起居调摄、运动保健、穴位保健等方面进行中医药保健指导。

（二）服务主要的内容和技术

1. 老年人健康管理原则

老年人的中医健康管理应从饮食调养、起居调摄、心理调摄、运动调理等多方面进行。应遵循顺其自然，顺应四时，强调天人合一的原则。

饮食调理：① 食宜多样。粗细搭配，多食用膳食纤维丰富的食物。针对老年人体弱多病的特点，可经常食用莲子、山药、藕粉、菱角、核桃、黑豆等补脾肾益康寿之食品。② 食宜清淡。多吃鱼、瘦肉、豆类食品和新鲜蔬菜水果，不宜吃浓浊、肥腻或过咸的食品。食盐用量以每日不超过 6 g 为宜，少糖，多食素。③ 保持饮食有节。适时定量，不可过饥过饱，忌暴饮暴食，一日三餐能量摄入分配合理。④ 保持饮食卫生。牢记"病从口入"，宜食新鲜食物，忌食生冷、不洁的食物。选购食物时应注意外观好、无污染、无杂质、无变色、无变味、符合卫生标准的食物。注意餐饮卫生条件，包括进餐环境、餐具和供餐者的健康卫生状况。集体用餐提倡分餐制，减少疾病传染的机会。⑤ 因人、因地、因时制宜。在四季不同的气候环境下，当人体处于阴阳寒热失衡状态时，可以通过食物的不同性味来进行调理，达到补虚、泻实、调整阴阳的目的。

运动调理：① 调理原则。运动要适量，应根据身体状态每日坚持 40 min 为宜；运动强调循序渐进，量力而行，持之以恒；运动要张弛有度、劳逸结合，与放松、调息等休息运动相交替。青少年及中年人可以跑步健身、器械锻炼等为主；老年人则以传统调理运动为主。② 调理方法。可练习易筋经、五禽戏、八段锦、太极拳、太极剑等传统运动。

中医其他特色技术调理：① 社区居民和群众可在医疗和保健机构选择使用安全、方便、显效、适宜的中医特色技术，达到维持和增进健康的目的。由取得执业资格的医护人员及健康管理师进行调理，应遵循以下原则：在进行中医特色技术操作时，应遵循国家和地方相关法律法规和部门规定、技术常规等，防止操作意外与交叉感染等发生；尊重受施者隐私与权益，履行告知制度，增强受施者依从度；结合受施者体质、年龄、性别掌握操作宜忌。如老年人素体阳虚者为多，应以补法技术干预为主。② 调理方法：拔罐、中药足浴、艾灸、捏脊、穴位敷贴、中药熏蒸和穴位按摩等。

拓展阅读

国家中医药管理局《关于促进中医养生保健服务发展的指导意见》(节选)

一、指导思想和基本原则

以邓小平理论、"三个代表"重要思想、科学发展观为指导，深入贯彻党的十八大精神和习近平总书记系列重要讲话精神，以满足群众健康需求为目标，充分调动社会力量的积极性和创造性，释放中医养生保健服务潜力和活力，丰富服务内涵，规范服务行为，创新服务模式，提高服务质量，促进中医养生保健服务规范化和专业化。发挥中医药原创优势，加强资源整合，推进中医养生保健服务向产业化方向转型升级，促进中医养生保健服务可持续发展，推动健康中国建设，提高中医药在国民经济和社会发展中的贡献度。

二、发展目标

到 2020 年，基本建立社会非医疗性中医养生保健机构(以下简称"中医养生保健机构")与医疗卫生机构协同发展的中医养生保健服务体系。促进中医养生保健服务的规范化、专业化、规模化发展，形成一批具有品牌效应的中医养生保健机构；中医养生保健服务从业人员素质明显提升，服务方式规范、技术方法灵活多样，安全性得到有效保障；中医药健康消费潜力不断得到释放，中医养生保健服务需求基本得到满足，中医养生保健服务对经济社会发展的贡献率明显提高，成为推动经济社会转型发展的重要力量。

……

五、明确服务内容，规范中医养生保健服务行为

中医养生保健机构可以提供中医健康状态辨识与评估、咨询指导、健康干预、健康管理等服务，对服务人群进行健康干预时可以使用按摩、刮痧、拔罐、艾灸、熏洗等中医技术及以中医理论为指导的其他养生保健方法及产品等。中医健康状态辨识与评估类服务应由中医类别执业(助理)医师开展。

中医养生保健机构应建立技术服务目录、服务规范和操作规程，中医养生保健服务从业人员应按照服务规范和操作规程开展服务。

……

本章思考题

(1)儿童的不同阶段的生理特点有哪些？

(2)请简述孕产妇的中医健康管理适宜技术。

(3)请简述老年人的中医病理特点和中医健康管理适宜技术应用策略。

第八章

社区中医健康管理

学习目标

知识目标：

（1）掌握生活社区中医管理服务内容，职业人群中医健康管理策略，学校中医健康教育实施策略与途径。

（2）熟悉生活社区、工作场所中医健康管理概念，学校中医健康教育需求。

（3）了解生活社区中医卫生服务现状，学校中医健康管理概念。

思政目标：

通过课堂教学，结合当前生活社区和工作场所中医健康管理现状和学校中医健康教育的需求，使学生深刻认识中医健康管理发展的重要性。引导学生熟悉中医健康管理在社区中的应用，激发学习兴趣，为开展中医健康管理打下扎实的基础，为中医健康管理事业培养接班人。

健康和生命是 21 世纪的主题。后医学时代的到来标志着生物模式向生物—心理—社会模式的转变，也标志着新公共卫生时代的到来。社区健康管理是社会治理的重要部分，中医药服务的特色与优势在社区健康管理中更能充分实现。运用中医学"治未病""整体观念""辨证论治"核心思想，结合现代健康管理学的理论方法，通过开展形式各样的健康教育活动，普及中医健康知识，为社区健康管理服务。

第一节　生活社区中医健康管理

社区是若干社会群体或社会组织聚集在某一个领域里所形成的一个生活上相互关联的大集体，是构成社会有机体的基础，是宏观社会的缩影，是人们日常生活的主要场所。通过对社区人群进行中医的全面信息采集、监测、分析、评估，以维护个体和群体健康为目的，提供中医方面的健康咨询指导以及中医健康教育，营造健康的生活环境，改善社区居民的健康水平和生活质量。

一、生活社区中医卫生服务现状

2011 年 9 月，国家中医药管理局发布了《基本公共卫生服务中医健康管理技术规范》，随着时代发展和社会进步，以及社区居民对预防保健重要性认识的提高，中医养生和中医疾病预防得到社区居民的更大关注和肯定。"十三五"期间，我国 99% 的社区卫生服务中心、98% 的乡镇卫生院、90.6% 的社区卫生服务站、74.5% 的村卫生室能够提供中医药服务。但总体来看，中医药发展不平衡不充分问题仍然突出，中医药优质医疗服务资源总体不足，基层中医药服务能力仍较薄弱。

二、生活社区中医健康管理策略

根据社会、经济、社区服务等背景条件，结合相关政策、人员构成、标准化服务、服务内容以及社会效益等方面，社区中医管理策略包括以下几方面。

（一）提高上级组织对中医健康管理的认识

我国社区中医健康管理处于发展初期，需要社会各部门的共同参与和支持，其中卫生事业以及社区服务上级领导组织的重视是社区中医健康管理发展的基础。科学的发展使各学科相互渗透，医学模式的转变带来了中医发展的契机，中医在慢性病、疾病预防等方面具有独特的优势，上级领导者必须认识到中医健康管理在卫生工作中的重要性。

（二）完善中医健康管理机制

社区中医健康管理依托于社区医疗机构的发展，拥有完善的管理机构才能使其在社区有效服务于居民。社区医疗机构的管理通常以卫生管理部门为中心采用分级负责管理模式，如市级、区级、街道成立相应的社区管理中心，对所辖区的社区医疗机构进行管理。社区卫生服务机构根据相应管理条例对其进行监管和升级，需要各级、各职能人员发挥专业特长，共同协商、相互协调。

（三）社区卫生服务机构规范化建设

生活社区是中医健康管理服务的重要载体和服务场所，但目前相应的基础硬件设施和人员配备并不合理，卫生机构的服务能力参差不齐。应参照国家标准，严格根据社区人口分布和健康需求，加强社区卫生服务机构硬件设施配备，对人才队伍和服务内容进行规范化建设。

（四）社区服务人员的培训和考核

社区全科医师在社区医疗中担当重要角色。完善的人员培训机制是发展社区中医健康管理工作的关键，也是社区卫生服务工作的重点，对医疗人员的引进和培训工作至关重要。设立指标，进行量化绩效考核，对服务内容实施完善、群众评价高的医务人员以及机构实行奖励措施，以调动和激励其工作积极性，也有利于中医健康管理的开展。

（五）规范社区中医健康管理内容

规范社区中医健康管理服务内容是发展社区中医健康管理的根本条件。相应地融入中医养生保健等中医优势特长，将社区中医适宜技术与健康管理结合起来，在社区构建中医健康管理的服务体系。社区中医健康管理内容主要包括中医健康档案管理、疾病管理和康复、养生保健、生活方式管理。

（六）健康档案信息化管理

信息化时代，充分应用信息网络建立社区管理平台成为社区医疗机构信息化建设的重要组成部分。建立居民电子信息档案是信息化的必然趋势。档案的电子化可以实现居民健康的动态监控和管理，一方面解决了管理成本，提高了利用效率，另一方面也节约了人力资源。此外，电子健康档案还是区域卫生平台建设的重要组成部分，是实现区域健康信息共享的前提。

（七）加强健康宣教工作，提高居民健康意识

居民是社区服务的主体，是社区医疗服务的主要受益者。加强居民健康宣教不仅需要卫生部门的参与，还应由政府主导，利用社区居委会的平台，以社区医务社会工作者为主要传播者，在遵循科学性的前提下，通俗、形象地表达，以满足人们健康生活、自我保健的需求，提高居民参与健康管理的主动性。

第二节 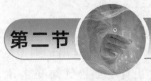 工作场所中医健康管理

　　工作场所指的是职业人群在工作中停留或存在流动轨迹的一切场所。我国的职业人群数量庞大，职业人群是居于企业、事业单位或个体经济组织中从事职业活动的劳动者的统称，他们身心的健康是社会和谐稳定的基石，更与国家社会经济发展密切相关。现阶段我国正处于经济转型升级的关键时期，新兴产业快速发展，大量的新技术、新材料正在研发和使用，多方位的职业需求也不断出现，影响职业人群健康的因素众多。加强工作场所中医健康管理对于预防和减少疾病的发生，减轻医疗负担，不断提高职业人群的健康水平和生活质量具有重要的意义。

一、职业对健康的影响

　　中国职业规划师协会将职业划分为十个方向，细分之下种类繁多，职业活动中或劳动场所都会存在对劳动者健康、安全和作业能力造成不良影响的有害物质和危险因素。职业中作用于人体的强度与时间超过一定限度会产生危险因素，人体自身无法代偿其所造成的功能性或器质性病理改变，从而出现相应的临床征象，影响劳动能力，继而产生的疾病统称为职业病。《中华人民共和国职业病防治法》将职业病定义为"企业、事业单位和个体经济组织的劳动者在职业活动中，因接触粉尘、放射性物质和其他有毒有害物质等因素引起的疾病"。职业病的分类和目录由国务院卫生行政部门会同国务院劳动保障行政部门制定、调整并公布。我国职业卫生的形势不容乐观，企业的生产技术和工作条件较差、自我防护意识和医疗预防工作不足直接影响职业病的发生率和患病率。职业病防治工作的目的是预防、控制和消除职业病危害，保护劳动者健康及相关权益。随着大健康体系下医疗模式的转变，影响职业健康的因素除职业有害因素外，还包括社会心理因素、个人行为生活方式、医疗保障水平等。

（一）职业性有害因素

1．化学因素

　　在生产中接触到的原料、中间产品、成品和生产过程中的废气、废水、废渣中的化学毒物可对劳作者身体产生危害。包括生产性毒物和生产性粉尘，其中生产性毒物主要包括金属及类金属、有机溶剂、刺激性气体、窒息性气体、苯的氨基和硝基化合物、高分子化合物、农药等。中医学称之为毒邪侵袭，毒邪经人体食道、气道、皮肤、血脉侵入体内，致使气血失调，津液、水精输布功能受阻。古代医家对于中毒的解救记载较为丰富，如很早就强调以催吐等方法将毒物排出。

2．物理因素

　　物理因素广泛存在于作业和生活中。职业活动中接触不良的物理因素均可对劳

作者身体产生危害，如异常气象条件（高温、高湿、低温、高气压、低气压）、噪声、振动、非电离辐射（可见光、紫外线、红外线、射频辐射、激光等）和电离辐射（X射线、Y射线等）。中医学称之为外感六淫，阴阳相移，寒暑更作，如果气候变化异常，六气发生太过或不及，或非其时而有其气，以及气候变化过于急骤，超过了一定的限度，使机体不能与之相适应时，就会导致疾病的发生。六淫致病与所处职业环境有十分密切的关系，如久居潮湿环境易患湿邪致病，高温作业者常见燥邪或火邪致病等。

3．生物因素

生产原料和作业环境中存在的致病微生物或寄生虫，如炭疽杆菌、真菌孢子、森林脑炎病毒，以及生物病原物等可引起职业性传染病。这类具有传染或流行特征的疾病在中医学中称为疫疠病邪，疫疠与六淫同属于外感病因，致病后称作疫疠或叫瘟疫。其特点是发病急，病情严重险，传染性强，致病死亡率高。这类微生物通常包括以下几类：① 细菌。如屠宰、皮毛加工等作业，可接触到炭疽杆菌、布鲁氏菌等。② 病毒。如森林作业，可能受到携带森林脑炎病毒的蜱叮咬而感染森林脑炎。③ 真菌。如在粮食的收获、加工、储存过程中，劳动者可接触到霉变谷物上的曲霉菌、青霉菌等。

4．作业中的其他因素

劳动过程是指生产中为完成某项生产任务的各种操作，涉及劳动组织、作业者操作体位和劳动方式等，劳动过程中劳动强度或时间超过一定限度而造成的人体损害在中医学中称为劳伤，《素问·宣明五气篇》谓："久视伤血，久卧伤气，久坐伤肉，久立伤骨，久行伤筋，是谓五劳所伤。"作业过程中影响健康的其他有害因素主要包括：① 劳动组织和作息制度不合理；② 生产管理水平低、厂房建筑或设备简陋；③ 劳动强度过大或生产定额不当；④ 个别器官或系统过度紧张；⑤ 长时间处于不良体位、姿势或使用不合理的工具。

（二）社会心理因素

1．社会经济因素

经济全球化使企业竞争加剧，导致职业人群的就业压力和工作压力增大。我国对职业人群保护与就业环境改善投入不足，相关的法律法规制度需不断完善，这是影响职业人群健康的重要因素之一。

2．人际关系因素

人际关系不和谐，可影响情感和工作的积极性，造成工作时心情不愉快、紧张，长久之下不利于工作的有效开展，也不利于个人身心健康，易导致事故或工伤。

3．文化教育水平

职业人群文化教育水平低，缺乏相应的职业防护知识，自我保护意识薄弱，不能正确采取个人防护措施，也是导致职业人群健康问题原因之一。

4．卫生服务水平

医疗卫生工作水平和医护人员的业务能力和专业素养很大程度影响着职业病的防治工作。

（三）行为生活方式

日常的行为生活方式也会影响职业病的发生和发展。例如，吸烟会提高石棉接触者诱发肺癌的危险性，酗酒易导致意外伤害和工伤；高脂饮食会增加机体对二硫化碳诱发心血管病损的易感性；吸毒、不洁性行为和性乱等易增加患性传播疾病和艾滋病的风险。

二、职业人群中医健康管理服务内容

《国家职业病防治规划纲要（2021—2025）》明确了"十四五"期间我国职业病管理防治的总体要求、工作目标、服务内容和保障措施，其主要任务包括：① 深化源头预防，改善工作场所劳动条件。② 严格监管执法，提高职业健康监管效率。③ 强化救治措施，提升职业病患者保障水平。④ 推动健康企业建设，提升职业人群健康水平。⑤ 加强人才培养，强化技术支撑体系建设。⑥ 推动科技创新，引领职业健康高质量发展。⑦ 推进信息化建设，提升职业健康管理效能。⑧ 加强宣教培训，增强全社会职业健康意识。随着全球工业化，经济的飞速发展，相当多的劳动者遭受工伤事故，或因工作中的有害因素而患有职业病和工作相关疾病。职业病防治中中医健康管理备受人们的关注。在职业健康服务与中医健康管理体系建立过程中，发挥中医特色，不断地完善和修正，形成符合基本国情、较为完整的体系，能够积极有效地对职业病进行防治。职业人群主要包括未患病职业人群与职业病人群两部分。未患病职业人群健康状态主要在于预防，从源头阻断危险因素作用于人体，如对职业人群进行健康宣教，在职业中运用防护设施，增强职业人群的自我防护和自我保健意识，作业依照规范安全操作规程进行，定期组织体检；摒弃不良的行为生活方式，如戒烟限酒，做到起居有常、合理锻炼等，即"未病先防"。职业病人群的管理原则重在治疗，促进康复，防止复发，即"既病防变""瘥后防复"。根据职业人群自身健康情况酌情调整工作岗位，应给予职业病人群合理、积极的治疗，预防并发症，促进康复，防止复发等。职业人群中医健康管理服务的内容主要有以下四个方面。

（一）情志管理

在劳动过程中，情绪和情感对人体有着重要的作用。在工作中，人们往往面对高压、高危、高强度等工作内容，或者处于职场紧张的人际关系中，易产生焦虑、抑郁等情绪，若长时间面临这种消极的情绪，又无法宣泄，可积而成疾，或者增加职业病产生的易感因素。情志干预是中国传统医学疗法，可以通过倾诉、歌唱等形式宣泄，通过阅读、绘画等转移注意力，或者采用情志相胜法，以情胜情进行治疗。

（二）饮食管理

健康的饮食习惯对职业人群的健康状态具有重要意义，无论是预防职业病的发生，还是对促进病情的康复治疗具有积极的影响。如对长期作业在矿物性粉尘的环境中，对患尘肺高危风险的职业人群，日常以清淡饮食为主，忌食辛辣煎炸、海腥"发物"，遵循丰富营养的原则，多饮水，多食化痰的食物如冬瓜、梨子、枇杷、陈皮等。已患尘肺病的人群，根据中医辨证施治、施护，尘肺病中医多归属"喘证""肺痹"等范畴，根据对应证型可给予饮食调养。痰热郁肺者，可指导患者服用荸荠汁；肺虚者可食用补肺健脾的党参、黄芪、山药等。

（三）运动管理

合理、规律的运动锻炼有利于增强职业人群的身体素质，提高机体的防御能力，可降低职业病的发病风险。中医健康管理在运动方面强调动静结合、强度适宜、循序渐进、持之以恒、因时因人制宜的原则。传统的运动养生保健项目有八段锦、太极拳、五禽戏、六字诀等。

（四）起居管理

起居有常，顺应四时，根据自然界昼夜规律，按时作业，妥善合理地安排生活，保持良好的工作习惯。做到劳逸结合、勿熬夜久坐等。如春季应夜卧早起，方能助阳气升发；夏季炎热，宜晚睡早起，不宜直吹空调、风扇；秋季应当早卧早起，以顺应阳气收敛，助肺气宣发，并酌情增减衣物；冬季宜"藏"，早睡晚起，日出而作，保证充足的睡眠，方利于阳气的潜藏，阴精积蓄。

三、职业人群中医健康管理策略

2016 年召开的全国卫生与健康大会指出，要树立"大健康、大卫生"的理念，做到全方位、全周期维护人民健康，关注生命全周期、健康全过程。"健康中国"建设已成为国家战略发展的重要目标。现阶段我国职业人群约占全国人口总数的 2/3，职业人群从事职业工作的时间占据生命周期的最长阶段，在国家建设中发挥着至关重要的作用，职业人群的健康得不到保障，就不会有全民健康和社会发展。积极关注职业人群身心健康，识别影响职业人群健康的危险因素，并对其进行中医健康状态调理，可有效预防和减少职业病发生，具有重要的社会意义。

（一）健康体检

健康体检是指运用医学手段结合中医"四诊"对职业人群进行身体检查，了解职业人群健康状况的诊疗手段，是获得健康信息的主要途径，是管理的前期和基础。进行职业健康体检可以早期发现影响健康的危险信号或疾病潜伏线索，为就业者进行健康筛查，督促从业者改变不良的生活方式和习惯，及早接受规范化治疗和采取康复措施，为疾病的早期发现、早期诊断、早期治疗提供重要保障。定期职业健康体检是保证职业人群健康的重要形式。

（二）健康体检的跟踪服务

健康体检后，为制订诊疗、护理和预防保健计划提供依据，及时建立中医健康档案，详细记录了个人健康问题和相关危险因素，并评估和辨证分析个体的阴阳平衡、五脏六腑、气血经络、筋骨脉络等状态，将原始健康数据录入计算机，建立个人健康档案，通过数据库对体检信息进行长久保存、管理、利用，实现对职业人群健康状态的动态跟踪，为临床诊断、治疗、护理和预防保健提供全面资料，并通过定期体检使健康信息不断更新。

（三）职业健康体检的后续服务

根据体检结果，评估个人健康问题并设置干预措施，可依据个人需要结合健康档案接受体检机构提供的后续跟踪服务，如健康咨询、就医指导、健康问题的跟踪服务，因人而异制定恰当的健康管理方式，比如根据个体的体质类型或不适症状提供食疗药膳养生指导，并结合中医技术，帮助个体改善体质、减轻症状、预防疾病、增进健康。

（1）后续咨询服务侧重于解答就诊者针对健康体检报告中的阳性结果、异常情况、健康状态描述等提出的各种问题，并对这些问题进行原因分析，提供个性化的预防干预措施。

（2）就医指导是指针对体检报告中明确诊断的症候，指导患者至相关科室进行进一步的诊断和治疗，包括提供相关专家门诊信息，指导预约挂号的方式或帮助预约，帮助联系住院等就医指导和服务。

（3）健康问题的跟踪服务侧重于针对体检的异常结果，如血糖、血压、血脂等，提醒患者定期复查，强调定期复查的重要性，指导定期复查的重点项目和随访时间，出现异常情况应及时就医等。

（四）中医健康教育

健康教育侧重于通过一系列教育和社会活动，帮助职业人群建立健康信念，促使改变不良的行为和生活习惯，减轻或消除影响健康的危险因素，预防疾病，促进健康，提高生活质量。比如对常见疾病如高血压、糖尿病、高尿酸血症、颈腰椎疾病等提供饮食控制、运动方式、生活方式调整及疾病自我监测等方面的中医健康教育活动。

（五）职业人群中医健康管理的意义

1．为职业场所卫生规划提供依据和参考

在职业场所中，需兼顾个体和群体，利用社区健康档案，掌握本场所的人口学特点（包括年龄、性别、文化、职业、婚姻、家庭等）及患病和死亡特点，可有针对性地制订本职业人群的卫生服务计划，保障职业人群健康生活质量。

2．为顾问医师提供详细的参考资料

健康档案详细记录了患者现存问题、发病背景、服药史等情况，在转诊、会诊时，可为顾问医生进一步制订诊疗计划提供重要依据。

3．应用中医健康档案进行全科医学教育

不论对医学生还是医护人员，健康档案都是很好的学习资料。健康档案在内容上应注重完整性、逻辑性和准确性，在形式上注重规范性。使用中医健康档案，既能锻炼医护工作者的临床思维，又能加强其对中医运用于全科医学的理解和融会贯通。

4．开展流行病学和临床研究

中医健康档案资料记录了个人健康问题、行为习惯、年龄和性别等内容，可通过数据分析，梳理中医养生与"治未病"健康管理的源流；中医健康档案还详细记录了个体体质类型、患病情况，可为继续深入健康状态中医辨识研究奠定基础；利用健康档案，可进行职业病防治相关的研究。

第三节　学校中医健康管理

中医学的发展历史悠久，在中华民族的医学历史上占据着主导地位。学生是国家的未来和民族的希望，是发展中国特色社会主义建设的新生力量。学生作为一个特殊群体，共同在学校中学习生活，他们正处于生长发育关键时期，其身心发育尚未完全成熟，健康状况也成为影响我国未来建设的重要影响因素。

一、学校中医健康素养提升的作用和意义

学校中医健康管理覆盖小学、中学和大学，覆盖的人群是在学校就读的儿童、少年和青年人群，条件允许的情况下应将学校教师和工作人员纳入。因为青少年时期个体生长发育迅猛，是决定个体生理、心理、社会能力及道德情感的关键时期，他们朝气蓬勃，但又处于健康危险行为的相对高发阶段，情绪、观念变化快，而传承、守护中医药文化更要从小抓起，所以学校实施中医健康管理任务艰巨、意义重大。

（一）促成长

根据这一年龄阶段的身心特点，有针对性地对提升中医健康素养，监测学生的生长发育和各类常见病发生情况，从而使中医健康管理更加符合个体特征，有利于促进学生的健康成长。

（二）立形体，塑心性

青少年时期是从儿童到成人的过渡阶段，又是形体、心理和智力发育的关键时期。青少年时期的行为方式会对往后的生命阶段和晚年生命质量产生深远的影响。学校以中医健康理论知识和技能等为基础，使学生掌握健康习惯和避免造成严重健康问题所需要的知识、态度、价值观、技能及服务等。提升中医健康素养，保持良好的健康行为，使受教育者终身受益。

（三）免疫防病

学校是学生学习和生活的主要场所，是人群高度聚集、群体性事故和公共卫生事件多发的特殊场所，也是疾病预防的重要场所。中医健康知识的学习和健康教育活动的开展可提高学生对某些传染病的免疫力，对保护学生健康成长、降低传染病的发病率、减少并阻止传染病的流行有重要作用。学校有针对性地宣传中医健康知识，促进学生改正不良习惯，从而促进学生的生长发育，做到无病预防、有病早治，以降低发病率。

二、学校中医健康教育需求

中医药文化源远流长，是中华民族在数千年的发展历程中沉淀下来的精粹。处于新时代的学生，受到西方文化的冲击，中医药传统文化在现代的发展步伐逐渐放缓，新一代的学生对中医健康管理的认知度并不高，随着社会包容性的增加，相当多的学生更偏向于西医的学习而非中医学。因此，学校方面应该发挥自身的使命感，作中医学的传播者，将中医药文化引入校园，让流传千年的中医药文化进入现代化课堂和教材中，促进中医药文化的蓬勃发展，从而提升学生们的中医健康素养。

在进行中医健康教育的过程中，学校和学生的综合考量是关键因素。选择适宜的宣传切入点，加大传播力度，吸引学生了解中医药文化，并因成为中华文化的传承人而自豪。要让青少年认识到中医药的魅力，让他们知中医、爱中医，最后应用中医。只有青少年接受了充分的中医药教育，才能更好地将中医药继承和发扬。

三、学校中医健康教育实施策略与途径

学校中医健康教育对象主要为大学、中学、小学就读学生群体，学校应监测学生健康状况，对学生进行中医健康教育，培养学生良好的卫生习惯，改善学校卫生环境和教学卫生条件，加强对传染病、学生常见病的预防和治疗。

（一）学校中医健康教育实施策略

担任学校中医健康教育工作的人员可以是团队（包括医务工作者、体育教师、健康教育课教师），也可以培养针对学生群体的健康管理师。学校中医健康教育也可以涵盖对教师队伍的健康教育。

1．采集学生健康信息

通过四诊及调查问卷、健康访谈等采集的信息，有效地进行健康管理，定期收集学生健康信息，建立有效和持续的健康档案，并将影响健康状态的危险因素和不良行为习惯记录与归类。多渠道收集学生健康信息，动态更新记录，是了解学生的健康状况，进行健康教育、健康评估、健康促进、健康追踪、健康督导和健康干预等的依据。采集信息的主要内容包括学生的基本信息、生活习惯、既往健康状况以及历次体检结果等。

① 生长发育状况检测：包括身高、体重形态指标，肺活量、血压脉搏等功能指标，反应速度、肌力等身体素质指标，以及了解个性、人际交往、社会适应等心理卫生状况。

② 疾病或异常情况调查：包括近视、弱视、龋齿、营养不良、发育迟缓、肥胖、脊柱弯曲、神经症等。

③ 因身体不适缺课状况记录。

④ 新发生传染病的监测和预防，研究各种急慢性传染病和集体食物中毒的发生、消长规律，从建立应急反应机制、预防传染源、切断传播途径和保护易感人群等方面着手采取切实预防措施。

⑤ 开展健康行为监测：对诸如吸烟、酗酒、滥用药物、意外事故、暴力伤害、自杀、不良生活方式、网络成瘾、不良性行为等健康危险行为进行预防和监测。

⑥ 成年疾病相关的危险因素监测：开展对肥胖、高血压、糖尿病、高脂血症等成年疾病的早期预防。

⑦ 心理健康监测：针对儿童少年各种常见心理、情绪和行为问题，研究其发生、发展与个体心理素质、自然人文环境、社会变革因素间的相互关系。

实际操作中可以根据实际需要和人力、物力资源，适当增加某些监测项目。在收集健康信息的同时，还可以收集在校学生的健康行为及生活方式相关的信息，发现各种健康问题的影响因素，为评价和干预管理提供基础数据。

2．学生中医健康风险评估和分析

在收集健康信息后，需要进一步对这些健康信息进行分析与评估，对学生的健康状况及发展趋势做出预测，对生长发育水平和健康状况进行群体和个体的评价，以便下一步制定有针对性、可行性的健康干预管理策略。在此评估的基础上，可以为群体和个体制订健康计划，以确定哪些是主要的健康问题，哪些是导致这些健康问题的风险因素，哪些健康风险因素是可以修正的、哪些是不可修正的，哪些是可以利用的医疗资源等，以便下一步制定有针对性、可行性的健康干预管理策略。

3．重视健康教育

根据学校中医健康教育实施策略的前两个步骤，进一步分析学生的生长发育、疾病与健康、健康需求、学校服务、政策和环境状况、可干预的有利和不利因素，实施优先管理（干预）项目。

① 发挥同伴（同窗）教育在学校健康促进中作用。同伴教育指的是人们通常愿意听取年龄相仿、知识背景、兴趣爱好相近的同伴、朋友的意见和建议，是以同伴为基础开展的信息交流和分享。学生尤其如此，所以又将其称为同窗教育。特别在一些敏感问题上，青少年往往能够听取或采纳同伴的意见和建议。同窗教育就是利用学生的群众倾向，对学生进行教育的方式。同窗教育通常首先对有影响力和号召力的校内学生（教育者）进行有目的的培训，使其掌握一定的知识和技巧，然后再由他们向身边的同学传播知识和技能，从而影响他们的态度、观念乃至行为，甚至向更广泛的范围传播，以达到教育的目的。

② 健康促进与学校的各类课程结合。将中医健康相关的知识和理念结合到各类课程中，特别健康教育课程中，更能有效促进学生健康，如"品德与生活""品德与社会""生物""体育与健康"等课程。学校应培训师资力量，保证相关课程能够规律开展，利用卫生、学校等各方面的传播材料和教育资源，传播健康知识，建立起学生正确的健康意识，有利于中医健康行为的形成和巩固。

③ 加强教师对学生健康教育的示范作用。充分利用教师的示范作用，引领学生去除不良的健康行为，形成正确的健康行为，树立正确的健康观，有利于促进学校健康教育的效果。

④ 加强学校健康硬件环境建设。学校的硬件环境建设在学校健康管理和学生健康促进中具有突出的作用。利用风险评估的结果，深入分析硬件环境对学生健康促进的作用，充分利用国家和社会资源，改善学校硬件环境，促进学生健康。学校的教学布局、课桌尺寸、照明强度、水龙头的设置、学校操场等因素的改善，都可能减少学生的健康风险。

⑤ 完善学校的健康管理制度建设。常见的制度包括：学校禁烟政策、学生健康档案制度、晨午检制度、常规体检制度、传染病报告制度、传染病消毒隔离制度、传染病应急处理方案、因病缺勤登记与追查制度等。

（二）学校中医健康教育实施途径

改革开放后，我国学校卫生方面的政策法规等逐步完善，但中医药科普政策仍处于起步阶段，近年中医健康教育进校园已逐步引起政府相关部门的重视。2007年，中华中医药学会提出将中医药知识编入中小学教材，国家中医药管理局也表示将配合教育部门深入推进中医药知识进入中小学教材的实施。2012年9月北京率先全面启动"中医文化进校园"工作，全市统一的中医校本课程《青少年中医药文化知识》普及读本（小学版）正式启用。在基础教育阶段开设中医健康教育课程，可以使学生了解我国中医药的博大精深，了解中国古代的哲学思想，丰富知识面，拓展思维方式，使中医健康科普真正从青少年开始。随着工作的进一步深入，中医健康教育进校园也有许多思考，如何多方合作更好地在校园中普及中医健康教育。中医药科普教育属于科学普及范畴，国家参照科学普及相关的法律法规，针对青少年这个群体制定了相应的《中小学健康教育指导纲要》。学校中医健康教育指导纲要具体实施途径及措施如下：

1．多种宣传教育形式的开展

可通过学科教学和班会、团会、校会、升旗仪式、专题讲座、墙报、板报等多种宣传教育形式开展中医健康教育。利用综合实践活动和地方课程的时间，采用多种形式，向学生传授中医健康知识和技能。

2．健康教育师资的建设

把中医健康教育师资培训列入在职教师继续教育的培训系列和教师培训计划，分层次开展培训工作，不断提高教师开展中医健康教育的水平。

3．教学资源的建设

积极开发中医健康教育的教学课件、教学图文资料、音像制品等教学资源，强化中医健康教育实施效果。

4．健康教育课程的构建

（1）构建课程主题。中医健康教育与实践项目主题包括中医药科普教育和中医传统文化传播，可围绕以下方面进行内容设计：传统中医文化、中医饮食营养知识、中医养生知识、中医健康干预技术等。

（2）构建课程模块。配套每一个"中医健康教育"的理论讲授模块，均设置与之相对应的实训模块。实训模块的设计应考虑具有以下特点：紧扣理论课程主题，课程特色鲜明丰富生动，安全稳定容易操作，对学生们具有探索性和趣味性。

（3）设计课时比例。课程以寓教于乐为主，学生主动参与和积极互动为教学目的，需合理安排理论课和实训课课时比例。在完成项目主题内容的前提下，适当压缩理论学时，增加实训学时，使每一次健康教育的理论课与实训课课时比例大致为2:1。

（4）新媒体教学。为配合课程模块，可借助手机APP、微信公众号、微信小程序等多种线上渠道，以数字化、知识化、个性化的需求为出发点，建立以"中医健康教育"为主要内容的网络宣传渠道，在每一次课程前后都定期更新，内容包括课程日历、教师介绍、每期预告、实时报道和后期互动等，并针对学生和家长提供日常的健康指导和答疑，提供交互性、即时性服务。教师应使线下课堂氛围活跃，学生主动思考、积极参与，线上网络互动同时推动，学生和家长通过网络积极进行沟通交流。线上线下相结合的模式不仅可增加学生主动学习的兴趣，提高学生自主学习的能力，也可促进家校共建。

（5）编写健康指导手册。健康指导手册主要包括课程主题、理论模块和实训模块三部分。在理论模块中应注意科学性和专业性，并兼顾科普性和实用性；在实训模块的编写中需包括实训材料、预算经费、学生分组和时间分配，重点突出操作的注意事项。除这三部分内容外，还可增设思考板块，以供老师在学生实训操作前、中、后适时抛出问题，以激发学生的兴趣，引导学生积极思考密切联系生活实际。

5．开展中医健康科普活动

① 开展中医文化体验活动。中医健康知识专业性强，需要较强的理解力和良好的文化底蕴。中、小学生们的注意力集中时间较短，如果单纯采用科普课程的单向传递方式，则较难引起学生的兴趣。结合这两方面的因素，可开设"中医文化体验日"，通过互动、直观、简单、易懂的方式，邀请学生体验中医。内容设计可包括让学生们参观现代化中医医院，开设院前急救技能训练，讲解部分中医学的基本理论，参与互动实验（如炮制中药、亲手制作一份护手霜等），让学生了解中医、走近中医。

② 参与科普博览会和科技周。全国每年都会举办各类青少年科普博览会及科技周活动，往往吸引大批青少年学生前去参观，这是给青少年普及中医健康知识非常好的机会。在展会中，可将展区布置成小型的模拟医院，通过诊室、中药房、制剂室、针灸科、推拿科、中医外科等科室的设置，将中医健康教育理念通过展品展示、互动实验等传递给前来参观的青少年。可结合互动实验，如体验脉象模型、在模拟人身上尝试"点穴"、尝试简单的按摩手法等，让青少年体验整个就诊流程。

③ 编写中医健康教育科普读物。许多青少年在观摩了模拟医院后对中医药文化产生了浓厚的兴趣，学校中医健康教育工作组教师可从学生视角出发，组织编写中医药科普读物，让更多的学生了解中医、学习中医。

④ 拍摄中医健康教育科普视频。除了科普读物外，还可以针对学生群体拍摄通俗易懂的中医健康科普宣传片。每个宣传片可选取一个小角度，用深入浅出的语言、引人入胜的画面等介绍一个健康知识点。

6．重视评价和督导

将中医健康教育实施过程与中医健康教育实施效果作为评价重点。评价的重点是学生健康意识的建立，基本知识和技能的掌握，卫生习惯、健康行为的形成，以及学校对健康（活动）的安排、必要的资源配置、实施情况和实际效果。各地教育行政部门应将学校实施中医健康教育情况列入学校督导考核的重要指标之一。

7．资源利用

学校中医健康教育体现在健康教育过程的各个环节，在组织实施过程中，要注意中医健康教育与其他相关教育，如安全教育、心理健康教育有机结合，把课堂内教学与课堂外教学活动结合起来，发挥整体教育效应。

8．全面、统筹健康教育

学校管理者应以大健康观为指导，全面、统筹思考学校的中医健康教育工作，为健康教育教学、健康环境创设、健康服务提供支持，以实现促进学生健康发展的目标。

① 健身修心。中医健康教育不仅仅局限于健康营养知识、培养学生良好生活习惯，还需将这种传统文化延伸到人生观培养上。从传统医学课堂到培养完善的性格，培养学生健康的身心和丰富的人性，在课程实施中，通过主题教育、小组讨论和有

奖问答等多种形式，增强学生对于中华传统文化的认识，以积极的道德态度和情感体验持续地向学生渗透价值观念，对学生的知、情、行、意各个方面形成整体影响，从而为中医药的复兴打下良好的人才基础。

② 校园—家庭共建共识。

学校和家庭是中医健康教育的关键场所，为了推动家校共建，提高家长的中医素养，应当在校园开设健康教育相关课程，营造健康教育环境，增加学生的亲身体验活动，还可通过学生将需要与家长共同完成的家庭作业带回家，增强家长的中医健康理论，帮助改变不健康的生活习惯，有意识地培养学生的健康知识和技能。

 本章思考题

（1）请简述中小学常见健康问题以及应如何针对性地在学校开展健康教育。

（2）请问常见职业病有哪些？应如何在职业人群开展中医健康管理？

（3）请在农村社区进行中医健康管理现状调查并作分析。

第九章

常见慢性病的中医健康管理

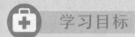 学习目标

知识目标：

（1）掌握慢性病的概念、慢性病健康管理的重要性、慢性病中医健康管理的特色与优势。

（2）熟悉高血压、糖尿病、脑卒中、冠心病、慢阻肺、阿尔茨海默病和原发性骨质疏松等常见慢性病的诊断标准，危险因素及其管理。

（3）了解中医对常见慢性病发病规律的认识、常见慢性病中医健康管理的内容。

思政目标：

通过常见慢性病中医健康管理的学习，以经典病案疗效表述理论自信、道路自信；在接诊患者、采集病史、预防调护中体现良好的医德医风，形成正确的观念和道德评价能力；疾病治疗、预后转归方面注重辨病、辨证结合，突出共性与个性结合，强调社会责任感。

　　当前，现代医学在慢性病健康管理服务方面表现出某些局限性，而中医药是中华民族的瑰宝，中医药以其完整的理论体系、确切的临床疗效以及"简、便、廉、验"的特点，在慢性病防治方面展现出独特的优势和广阔的发展前景。

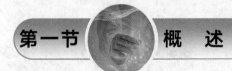

第一节　概　述

一、慢性病概述

　　慢性非传染性疾病（Chronic non-communicable disease，CND），简称慢性病，是指不构成传染、具有长期积累形成疾病形态损害的疾病的总称，具有病程长、病情复杂、治愈率低、健康损害及社会损害严重等特点。世界卫生组织 2018 年的报告显示，全世界每年约有 4 100 万人死于慢性病，占总死亡人数的 71%，且发病具有年轻化的趋势。我国的慢性病现状也不容乐观，2015 年的数据显示，全国慢性病的病死率为 533/10 万，占总病死人数的 86.6%。当前，慢性病已成为危害人类健康，导致伤病、残疾和早亡的主要原因，也是全球疾病负担的首要因素。

　　为了应对慢性病流行的严峻形势，国际上先后出台了一系列策略。2013 年 6 月《赫尔辛基宣言》正式提出"将健康融入所有政策（Health in All Policies，HiAP）"，指出 HiAP 是实现联合国可持续发展目标的重要组成部分，要求各成员国政府在起草国家政策、规划时应该重点考虑 HiAP，为全球慢性病防控的政策制定奠定基础。我国政府积极推动"将健康融入所有政策"，陆续出台了一系列相关文件，并采取了相应措施，不断强化人群防控慢性病的理念。2012 年 5 月，《中国慢性病防治工作规划（2012—2015 年）》中首次提出各省要将促进全民健康融入各项政策；2016 年 10 月，中共中央、国务院印发的《"健康中国 2030"规划纲要》指出，健康是促进人的全面发展的必然要求，是经济社会发展的基础条件，建设健康中国必须立足全人群和全生命周期两个着力点，提供公平可及、系统连续的健康服务，实现更高水平的全民健康；2017 年 2 月，国务院办公厅发布了《中国防治慢性病中长期规划（2017—2025 年）》，该规划提出"到 2025 年，慢性病危险因素得到有效控制，实现全人群全生命周期健康管理……逐步提高居民健康期望寿命，有效控制慢性病疾病负担"。为有效控制慢性病，我国目前正在积极推动"国家慢性病综合防控示范区"，截至 2018 年 12 月底，全国 31 个省（自治区、直辖市）和新疆生产建设兵团共建成四批次 366 个示范区，政府主导、多部门合作、全社会参与的慢性病综合防控机制大体上初步形成，"疾控机构—医院—基层医疗卫生机构"三位一体的慢性病防治专业体系也初步构建。

二、中医健康管理在常见慢性病干预中的应用

国外对慢性病管理的探索起步较早，现已有多种管理模式存在，其中慢性病管理模型、慢性病自我管理计划模型、慢性病创新照护框架在世界各国得到广泛的认可与运用，这些管理模式主要具备以下三大特点：第一，重视宣传基本健康知识，加深民众对慢性病的认知，改善生活习惯和行为方式，以防微杜渐；第二，提倡在正确的时间和地点，为"明确患者"提供规范的照护服务；第三，借助社区的力量来开展管理，通过社区的医务人员来满足患者基本的照护需求。这些模式与方法是西方国家经过长期探索总结与凝练而来，值得借鉴和推广。

中医作为我国的瑰宝，早在几千年前于《黄帝内经》中就提出了"法于阴阳，和于术数，食饮有节，起居有常，不妄作劳"的养生之道，健康管理的意识早已萌芽。如今，在结合自身国情并积极借鉴西方国家健康管理经验的基础上，现代中医健康管理模式与方法已初步形成，并逐步完善。中医健康管理将中医传统的防治原则与现代健康管理模式、技术有机融合，主张以健康状态辨识为核心，以整体观念为指导，为被管理者提供全生命周期的个性化健康管理服务，具有整体、动态、个性化的特点，在慢性病管理中具备自身独特的"闪光点"：

首先，借助中医健康状态辨识，把握健康管理时机。慢性病具有起病隐匿、早期发病不易被察觉的特点。到医疗机构确诊的慢性病患者仅占实际患者的少部分，大部分患者由于症状不够明显或处于初期阶段，容易被忽视，而错过了"早发现、早诊断、早治疗"的好时机。中医健康管理通过数据挖掘处理方法，综合收集"三观"（宏观、中观、微观）参数，并通过计算机数据模型进行相关计算，为不同的状态结果进行赋值，将个体的健康状态区分为未病态（无证）、欲病态（前证）、已病态（潜证、显证）和病后态四个状态，在此基础上针对不同的状态进行及时的干预与调护。通过状态辨识，广大的慢性病患者可以更加清楚了解自身所处的健康状态，这不仅为大部分处于欲病态和已病态的慢性病患者获得了"早发现、早诊断、早治疗"的好时机，对于控制慢性病的发生、发展以及降低慢性病的致残率和致死率也具有积极的意义，使得慢性病的管理不再是"确诊患者"的"专利"，也为"隐性患者"提供了一条全新的信息来源。《素问·四气调神大论》中明确提出"不治已病治未病"的观点，意思是在未患病之前，通过合理调整饮食起居和加强体育锻炼等途径提高免疫力可以从根源上减少慢性病的发病率，西方国家对于慢性病管理特点中注重提前预防的理念恰恰与"不治已病治未病"的观点相契合。

其次，运用中医"三因制宜"理论，开展个性化诊疗。慢性病病因复杂，且往往多种慢性病共存，再加上症状也往往多样，这些特点决定了慢性病在诊疗过程中必须要遵循个性化的治疗思路，即针对不同个体的身体健康状态，制定相应的健康管理模式。三因制宜是中医治则的重要内容之一，它将人类的健康和疾病置于自然、社会大环境中来加考虑，受"天地人"三才思想的影响，充分顾及到时间、地域、气候、性别、年龄、体质等差异，以此来指导治疗及养生。中医健康管理突破了现代医学中无差别化管理方式的局限，主张运用"三因制宜"的理论，从天、地、人

三个维度，在整体上对个人的健康状态进行有效评估与测量，制定个性化干预方案，来实现真正意义上的个体化健康管理。《素问·六元正纪大论》中提出："用寒远寒，用凉远凉，用温远温，用热远热，食宜同法"。中医自古至今讲究"因时制宜"，慢性病病情的发生发展往往与气候变化密切联系。除此之外，不同地域地势存在的自然差异，以及饮食习惯与作息方式的不同，导致疾病的发生、发展情况亦不尽相同。"三因制宜"理论在慢性病管理的科学运用，为慢性病管理提供了全新的方向，促进了个性化诊疗方案的开展。

再次，以中医整体观念为核心，进行个体动态管理。慢性病具有病情迁延、难以治愈的特征，需要长期、全面的治疗与管理。将中医传统的四诊疗法与现代健康管理的理念、模式、技术相融合，提供信息采集、风险评估、预防干预等相关服务，从而对人体生命的全过程进行动态、全面的管理，这与慢性病治疗与管理的客观要求完全契合。中医健康管理不局限于现代生物医学对生化指标、病理标本等疾病本身问题的关注，而是从整体观念入手，将人体当作一个有机的整体，在传统中医四诊的基础上利用现代信息技术，从多维度、多方面来收集和分析患者的状态与病情，运用天人合一、形神合一、四季养生、预防为主等方法来综合干预、守护健康，这对慢性病防控与管理有着不言而喻的优势与意义。此外，维护健康的核心是状态，状态是动态的，因此健康管理就必然少不了动态管理。中医健康管理的理念和方法不仅融入衣、食、住、行各个方面，还渗透到生、长、壮、老、已的全过程，涵盖临床前、临床中、临床后各期，在未病态、欲病态、已病态、病后态的不同阶段，分别采取行之有效的预防、治疗、控制、调护措施，通过各阶段有机联系的动态管理，实现对慢性病患者全生命周期的维护。

《素问·四气调神大论》曰："圣人不治已病治未病，不治已乱治未乱，此之谓也。"早在两千多年前，中医健康管理的思想火花就已出现。如今，中医健康管理以整体观念和辩证思维为指导，以健康状态辨识为核心，结合现代健康管理的理念、模式与技术，在新时代孕育出了"第二次生命"。慢性病作为世界医学的重大命题，其病程漫长、多病共存、症状多样，以及难以治愈和需要长期管理的特点决定了对慢性病的防控必然是一场"持久战""攻坚战"，对全方位、全过程的个性化干预与调治管理提出了更高的要求，这与基于"状态辨识"的中医健康管理的整体、动态、个性化特点不谋而合。在合理借鉴西方管理经验的同时，充分运用中医健康管理对慢性病进行调治与干预，对提高全民的健康水平具有不可忽视的积极意义。

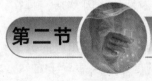

第二节　高血压

一、高血压概述

高血压分为原发性高血压和继发性高血压。通常所说的高血压指原发性高血压。原发性高血压病是以体循环动脉血压持续性升高为主要表现的临床综合征，常伴有重要脏器心、脑、肾和视网膜等器官的结构和功能，并最终导致这些器官的功能衰竭。高血压危险因素包括遗传因素、年龄以及多种不良生活方式等多方面。

依据《中国高血压防治指南》（2018 年修订版），目前我国高血压的诊断标准是：在未使用降压药物的情况下，非同日 3 次测量诊室血压，收缩压（SBP）≥140 mmHg 和（或）舒张压（DBP）≥90 mmHg。SBP≥140 mmHg 和 DBP＜90 mmHg 为单纯收缩期高血压。如果患者既往有高血压史，目前正在使用降压药物，血压虽然低于 140/90 mmHg，仍应诊断为高血压。根据血压升高水平，又进一步将高血压分为 1 级、2 级和 3 级。而动态血压监测（ABPM）的高血压诊断标准为：平均 SBP/DBP 24 h ≥130/80 mmHg；白天≥135/85 mmHg；夜间≥120/70 mmHg。家庭血压监测（HBPM）的高血压诊断标准为≥135/85 mmHg，与诊室血压的 140/90 mmHg 相对应。

二、中医对高血压的认识

祖国传统医学并没有关于"高血压"的文献记载，根据原发性高血压病的临床表现，目前一般将其归为"眩晕""头痛"等范畴。国家标准《中医临床诊断术语·疾病部分（GB/T 16751.1-1997）》中把高血压称为"风眩"，指以眩晕、头痛、血压增高、脉弦等为主要表现的眩晕类疾病。2019 年《高血压中医诊疗专家共识》同样认为此病属中医"眩晕""头痛"等范畴。

《内经》最早对眩晕病的病因病机进行阐述，认为本病主肝，以虚者多见，如《素问·至真要大论》云："诸风掉眩，皆属于肝"，《灵枢·卫气》云："上虚则眩"；《仁斋直指方》云："瘀滞不行，皆能眩晕"，主张"血瘀致眩"的观点。《素问玄机原病式·五运生病》云："所谓风气甚，而头目眩运者，由风木旺"，主张"风火致眩"的观点；《丹溪心法·头眩》强调"无痰不作眩"的观点，而《景岳全书·眩运》则强调"无虚不作眩"的观点；《医学正传·眩运》认为应针对不同体质及证候进行辨证施治，并提出眩晕与中风的发生存在一定的关联性。

现代中医认为高血压病发病与先天遗传、饮食不节、情志失调、生活无度、年迈体虚、久病劳伤等因素密切相关，多由于人体脏腑功能失调、阴阳失衡、气机升降出入失常所致。有研究表明，原发性高血压病病理因素包含虚实两端，原发性高血压病虚证可有精亏、气血阴阳亏虚 5 个要素，实证主要责之阳亢、风、火、痰、瘀、气郁、气逆、水湿、瘀毒和内燥 10 个要素，同时随疾病发展也有虚实夹杂等多因素并见。在证型分类上，人卫版《中医内科学》将眩晕分为肝阳上亢、痰湿中阻、气血亏虚和肾精不足 4 种证型；《中药新药临床研究指导原则（2002 版）》，将原发性高血压分为阴虚阳亢、痰湿壅盛、肝火亢盛、阴阳两虚 4 个证型；而《高血压中医诊疗专家共识（2019 版）》将高血压分为肝阳上亢、痰饮内停、肾阴亏虚和瘀血内停 4 个证型。

三、高血压的中医健康管理

（一）中医健康信息收集与评估

1．人口学资料

包括性别、年龄、身高、体重、教育程度、职业情况、经济收入、医保情况、宗教信仰情况、整体工作与生活环境等。

2．家族病史和既往病史情况

有无高血压、脑卒中、糖尿病、血脂异常、冠心病或肾脏病的家族史，包括一级亲属发生心脑血管病事件时的年龄；既往有无脑卒中或一过性脑缺血、冠心病、心力衰竭、心房颤动、外周血管病、糖尿病、痛风、血脂异常、性功能异常和肾脏疾病等症状及治疗情况。

3．原发性高血压病相关信息

（1）诊室血压测量：要求受试者安静休息至少5 min后开始测量坐位上臂血压，上臂应置于心脏水平。推荐使用经过验证的上臂式医用电子血压计。使用标准规格的袖带（气囊长22～26 cm、宽12 cm），肥胖者或臂围大者（＞32 cm）应使用大规格气囊袖带。首诊时应测量两上臂血压，以血压读数较高的一侧作为测量的上臂。测量血压时，应相隔1～2 min重复测量，取2次读数的平均值记录。如果SBP或DBP的2次读数相差5 mmHg以上，应再次测量，取3次读数的平均值记录。老年人、糖尿病患者及出现体位性低血压情况者，应该加测站立位血压。站立位血压在卧位改为站立位后1 min和3 min时测量。在测量血压的同时，应测定脉率。

（2）根据血压升高水平分级：1级高血压（轻度）SBP 140～159 mmHg和（或）DBP 90～99 mmHg；2级高血压（中度）SBP 160～179 mmHg和（或）DBP 100～109 mmHg；3级高血压（重度）SBP≥180 mmHg和（或）DBP≥110 mmHg；单纯收缩期高血压SBP≥140 mmHg和DBP＜90 mmHg。

（3）按心血管风险分层：在血压水平分级的基础上，根据有无其他危险因素、有无靶器官损害、慢性肾脏病分级，以及有无并发症的糖尿病等因素（和病史），将高血压患者按心血管风险水平分为低危、中危、高危和很高危4个层次。

（4）中医体质辨识与辨证分型：参考中华中医药学会2009年发布的《中医体质分类与判定》标准，将体质分为平和质、气虚质、阳虚质、阴虚质、痰湿质、湿热质、血瘀质、气郁质和特禀质等九种体质。依照《中医体质分类与判定》中的每一个问题，总共67项，按5级评分，计算原始分及转化分，依标准判定体质类型。原始分＝各个条目分值相加，转化分数＝[（原始分－条目数）/条目数×4]×100]。判定标准：平和质转化分≥60分，且其他8种偏颇体质转化分均＜30分时，判定为：是；平和质转化分≥60分，且其他8种偏颇体质转化分均＜40分时，判定为：基本是；否则判定为：否；偏颇体质转化分≥40分，判定为：是；30～39分，判定为：倾向是；＜30分，判定为：否。平和质为正常体质，其他8种体质为偏颇体质。在体质辨识的基础上，按照《高血压中医诊疗专家共识（2019 版）》进行肝阳上亢、痰饮内停、肾阴亏虚和瘀血内停等 4 个证型的分型。

（5）病程：初次发现或诊断高血压的时间、场合、血压最高水平。如已接受降压药治疗，说明既往及目前使用的降压药物种类、剂量、疗效及有无不良反应。

4．生活方式

通过询问或问卷调查，盐、酒及脂肪的摄入量，吸烟状况、静坐与运动情况、体重及其变化、睡眠习惯，以及心理等情况，并对影响原发性高血压病的不良生活方式（行为）进行评估。

（二）中医特色健康干预

高血压患者降压治疗的目的是通过降低血压，有效预防或延迟脑卒中、心肌梗死、心力衰竭、肾功能不全等并发症发生；有效控制高血压的疾病进程，预防高血压急症、亚急症等重症高血压发生。高血压的中医健康管理技术包括：

1．中医健康教育

进行高血压中西医防治知识的宣传，以达到提高对高血压危险因素的认识，倡导健康的生活方式，提高易患与患病人群对高血压中西医防治知识与技能的掌握，以有效预防和控制高血压及其相关疾病，提高生活质量与健康水平。

2．生活方式指导

（1）控制体重指导：推荐将体重维持在健康范围内（BMI：$18.5 \sim 23.9 \text{ kg/m}^2$，男性腰围 $< 90 \text{ cm}$，女性 $< 85 \text{ cm}$）。建议所有超重和肥胖患者减重。控制体重，包括控制能量摄入、增加体力活动和行为干预。减重计划应长期坚持，减重速度因人而异，不可急于求成。建议将目标定为一年内体重减少初始体重的 $5\% \sim 10\%$。对特殊人群，如哺乳期妇女和老年人，应视具体情况采用个体化减重措施。

（2）饮食调养指导：高血压患者每人每日食盐摄入量逐步降至 $< 6 \text{ g}$，并增加钾摄入，不饮或限制饮酒。饮食应符合清淡营养、荤素搭配、冷热软硬适宜等基本要求，做到合理膳食、平衡膳食。同时，还要根据患者中医体质与辨证分型的寒、热、虚、实及食物的四性五味进行辨证施食，指导患者摄入适宜饮食、药膳，并讲解药膳的熬煮和食用方法。

（3）戒烟指导：根据每位患者每日吸烟数量及吸烟习惯，医师应强烈建议，并应用清晰、强烈、个性化方式督促其戒烟。并评估吸烟者的戒烟意愿后，帮助吸烟者在 $1 \sim 2$ 周的准备期后采用"突然停止法"开始戒烟。指导患者应用戒烟药物对抗戒断症状，如尼古丁贴片、尼古丁咀嚼胶（非处方药）、盐酸安非他酮缓释片和伐尼克兰。而戒除阿片成瘾的常用中药，包括补正丸、忌酸丸、瓜汁饮、四物饮、参鹿戒烟丸等复方，其中黄芪、人参、西洋参、当归、甘草等补虚单味药在戒烟古方中常用。此外，对戒烟成功者进行随访和监督，避免复吸。

（4）传统体育指导：有氧运动可以改善血压水平，而中医传统体育项目多为有氧运动，如太极拳、八段锦、五禽戏、易筋经等。建议患者每日进行适宜适量的养生锻炼，锻炼方法应遵循"动中有静、静中有动、动静结合、以静为主"的原则，可以打太极拳、练八段锦、做回春医疗保健操等，并指导患者在运动时自然调整气息，摒弃杂念，达到宣导气血、伸展肢体的目的。此外，需要特别向患者强调的是，运动中如感不适，应立即停止。

（5）生活起居指导：患者要保持住宿环境整洁舒适、光线柔和、通风良好。同时，医师可依据患者中医体质分型的结果，建议阳虚患者选择温暖向阳的房间，阴虚患者选择凉爽清静的房间。在睡眠方面，根据自然界阴阳昼夜消长规律及人体生理常规，春夏季应教导患者早起晚睡，秋冬季则晚睡晚起，注意按时作息，确保充足的睡眠时间。

（6）情志调摄指导：运用平和七情、移情易性、七志相乘等中医学方法，针对患者不同性格情绪特点及产生负面情绪的原因，有的放矢地进行开导。告知患者需保持精神乐观、心境清净，鼓励患者培养兴趣爱好，怡神养性。

3．中医药指导

（1）常用内服方药指导：根据不同的辨证分型，治疗高血压的常用中药复方包括天麻钩藤饮、龙胆泻肝汤、黄连温胆汤、半夏白术天麻汤、杞菊地黄丸、镇肝熄风汤、三甲复脉汤、通窍活血汤、归脾汤、左归丸等等。常用中成药包括清肝降压胶囊、松龄血脉康、七子降压丸、牛黄降压丸、丹珍头痛胶囊、心脑舒通片、舒脑欣滴丸、芪七连胶囊等。常用单味中药有葛根、黄芪、当归、杜仲、钩藤、天麻、半夏、人参、银杏叶、莱菔子、丹参、川芎、川牛膝、石决明、罗布麻、菊花、红花等。

（2）中医特色穴位针灸推拿技术指导：耳穴疗法是将药物王不留行置于患者相应耳穴处，用胶布固定，每穴用拇、食指对捏，以中等力量和速度按压 30~40 次，以耳廓轻度发热、发痛为宜。体穴按压是用指尖或指节按压相应穴位，每次 5~10 min，以产生酸胀感为宜，14 天为一个疗程。不同辨证分型患者的适宜体穴按压点不同。常用穴位包括：人迎、合谷、太冲、曲池、足三里、三阴交、百会、太溪、肩井、大椎、悬钟、涌泉、丰隆等。

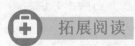 拓展阅读

社区高血压患者中医健康管理效果调查分析

对社区高血压患者中医健康管理的实施效果进行调查，有利于发现当前高血压社区中医健康管理工作中的不足之处，有利于提高健康服务与管理专业学生的实践能力，其培训内容包括：

（1）社区高血压患者人群的确定。依据高血压诊断与分级标准确定健康管理对象，以及调查地点（具体社区）的确定。

（2）社区高血压患者中医健康管理效果调查。应用社会调查法，围绕社区高血压中医健康管理服务项目及其开展情况进行调查，并从社区高血压患者的认知情况、遵医行为、血压控制、健康自评及其对服务项目的满意度五个方面评估社区高血压中医健康管理的实施效果。

第三节　糖尿病

一、糖尿病概述

糖尿病是一种由多种原因引起的慢性代谢性基础疾病，主要表现为血糖增高，是胰岛素分泌缺陷或作用受损所致。糖尿病通常分为 1 型糖尿病、2 型糖尿病、其他特殊型糖尿病和妊娠糖尿病等，其中 2 型糖尿病（Type 2 diabetes mellitus，T2DM）约占 90%。随着经济的发展、人们生活方式不断改变，伴随着肥胖率的增高，糖尿病尤其是 T2DM 的发病率也逐渐升高。根据 2019 年国际糖尿病联合会最新发布的数据显示，我国目前约有 1.16 亿糖尿病患者，位于世界首位，仅 2019 年，我国因糖尿病及其并发症死亡的人数高达 8 万人。糖尿病危害面极广，如果不及时对血糖加以控制，会引发心脏、大脑、肾脏、微循环等一系列的并发症，影响患者的生活质量及生命安全。

按照《中国 2 型糖尿病防治指南（2020 年版）》，我国当前糖尿病的标准为：典型糖尿病症状，加上以下四项任意一项：（1）随机血糖 ≥11.1 mmol/L；（2）空腹血糖 ≥7.0 mmol/L；（3）OGTT（口服葡萄糖耐量试验）2 h 血糖 ≥11.1 mmol/L；（4）HbA1c（糖化血红蛋白）≥6.5%。若无糖尿病典型症状者，需改日复查确认。典型糖尿病症状包括烦渴多饮、多尿、多食、不明原因体重下降；随机血糖指数不考虑上次用餐时间，一天中任意时间的血糖，不能用来诊断空腹血糖受损或糖耐量减低；空腹状态指至少 8 h 没有进食热量。

糖尿病的分型，采用 WHO 1999 年的糖尿病病因学分型体系，根据病因学证据将糖尿病分为 4 种类型，即 1 型糖尿病（T1DM）、2 型糖尿病（T2DM）、特殊类型糖尿病和妊娠期糖尿病。T1DM 包括免疫介导型和特发性 T1DM。特殊类型糖尿病包括如下几类：胰岛 β 细胞功能单基因缺陷、胰岛素作用单基因缺陷、胰源性糖尿病、内分泌疾病、药物或化学品所致糖尿病、感染、不常见的免疫介导性糖尿病（如僵人综合征、胰岛素自身免疫综合征、胰岛素受体抗体等），以及其他与糖尿病相关的遗传综合征（如 Down 综合征、Friedreich 共济失调、Huntington 舞蹈病、Klinefelter 综合征、Laurence-Moon-Beidel 综合征、强直性肌营养不良、卟啉病、Prader-Willi 综合征、Turner 综合征等）。T1DM、T2DM 和妊娠期糖尿病是临床常见类型。而本节糖尿病的中医健康管理主要针对 T2DM。

鉴于半数以上的 2 型糖尿病（T2DM）患者在疾病的早期无明显临床表现，因此，对糖尿病进行筛查可使这些患者得以早期发现、早期治疗，有助于提高糖尿病及其并发症的防治效率。筛查对象为糖尿病高危人群。成年高危人群包括：① 有糖尿病前期史；② 年龄 ≥40 岁；③ 体重指数（BMI）≥24 kg/m² 和（或）中心型肥胖（男性腰围 ≥90 cm，女性腰围 ≥85 cm）；④ 一级亲属有糖尿病史；⑤ 缺乏体力活动者；⑥ 有巨大儿分娩史或有妊娠期糖尿病病史的女性；⑦ 有多囊卵巢综合征病史的女性；⑧ 有黑棘皮病者；⑨ 有高血压史，或正在接受降压治疗者；⑩ 高密度脂蛋白胆固醇 0.90 mmol/L 和（或）甘油三酯 2.22 mmol/L，或正在接受调脂药治疗者；⑪ 有动脉粥样硬化性心血管疾病（ASCVD）史的患者；⑫ 有类固醇类药物使用史的患者；⑬ 长期接受抗精神病药物或抗抑郁症药物治疗者；⑭ 中国糖尿病风险评分总分 ≥25 分者。筛查方法为两点法，即空腹血糖 + 75 g 口服葡萄糖耐量试验（OGTT）2 h 血糖。筛查结果正常者建议每 3 年筛查一次；筛查结果为糖尿病前期者，建议每年筛查一次。

二、中医对糖尿病的认识

根据糖尿病"三多一少"等典型症状和体征，糖尿病在中医学称为"消渴"，亦有"消瘅"和"脾瘅"等之称。而古医籍中所论述的肾消、消中等症状也类似于糖尿病，包括所生之目疾、痈疽、水肿等并发症，为糖尿病并发症的范围。消渴之病名首见于《素问·奇病论》："此五气之溢也，名曰脾瘅……此肥美之所发也，此人必数食甘美而多肥也。肥者令人内热，甘者令人中满，故其气上溢，转为消渴。"而中医对糖尿病病因病机认识也始于《黄帝内经》："脾瘅……此人必数食甘美而多肥也……"同时也指出饮食不节、嗜食肥甘厚味易导致脾运化功能失常，内热蓄积，耗伤津液，发为消渴。《内经》亦云："五脏皆柔弱者，善病消瘅。"刘完素在《三消论》中指出："若渴而饮水不绝，腿消瘦，而小便有脂液者，名曰肾消。"《临证指南医案》称："心境愁郁，内火自燃，乃消症大病"，强调消渴发病与情志失调、心火炽盛密切相关。而《四圣心源·消渴》中亦云："消渴者，足厥阴之病也。"强调了消渴发病与肝的关系密切。

现代中医认为糖尿病的基本病机是阴津亏虚、燥热偏盛，其中阴虚为本，燥热为标。病位主要在肺、胃、肾。肺主通调水道，若肺阴亏损或肺受热灼，则肺失通调，津液不能正常敷布，上不能布津润口，津液直趋下行随小便而出，故出现口渴便数等症；脾胃位居中焦，司运化，若脾胃受损，水液、水谷不能正常运化输布，则津液不能上润而口渴，水谷不能化为精微而随小便排出，故出现消瘦、小便有甜味；肾主水，司开阖，若肾阴受损不能主水，开阖失司，肾中精微随小便而出。在糖尿病的辨证分型上，《中医内科学》将消渴分为上消燥热伤肺，中消胃火炽盛、脾胃气衰，下消阴虚火旺、阴虚及阳；而《中西医结合糖尿病诊疗标准（草案）》将糖尿病分为阴虚热盛、气阴两虚和阴阳两虚；《2 型糖尿病病证结合诊疗指南（2021）》则将糖尿病分为早期热盛伤津、肝郁脾虚、痰湿中阻、湿热蕴结，中期气阴两虚，以及晚期肝肾阴虚、阴阳两虚。

三、糖尿病的中医健康管理

（一）中医健康信息收集与评估

1．人口学资料

包括性别、年龄、身高、体重、教育程度、职业情况、经济收入、医保情况、宗教信仰情况、整体工作与生活环境等。

2．家族病史和既往病史情况

家族史包括一级亲属是否患糖尿病及治疗情况，是否有高血压、血脂异常、冠心病、脑血管病变、周围血管病变、脂肪肝、自身免疫病、肿瘤等疾病。既往史应包括患者过去体重变化的情况，是否有高血压、血脂异常、冠心病、脑血管病变、周围血管病变、脂肪肝、自身免疫病、肿瘤、睡眠呼吸暂停综合征及治疗情况。

3．糖尿病相关信息

（1）体格检查：应常规测量血压、心率、身高、体重、腰围、臀围，并计算 BMI 和腰臀比。T2DM 患者在诊断时即可发现并发症，还应检查视力、神经系统（如踝反射、针刺痛觉、震动觉、压力觉、温度觉）、足背动脉搏动、下肢和足部皮肤。

（2）实验室检查和其他检查：2 h（或 OGTT 2 h）血糖、胰岛素、C 肽、糖化血红蛋白（HbA1c）、糖化血清白蛋白、肝功能、肾功能、血尿酸、血脂、尿常规、尿白蛋白/肌酐比值（UACR），并根据血肌酐水平计算估算的肾小球滤过率（eGFR）。UACR 和 eGFR 联合可以更好地评估糖尿病患者肾病的严重程度。如尿酮体阳性，应测定血 β-羟丁酸、血电解质并进行血气分析检查。疑有心力衰竭者建议检测血清 B 型利钠肽水平。如胰岛素和 C 肽水平较低，应测定谷氨酸脱羧酶抗体（GADA）等。T2DM 患者在诊断时应做眼底检查和神经病变的检查。眼底检查可以使用免散瞳眼底照相机拍摄眼底照片，如异常则转诊至眼科进行进一步评估。踝反射、针刺痛觉、震动觉、压力觉、温度觉检查异常者宜进一步行电生理学检查（如神经传导速度测定）及定量感觉测定。尿常规或 eGFR 异常者，应做泌尿系统超声检查，必要时用核素法测定肾小球滤过率。尿常规中红细胞或白细胞增加以及有其他证据提示患者的肾损害可能有糖尿病肾病以外的因素时，应建议患者行肾穿刺活检。疑有特殊类型糖尿病时，可根据患者临床特征作基因检查或染色体检查。糖尿病患者初诊时应常规做心电图，伴高血压或心电图异常或心脏听诊异常者应做超声心动图检查。心电图有心肌缺血表现或有胸闷、心前区疼痛症状者应做运动试验或冠状动脉CT 血管成像，必要时行冠状动脉造影检查。有心律失常者应做动态心电图检查，伴高血压者宜做动态血压监测以了解全天血压波动情况。足背动脉搏动减弱或足部皮肤有溃疡者应测定踝肱指数（ABI），必要时行下肢血管超声检查及下肢动脉造影。超重或肥胖的糖尿病患者以及肝功能异常的糖尿病患者应做腹部超声检查了解是否伴脂肪肝及胆石症，必要时行上腹部 CT 或磁共振成像检查。

（3）中医体质辨识与辨证分型：在体质辨识的基础上，按照《2 型糖尿病病证结合诊疗指南》，进行早期热盛伤津、肝郁脾虚、痰湿中阻、湿热蕴结，中期气阴两虚，以及晚期肝肾阴虚、阴阳两虚的辨证分型。早期主要临床表现为口干多饮，身重困倦，小便频数，大便黏滞不爽或便秘，舌质红、苔黄，脉弦数。该期病位主要在肺、胃、脾、肝，病程多在 5 年之内，尚无明显并发症，主要表现为高血糖、肥胖、胰岛素相对不足或胰岛素抵抗。中期主要临床表现为神疲乏力，气短懒言，咽干口燥，烦渴欲饮，午后颧红，小便短少，大便干结，舌体瘦薄，苔少而干，脉虚数。该期主要病位在肺、脾、肾，病程多在 5～10 年，兼有不同程度的微血管并发症，主要表现为胰岛素分泌不足及峰值延迟，可伴见胰岛素抵抗。晚期主要临床表现为小便频数，眩晕耳鸣，口干夜甚，手足抽搐，多梦遗精，舌红少苔，脉沉细；或见眩晕耳鸣，神疲，畏寒肢凉，五心烦热，心悸腰酸，舌淡少津，脉弱而数。该期主要病位在肝、脾、肾，病程多在 10 年以上，已出现大血管并发症，病情复杂，表现为胰岛 β 细胞功能减退，脏腑功能受损。

4．生活方式

通过询问或问卷调查饮食中各种营养素的摄入情况，吸烟状况、饮酒情况、静坐与运动情况、体重及其变化、睡眠习惯，以及心理等情况，并对影响糖尿病的不良生活方式（行为）进行评估。

（二）中医特色健康干预

糖尿病治疗的近期目标是通过控制高血糖和代谢紊乱来消除糖尿病症状和防止出现急性并发症，糖尿病治疗的远期目标是通过良好的代谢控制达到预防慢性并发症、提高患者生活质量和延长寿命的目的。为了达到这一目标，应中西医并重，在糖尿病西医治疗的基础上，应用中医特色健康干预技术。

1．中医健康教育

综合采用内分泌专家讲座，社区（家庭）医生现场发放健康手册、免费测量血糖，以及对患者提出的疑问进行耐心解答等形式，进行糖尿病中西医防治知识的宣传，对糖尿病的基础知识、中西医预防与控制措施进行详细讲解，提高患者对糖尿病及其危险因素的认识，倡导健康的生活方式，提高易患与患病人群对糖尿病中西医防治知识与技能的掌握，以有效预防和控制糖尿病及其相关疾病，提高生活质量与健康水平。

2．生活方式指导

（1）控制体重指导：体重管理可以明显改善 T2DM 患者的血糖控制、胰岛素抵抗和 β 细胞功能。建议所有超重和肥胖患者减重。超重和肥胖糖尿病患者的短期减重目标为 3～6 个月减轻体重的 5%～10%，对于已经实现短期目标的患者，应进一步制定长期（例如 1 年）综合减重计划。控制体重，包括控制能量摄入、增加体力活动、行为干预、使用具有减重作用的降糖药或减肥药、代谢手术等综合手段。

（2）医学医养指导：糖尿病医学营养治疗是临床条件下对糖尿病或糖尿病前期患者的营养问题采取特殊干预措施，参与患者的全程管理，包括进行个体化营养评估、营养诊断、制定相应营养干预计划，并在一定时期内实施及监测。建议糖尿病患者能量摄入参考通用系数方法，按照 $25 \sim 30 \ \text{kcal} \cdot \text{kg}^{-1}$（标准体重）$\cdot \text{d}^{-1}$ 计算能量摄入，再根据患者身高、体重、性别、年龄、活动量、应激状况等进行系数调整。在此基础上，按照中医四气五味的理论，倡导患者合理饮食，例如禁食葡萄糖、红糖、白糖等以及糖分较高的食物（冰激凌、蜜饯、蜂蜜、果酱、糕点等），宜吃蔬菜、豆制品、大豆、玉米面、燕麦片、荞麦等食物。并根据糖尿病患者的寒、热、虚、实，结合食物本身的四性五味，进行辨证施食。常用药膳有山药薏米粥和燕麦饼，前者用于 2 型糖尿病之脾肾亏虚证的辅助治疗，后者用于气阴两虚证。

（3）戒烟指导：相关研究表明，开始吸烟的年龄越小，吸烟的量越大，糖尿病发病风险越高；吸烟是糖化血红蛋白升高的独立危险因素；吸烟还会增加糖尿病各种并发症的发生风险，尤其是大血管病变。因此，应该在健康教育与咨询的基础上，评估糖尿病患者吸烟的状态及尼古丁依赖程度，从而制定相应的戒烟目标。为患者提供心理和行为支持，包括争取其家人及朋友或病友的群体支持，为患者制定个体化饮食及运动治疗方案和戒烟计划，并定期进行随访。对戒烟成功者，进行随访，防止复吸。

（4）传统体育指导：运动锻炼在 2 型糖尿病患者的综合管理中占重要地位。规律运动可增加胰岛素敏感性、改善体成分及生活质量，有助于控制血糖、减少心血管危险因素，而且对糖尿病高危人群一级预防效果显著。结合中医经络脏腑、五行、阴阳学说，指导 T2DM 患者养成健康的生活方式。鼓励患者通过练习太极拳、八段锦、保健穴位按摩等，得到疏经通络的治疗效果。其中，八段锦运动锻炼可改善患者的糖脂代谢水平，尤其对改善空腹血糖、糖化血红蛋白、胰岛素抵抗、胆固醇、高密度脂蛋白胆固醇有一定疗效。八段锦还可改善 2 型糖尿病患者的抑郁、焦虑状态和生活质量，提示对患者的心理健康状态方面有积极的作用。而太极拳对 2 型糖尿病患者的空腹血糖、糖化血红蛋白有明显的改善作用，24 式太极拳对空腹血糖的改善最为明显，同时可改善糖脂代谢、改善生活质量。八段锦和太极拳在《2 型糖尿病病证结合诊疗指南》中都作为 Ia 级强推荐。

（5）情志调摄指导：中医理论认为，造成"消渴"病症的一大因素即为情志失调，情志不畅易导致血糖紊乱，而肝主情志，所以中医情志调节以疏通肝经为主。

3．中医药指导

（1）常用内服方药指导：根据不同的辨证分型，治疗糖尿病的常用中药复方包括白虎加人参汤、二陈汤、五苓散、逍遥散、葛根芩连汤、三仁汤、生脉散、玉液汤、杞菊地黄丸、金匮肾气丸等。治疗糖尿病的中成药品种众多，截至 2016 年 6 月，经国家食品药品监督管理局批准的有 95 种药物，分别对应阴虚热盛证、湿热困脾证、气阴两虚证、阴阳两虚血瘀水停和血瘀脉络证等 5 种证型，如消渴丸、参芪降糖颗粒、三黄降糖片、六味地黄丸、金芪降糖片、芪药消渴胶囊等。

常用单味中药有黄芪、太子参、党参、白术、天花粉、麦门冬、葛根、枸杞、生地黄、茯苓、山药、厚朴、陈皮、半夏、黄芩、黄连、川牛膝、柴胡、菊花、五味子、甘草等。

（2）中医特色穴位针灸推拿技术指导：糖尿病治疗常用穴位包括肺俞、脾俞、胃俞、肾俞、胰俞、足三里、三阴交、合谷、内关、中脘、太溪、气海、太渊、列缺等。耳穴主要包括肺、脾、胃、肾、肝胆、三焦、内分泌等。治疗手段不仅有传统的毫针刺法和灸法，还有电针法、水针法、温针法、耳针法、头针法、背针法、梅花针法、激光针灸法、微波针灸法、穴位埋线法等。

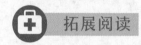 拓展阅读

代谢综合征

代谢综合征（Metabolic Syndrome，MS），也被称为"X-综合征"，是以中心性肥胖、高血糖、高血压、高甘油三酯血症和高密度脂蛋白胆固醇浓度降低为主要特征的临床综合征，是 2 型糖尿病、心血管疾病、脑卒中和全因死亡率的可靠预测因素。在二战以后，随着西方经济的快速发展，人们的生活方式也发生了巨大改变，例如制作容易、价格便宜的高碳水化合物和含有高热量的食品快速走进了日常生活中；便捷的交通工具和电视电影等娱乐节目的快速发展，大大减少了人们的运动量。这些因素使代谢综合征的发病率显著升高。

MS 被认识及 MS 概念的明确经历了漫长的半个多世纪的时间。1923 年，Kylin 首次将高血压、肥胖和痛风这一组疾病定义为 X-综合征。1956 年，Vague 等报道了肥胖尤其是腹型肥胖有发展成糖尿病、动脉粥样硬化、痛风和尿路结石的趋势。1966 年，Camus 等观察了胰岛素与心血管疾病的关系，并提出了"代谢性三重综合征"的概念，其内容包括"痛风、糖尿病和高脂血症"。1972 年，Herberg 等在发表的文章中提到肥胖与 MS 密切相关，并讨论了饮食在 MS 发生、发展和治疗过程中的作用。20 世纪 80 年代，Modan 等将这种联系扩展到肥胖、高血压与心血管疾病之间。1981 年 Hanefeld 和 Leonhardt 首先将这一组疾病称为"MS"，并发现其与动脉粥样硬化的关系。1988 美国学者 Reaven 重新提出了 X-综合征的概念，即将高血压、糖耐量减低、脂质代谢异常、胰岛素抵抗或高胰岛素血症常集中发生在同一患者的现象，称之为"X-综合征"。1989 年 Kaplan 进一步提出：腹型肥胖、糖耐量减低、高甘油三酯血症和高血压并存，并将其称为死亡四重奏。1991 年，DeFronzo 医师提出将高血压、心血管事件、糖尿病胰岛素抵抗的内因联系在一起，认为这些疾病的发病机制相同，即胰岛素抵抗综合征。1997 年，Hanefeld 等再次提出 MS 的概念，同年 Zimmeet 等将此命名带到第 16 届世界糖尿病大会并得到认可。1998 年 WHO 提出了 MS 的定义后，逐渐统一了 MS 的定义。1999 年 WHO 在 1998 年 MS 定义工作的基础上，在公布的"糖尿病和并发症的定义、诊断及分类"中明确提出要建立统

一的工作定义，在诊断方面也提出建议。随着科研的进一步发展，人类进一步了解 MS 的本质，其中肥胖呈现出了更多的作用，Maison 等根据研究结果提出 MS 的原因应归为三个部分，包括肥胖、中心性肥胖及高胰岛素血症，这三点对于 MS 的产生起重大的作用，而高血压、脂代谢紊乱及胰岛素抵抗是造成 MS 的次级原因。美国学者 Hansen 总结了 MS 五项特点：肥胖、胰岛素抵抗/高胰岛素血症、脂代谢紊乱、糖耐量异常或者 2 型糖尿病、高血压。多种科研表明 MS 是以上所提到的各种病症产生的共同土壤。2002 年，Howard 根据流行病学的调查，总结并归纳了代谢病的心血管事件演变链，提出了这类疾病的转归模式，如果在代谢异常的早期阶段检测可预防的危险因素并加以干预，一系列的心血管事件是可以预防的。2004 年，美国心脏病协会、美国心肺血液研究所、美国糖尿病协会分别在两次会议上共同探讨 MS 的工作定义和临床处理，进一步明确了 MS 成分组成，比较了各个 MS 标准之间的差别。同年，中国糖尿病学会（CDS）提出了国人 MS 的初步工作定义。2005 年国际糖尿病联盟（IDF）颁布了全球统一的 MS 定义。目前对 MS 的定义还有待于进一步的完善，对于是否需要增加新的内容，还有几种不同的观点，所以 MS 诊断标准和定义还需要不断地从临床实践中总结，在探索中继续提高和完善。2007 年中国成人血脂异常防治指南对 MS 的诊断标准如下：A. 中心性肥胖（不同种族腰围有各自的参考值。欧洲男性腰围 ≥ 94 cm，女性腰围 ≥ 80 cm；中国男性腰围 ≥ 85 cm，女性腰围 ≥ 80 cm。）；B. 合并以下四项指标中任二项：（1）甘油三酯（TG）水平升高：150 mg/dL（1.7 mmol/L），或已接受相应治疗；（2）高密度脂蛋白-胆固醇（HDL-C）水平降低：男性［40 mg/dL（0.9 mmol/L）］，女性［50 mg/dL（1.1 mmol/L）］，或已接受相应治疗；（3）血压升高：收缩压 ≥ 130 mmHg 或舒张压 ≥ 85 mmHg，或已接受相应治疗或此前已诊断高血压；（4）空腹血糖（FPG）升高：FPG ≥ 100 mg/dL（5.6 mmol/L），或此前已诊断 2 型糖尿病或已接受相应治疗。如果 FPG ≥ 100 mg/dL（5.6 mmol/L）强烈推荐进行口服葡萄糖耐量试验（OGTT），但是 OGTT 在诊断代谢综合征时并非必要。

中医无"代谢综合征"病名，据其临床特点可归属于"肥满""消渴""胸痹""心悸""眩晕""头痛"等病症的范畴。祖国传统医学对类似 MS 的病证较早的记载出现在《内经》，可概括为"肥胖、脾瘅、消瘅、仆击、偏枯、痿厥"，《素问·奇病论》指出："帝曰：有病口甘者，病名为何？何以得之？岐伯曰：此五气之溢也，名曰脾瘅。夫五味入口，藏于胃，脾为之行其精气，津液在脾，故令人口甘也。此肥美之所发也。此人必数食甘美而多肥也，肥者令人内热，甘者令人中满，故其气上溢，转为消渴。治之以兰，除陈气也。"本段文字言简意赅，对始于肥胖、向消渴进展的脾瘅情形进行了具体的展示和描绘，与现代对 MS 发病过程与特点的认识相符合。MS 病因病机复杂，目前对 MS 中医证候的阐述尚待完善统一，但其基本病机为"中满内热"，中焦脾胃功能受损为"中满"；胃肠湿热和肝胆湿热为"内热"。素体肥胖，饮食不节，嗜食肥甘是 MS 最主要的病因，食过肥碍胃、食过甘滞脾，脾胃运化功能失常，酿湿生痰，气机升降失调，化瘀阻络，火热从中化生，所以 MS 主要在脾胃，涉及肝胆；发病过程本虚标实或虚实夹杂，以痰湿、血瘀、火热为标，脾虚为本为主，如若不及时治疗干预，最终会导致阴阳失调，气血逆乱。仝小林院士认为 MS 的主要病因是过食和少动，核心病机是肝脾郁滞，病理产物为痰、为湿、为浊、为脂；谢维宁等人认为 MS 的主要病因是先天禀赋不足、饮食不节、情志所伤、年老肾虚，主要病机是"痰瘀交阻"，所涉及的脏腑为肾、脾、胃、肝，病理产物为痰浊和血瘀；蒲纪认为 MS 的主要病因既与先天遗传有关，又是后天多食、少动、肥胖等作用的结果，病机早期以脏腑气血阴阳失调为主，中期以痰湿互结为重，后期则寒热、虚实、瘀浊交错并现为果，涉及脾、肝、肾三脏；黎波等人认为 MS 的主要病因是内因脾胃虚弱，运化失职，外因多为嗜食肥甘厚味，病机为痰湿瘀浊内生，脂质沉积，病理产生痰湿又与脾（胃）、肝、肾三脏功能失调密切相关。

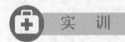 **实 训**

中医辨证施膳在糖尿病饮食健康管理中的应用

《素问·藏气法时论》指出，饮食之道应以"五谷为养，五果为助，五畜为益，五菜为充，气味合而服之，以补精益气"。由于饮食是保证机体气血充足、五脏六腑功能旺盛的主要物质基础。因此，为糖尿病患者科学合理地安排饮食，才能增进机体健康，抵御外界致病因素的干扰。实训内容包括：

（1）收集中医文献中针对糖尿病的膳食方案。

（2）糖尿病中医辨证施膳的原则。

（3）根据不同的证型，为患者制定具有中医特色的膳食调养方案。

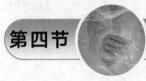

第四节　冠心病

一、冠心病概述

冠状动脉粥样硬化性心脏病（coronary atherosclerotic heart disease，CAHD）是指由于冠状动脉粥样硬化使管腔狭窄、痉挛或阻塞导致心肌缺血、缺氧或坏死而引发的心脏病，简称冠心病（coronary heart disease，CHD），是临床最常见的心血管疾病之一。根据不同的发病特点，冠心病可分为慢性冠脉病（chronic coronary artery disease，CAD）和急性冠脉综合征（acute coronary syndrome，ACS）两大类。前者主要包括慢性稳定型劳力性心绞痛、缺血性心肌病、急性冠脉综合征之后稳定的病理阶段等。《中国心血管病报告 2018》指出，我国心血管病患病率及病死率仍处于上升阶段，推算共计约有 2.9 亿心血管病患者，其中冠心病患者约 1 100 万人。心血管病的病死率高于肿瘤及其他疾病，占居民疾病死亡率构成的 40% 以上，居于首位。

与心肌缺血相关的胸部不适（心绞痛）通常从以下 4 个方面描述：① 部位：心肌缺血引起的胸部不适通常位于胸骨体之后，可波及心前区，有手掌大小范围，甚至横贯前胸，界限不很清楚。常放射至左肩、左臂内侧达无名指和小指，或至颈、咽或下颌部。② 性质：胸痛常为压迫、发闷、紧缩或胸口沉重感，有时被描述为颈部扼制或胸骨后烧灼感，但不像针刺或刀扎样锐性痛。可伴有呼吸困难，也可伴有非特异性症状如乏力或虚弱感、头晕、恶心、坐立不安或濒死感。呼吸困难可能为稳定型冠心病（SCAD）的唯一临床表现，有时与肺部疾病引起的气短难以鉴别。胸痛发作时，患者往往被迫停止正在进行的活动，直至症状缓解。③ 持续时间：通常持续数分钟至 10 min，大多数情况下 3~5 min，很少超过 30 min，若症状仅持续数秒，则很可能与心绞痛无关。④ 诱因：与劳累或情绪激动相关是心绞痛的重要特征。当负荷增加如走坡路、逆风行走、饱餐后或天气变冷时，心绞痛常被诱发。疼痛多发生于劳累或激动的当时，而不是劳累之后。含服硝酸酯类药物常可在数分钟内使心绞痛缓解。

对诊断为 SCAD 的患者，应进行危险分层以指导治疗决策。各种危险分层方法的适用人群不同，主要方法如下：① 依据临床情况进行危险分层适用于所有的患者；② 依据左心室功能进行危险分层适用于绝大多数患者；③ 依据对负荷试验的反应进行危险分层适用于大多数患者；④ 依据 CAG 进行危险分层适用于选择性的患者。急性冠脉事件全球注册登记（GRACE）评分对非 ST 段抬高型急性冠脉综合征（NSTE-ACS）患者入院和出院提供了较为准确的风险评估，其积分参数包括年龄、收缩压、脉搏、血肌酐、就诊时的 Killip 分级、入院时心跳骤停、心肌损伤标记物升高和 ST 段改变。在 GRACE 评分基础上，GRACE2.0 风险计算可直接评估住院、6 个月、1 年和 3 年的病死率，同时还能提供 1 年死亡或心肌梗死的联合风险。

二、中医对冠心病的认识

冠心病心绞痛属于中医学"胸痹""心痛"范畴，急性心肌梗死属于"真心痛""厥心痛"范畴，心律失常属"心悸""怔忡"范畴，心力衰竭可归属为"水肿""痰饮""喘证"等范畴。

古代中医文献中虽无冠心病病名，但却有很多相关临床表现的记载。最早见于《灵枢·五邪》："邪在心，则病心痛。"《素问·脏气法时论》："心病者，胸中痛，胁支满，胁下痛，膺背肩胛间痛，两臂内痛。"《灵枢·厥论》记载："真心痛，手足青至节，心痛甚，旦发夕死，夕发旦死。"汉代张仲景在《金匮要略·胸痹心痛短气病脉证治》中正式提出"胸痹"这一名称，并指出："夫脉当取太过不及，阳微阴弦，即胸痹而痛，所以然者，责其极虚也。"认为胸痹疾病本虚标实，上焦阳气亏虚，阴寒凝结痹阻胸阳。胸痹的发生多与年老体虚、饮食不节、过度劳倦、情志内伤、感受外邪等因素相关，以致心之气血阴阳亏损，心神失养，或寒凝、气滞、痰独、瘀血等痹阻血脉。晋隋唐时期，医家们沿袭了秦汉时期有关胸痹心痛的病因病机，并有各自的发挥，如晋代王叔和《脉经·心手少阴经病症》："愁忧思虑则伤心……心伤者，其人劳倦，心中痛彻背"，阐述了情志对于胸痹心痛的作用，心主情志，思虑伤心，心气郁结则气滞而痛。隋朝巢元方《诸病源候论》在继承脏虚病机基础上，发展了心痛有风冷邪气乘心、痰饮上瘀阻心络的病机，提出："诸脏虚受病，气乘于心者，亦令心痛""心痛而多唾者，停饮乘心之络故也"。宋金元时期，各医家对病因病机从寒邪、脾胃、气血痰饮多个方面进行了论述。如《圣济总录》："论曰卒心痛者，本于脏腑虚弱，寒气卒然客之，其状心如寒痛不得息"；杨仁斋在《仁斋直指方附遗·方论》中提到气滞心胸则胀痛连及胸胁，肝开窍于目，肝郁化火可有两目赤黄，痰饮、瘀血阻心包别络则心气不畅，手足经脉受阻，气血运行不畅出现受阻关节青紫疼痛。明清时期，对胸痹心痛的病因病机认识基本形成完整的体系，对于胸痹心痛的病因病机继承了本虚标实，更加注重辨证论治。如王肯堂《证治准绳·杂病》中论治胸痹心痛病，要以辨证为先，凡情志、寒邪、阳郁都可为心病，为情志使神脏伤，心虚而寒邪可犯，可有阳郁则火热伤心气，可有血瘀而致心痛，心痛可有寒厥心痛，热厥心痛，大实心痛等；唐容川《血证论》中详细论述了瘀血阻络，导致脏腑气机停滞，瘀阻心脉，心脉受阻，即发胸痛。

现代中医认为饮食上暴饮暴食，宿食内停，或嗜食肥甘厚味，呆腻脾胃，或过食生冷瓜果，误食不洁之物，均可导致脾胃运化失司，津液代谢障碍，水湿内停，滋生痰饮。生活方式上熬夜晚睡、久坐少动，气血运行不畅，日久易导致痰瘀内生。并且现代人生活节奏快，工作压力大，精神紧张，情志不遂，肝气郁结，内生痰邪郁久化热，痰热痹阻，心脉不畅，心神失养，引发胸痹心痛。冠心病病位在心，同时与其他脏器密切相关，其病因病机错综复杂，因此分型也繁多。冠心病的病因不外寒邪内侵、饮食不节、情志失调、年高正虚，其辨证总属本虚标实，本虚包括气虚、血虚、阳虚、阴虚，标实包括血瘀、痰浊、气滞、寒凝等。在冠心病的辨证分型上，《中医病证诊断疗效标准（1994）》将冠心病主要分为心气虚弱、心肾阴虚、心肾阳虚、心血瘀阻、痰浊内阻和寒凝心脉等6个证型；《中药新药临床研究指导原则（2002）》将胸痹分为心血瘀阻、气虚血瘀、气滞血瘀、气阴两虚、心肾阴虚、阳气虚衰、阴寒凝滞和痰阻心脉等8个证型；《冠心病稳定型心绞痛中医诊疗指南（2019）》将冠心病稳定型心绞痛分为心血瘀阻、气滞血瘀、痰浊闭阻、寒凝心脉、气虚血瘀、气阴两虚、心肾阴虚和心肾阳虚等8个证型。

三、冠心病的中医健康管理

（一）中医健康信息收集与评估

1．人口学资料

包括性别、年龄、身高、体重、教育程度、职业情况、经济收入、医保情况、宗教信仰情况、整体工作与生活环境等。

2．既往病史情况

既往病史重点了解冠心病传统危险因素高血压、糖尿病、高脂血症、肥胖症等情况。

3．冠心病相关信息

（1）体征：心绞痛通常无特异性体征。胸痛发作时常见心率增快、血压升高、表情焦虑、皮肤冷或出汗，有可能出现第三、第四心音和轻度的二尖瓣关闭不全，但均无特异性。体格检查对于鉴别由贫血、高血压、瓣膜病、梗阻性肥厚型心肌病引起的胸痛有重要意义。

（2）心电图检查：对于疑诊 SCAD 的患者，应行静息心电图检查。静息心电图正常并不能排除心肌缺血，但静息心电图能提供患者罹患冠心病的某些信息，如既往存在心肌梗死或复极异常等。静息心电图可作为患者病情发生变化时的心电参照。动态心电图有助于发现日常活动时心肌缺血的证据和程度。所有患者就诊时均建议行静息心电图；所有正发生或刚发生过胸痛，临床疑似 ACS 的患者均建议行静息心电图；对疑似伴有心律失常的 SCAD 患者建议行动态心电图监测。而心电图对 ST 段抬高型心肌梗死（STEMI）的诊断有特殊价值：① 至少两个相邻导联 J 点后新出现 ST 段弓背向上抬高 [V_2-V_3 导联 ≥ 0.25 mV（< 40 岁男性）、≥ 0.2 mV（≥ 40 岁男性）或 ≥ 0.15 mV（女性），其他相邻胸导或肢体导联 ≥ 0.1 mV]，伴或不伴病理性 Q 波、R 波减低；② 新出现的完全左束支传导阻滞；③ 超急性期 T 波改变。当原有左束支传导阻滞患者发生心肌梗死时，心电图诊断困难，需结合临床情况仔细判断。

（3）冠状动脉 CT 血管成像：冠状动脉 CT 血管成像（computed tomography angiography，CTA）有较高的隐性预测价值，敏感度为 95% ~ 99%。若冠状动脉 CTA 未见狭窄病变，一般可不进行有创性检查。对于验前概率（PTP）为中低度（15% ~ 65%）的疑诊 SCAD 者，冠状动脉 CTA 的诊断价值较大。冠状动脉 CTA 的特异度较低，为 64% ~ 83%。随着 PTP 的增加（尤其是年龄的增加），钙化越来越常见，而钙化会显著影响 CTA 对狭窄程度的判断，可能高估狭窄程度，因此，CT 对此类患者仅能作为参考。

（4）长期动态评估：有冠心病病史的 SCAD 患者，其病情可能长期稳定，也可能出现变化，如病程中发生不稳定型心绞痛、心肌梗死、心力衰竭等。在病程的某个阶段，部分患者可能需要进行血运重建治疗。对首次评估为低危，但其危险程度可能发生了变化的患者，建议定期再次评估，以便准确掌握其病情变化。

（5）中医体质辨识与辨证分型：在体质辨识的基础上，按照《中药新药治疗胸痹的临床研究指导原则》和《冠心病稳定型心绞痛中医诊疗指南》进行分型。

4．生活方式

通过询问或问卷调查，包括吸烟、饮酒、高盐高脂饮食、运动与睡眠等生活方式状况。其中吸烟状况包括每日吸烟支数、戒烟次数、烟龄及戒烟时间；饮酒状况包括每日饮酒量、饮酒种类、戒酒时长、戒酒次数；高盐饮食状况包括每日食盐摄入量及常见高盐食物摄入频率；运动包括运动方式、运动时间、运动强度、运动频率等；睡眠状况可通过匹兹堡睡眠质量评定量表判定。

（二）中医特色健康干预

1．中医健康教育

围绕冠心病中西医防治知识的宣传，对冠心病的基础知识、中西医预防与控制措施向患者进行详细讲解，提高患者对冠心病及其危险因素的认识，倡导健康的生活方式，提高易患与患病人群对冠心病中西医防治知识与技能的掌握，以有效预防和控制冠心病及其相关疾病，提高生活质量与健康水平。

2．生活方式指导

（1）控制体重指导：建议 SCAD 患者通过有计划地锻炼、限制热量摄取和日常运动来控制体重，目标体重指数 18.5～24.9 kg/m²。减重治疗的起始目标为体重较基线下降 5%～10%。如成功，可尝试进一步减重。

（2）饮食调养指导：控制饮食中能量的总摄入，对饱和脂肪酸、胆固醇和盐摄入过多的情况进行针对性地管理，增加蔬菜水果的摄入。根据冠心病患者的中医体质，结合食物本身的四性五味，进行辨证施食。

（3）戒烟指导：SCAD 患者应戒烟，避免被动吸烟，必要时可借助药物戒断。

（4）传统体育指导：SCAD 患者在日常锻炼强度（如在工作间歇步行，家务劳动等）的基础上，每周至少 5 d 进行 30～60 min 中等强度的有氧锻炼。可练习传统体育项目太极拳、八段锦、五禽戏、易筋经、六字诀等，这些项目都属于有氧锻炼，同时还可以帮助患者恢复正常的生理、心理和社会功能状态，提高患者生活质量。

（5）情志调摄指导：不良情绪可以增加心血管事件发生的概率。在临床上，心血管疾病的预防和治疗均极其重视对情志的疏导。心理生理的疏导和放松，均有利于身心健康并能够起到治病的作用。中医认为喜为心之志，《素问·阴阳应象大论》曰："喜伤心"，过喜则气缓，内应于心而致心神惮散，行血乏力。因此，在患者情志调摄方面，应该重视安神定志、疏肝调气。

3．中医药指导

（1）常用内服方药指导：根据不同的辨证分型，治疗冠心病的常用中药复方包括血府逐瘀汤、瓜蒌薤白白酒汤、瓜蒌薤白半夏汤、桃红四物汤、生脉散、左归饮、右归饮、参附汤、四逆汤、人参养营汤等。治疗冠心病的中成药（注射液）主要有通心络胶囊、脑心通胶囊、丹蒌片、麝香保心丸、复方丹参滴丸、芪参益气丸、血府逐瘀胶囊、丹红注射液、红花注射液、参麦注射液等。常用单味中药有桃仁、红花、当归、赤芍、川芎、桂枝、附子、薤白、瓜蒌、半夏、地黄、人参、黄芪、茯苓、白术、甘草、五味子、枸杞等。

（2）中医特色穴位针灸推拿技术指导：心痛发作时，可取内关、间使、神门、心俞、阴郄、关元、百会、足三里等穴位。耳针可取心、交感、皮质下等穴位。

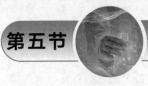

第五节　脑卒中

一、脑卒中概述

脑卒中又称"卒中""中风""脑血管意外"，是由于脑部血管突然破裂或因血管阻塞导致血液不能流入大脑而引起脑组织损伤的一组疾病，以神经功能局部性缺损为主要表现，以猝然昏仆，不省人事，伴口舌喎斜，半身不遂，语言不利或不经昏仆而仅以喎僻不遂为主证。按照发病的不同特点，脑卒中分为缺血性卒中和出血性卒中。

缺血性卒中包括的范围比较广泛，包括脑梗死、脑栓塞等，人群中缺血性卒中占脑卒中总数的 60% ~ 70%，发病率明显高于出血性卒中。脑梗死是老年人日常生活依赖或残疾最常见的原因。卒中发生 6 个月后，20% ~ 30% 的患者存在中到重度残疾，20% ~ 25% 存在轻到中度残疾，而病后 1 年，日常生活依赖者达 52%。缺血性脑卒中严重影响患者的健康，降低患者的生命质量。按照《中国急性缺血性脑卒中诊治指南（2018）》，急性缺血性脑卒中诊断标准为：① 急性起病；② 局灶神经功能缺损（一侧面部麻木或半身肢体肌力减退、麻木不仁，失语或言语不利，口眼歪斜等），少数患者神经功能完全缺损；③ CT/MRI 等影像学出现责任病灶或者症状/体征持续 24 h 以上未缓解；④ 不包括非血管性病因导致的发病；⑤ 脑 CT/MRI 排除脑出血。

出血性卒中病情凶险，发病 30 d 的病死率达 35% ~ 52%，仅有约 20% 的患者在半年后能够恢复生活自理能力。按照《自发性脑出血诊断治疗中国多学科专家共识（2015）》，原发性脑出血的诊断标准如下：① 有明确的高血压病史（高血压脑出血患者）；② 影像学检查提示典型的出血部位，如基底节区、丘脑、脑室、小脑、脑干（高血压脑出血患者），脑叶（CAA 患者）；③ 排除凝血功能障碍和血液性疾病；④ CT 血管成像（CTA）/磁共振血管成像（MRA）/磁共振静脉成像（MRV）/数字减影血管造影（DSA）检查排除其他脑血管病变（选择 1 ~ 2 种检查）；⑤ 超早期（72 h 内）或晚期增强 MRI 排除脑肿瘤。

二、中医对脑卒中的认识

关于类似脑卒中的记载，最早始于《黄帝内经》，书中指出体虚外邪入侵，嗜食肥甘厚味，起居异常，喜怒无常等与中风发生密切相关。古人对中风命名具有独特性，如"大厥""薄厥""煎厥"等是对神志异常中风的命名。"偏风""偏枯"说明发病时伴有肢体活动不利。东汉医家张仲景将中风按照病邪的深浅分为中经络和中脏腑两种。隋朝医家巢元方将中风分作中风、风癔、风口喎、风痱和偏枯等 5 种证候的不同阶段。"药王"孙思邈指出："中风大法有四：一曰偏枯，二曰风痱，三曰

191

风懿，四曰风痹"。朱丹溪在《丹溪心法》中阐述中风患者大部分存在血虚痰瘀。明末清初医家喻嘉言认为中风病发生与生死关系密切，属于大病、重病。刘完素认为此病发病急，重症者可导致死亡，发病迅速。清朝著名医家叶天士则认为中风与脾胃失和降，运化无常，痰湿聚集，导致痰、风和火互相干扰，最终引发卒中及卒中后肺部感染。清末医家张山雷认为中风发生是由于平时不注重饮食节制，进食油腻，导致脾失运化，水湿内停，痰液内生，肝风上逆，引发中风，痰热阻于肺，会导致咳嗽、咳痰。

现代中医认为，急性缺血性脑卒中患者多有体虚，高发人群为中老年人，一方面因其年迈，体弱虚衰使气血不足，气虚则无力推动血行而致血液淤积；另一方面，患者脾失健运、痰湿内生，久而久之痰浊与血瘀互结影响宗气运行，加之自身情绪、剧烈活动等外在因素的影响使得肝风内动、肝火上扬、气血内乱，痰火交炽、脉络闭塞发为中风。而脑出血病机关键是本于年老体衰、肾精亏虚、内伤积损的基础上，产生肝风、风火、瘀血、痰浊、腑实，加之各种因素的诱发，如外邪侵袭、饮食不节、劳逸失度、情志不遂等，使得机体内外气机骤然逆乱，血随气逆，侵犯清窍，脉络受损，血溢脉外而发病，出现头痛、面红、半身不遂、偏身麻木、言语謇涩，甚至突然昏仆等临床症状。病位在脑，病性多是本虚标实，上盛下虚，以肝肾阴虚、气血亏虚为本，以内风、火热、痰浊、血瘀等多为中风急性期标实的证候。根据急则治其标治则，故急性期标实的证候当以平肝熄风、活血化瘀、利水消肿、通腑泄热、化痰泄浊、醒脑开窍为法，同时治以补肾、益气、养阴、养血以治本，标本同治才可使气机调和，气旺血和，瘀去新生，气化复常，清窍复聪，肢体恢复。

三、脑卒中的中医健康管理

（一）中医健康信息收集与评估

1. 人口学资料

包括性别、年龄、身高、体重、教育程度、职业情况、婚姻状况、经济收入、医保情况、宗教信仰情况、整体工作与生活环境等。

2. 既往病史情况

对于缺血性卒中，重点了解血管及心脏病危险因素，用药史、偏头痛、痫性发作、感染、创伤及妊娠史等既往病史。对于脑出血，重点了解是否有外伤史、高血压病史、卒中病史、糖尿病史、冠心病史及吸烟饮酒史、用药史（是否服用阿司匹林、氯吡格雷、华法林等抗栓药）、有无药物滥用（如可卡因等）、是否存在凝血功能障碍或其他诱发出血的内科疾病（如肝病等）等既往病史。

3. 脑卒中相关信息

（1）体征：对于缺血性卒中，重点询问或目击患者症状出现的时间，若于睡眠中起病，应以最后表现正常的时间作为起病时间。对于脑出血，则重点询问患者或目击者脑卒中发生的时间、症状、当时患者的活动情况。

（2）一般体格检查与神经系统检查：对评估气道、呼吸和循环功能后，立即进行一般体格检查和神经系统检查。可借助脑卒中量表评估病情严重程度、判断预后及指导治疗。常用的量表有：① 格拉斯哥昏迷量表（GCS）；② 美国国立卫生研究院卒中量表（NIHSS）；③ 脑出血评分量表。

（3）影像学检查：① 脑病变检查：影像学检查是脑卒中诊断的重要手段，尤其是脑 CT 检查是诊断早期脑出血的"金标准"，而多模式 CT 可区别可逆性与不可逆性缺血改变，对指导急性脑梗死溶栓治疗及血管内取栓治疗有一定的参考价值。而常规 MRI 在识别急性小梗死灶及后循环缺血性脑卒中方面优于平扫 CT，在慢性出血和发现血管畸形方面也优于 CT。② 脑血管检查：脑血管检查有助于了解导致脑缺血和脑出血病变的血管及病因，指导选择治疗方案。常用检查包括 CT 血管成像（CTA）、磁共振血管成像（MRA）、CT 静脉成像（CTV）、磁共振静脉成像（MRV）、经颅多普勒超声和数字减影血管造影（DSA）等。

（4）实验室检查：对脑卒中患者应进行常规的实验室检查以了解基本状况和排除相关系统疾病。此外，应根据患者病情及医院条件，进行必要的专科检查明确病因。脑出血的患者，常规检查通常包括：血常规、血糖、肝肾功能和电解质；心电图和心肌缺血标志物；凝血酶原时间、国际标准化比率（INR）和活化部分凝血活酶时间；氧饱和度。脑缺血的患者在上述基础上，还应当进行全血计数检查，包括血小板计数。

（5）中医体质辨识与辨证分型：在体质辨识的基础上，按照《中风病辨证诊断标准（试行）》进行风证、火热证、痰证、血瘀证、气虚证和阴虚阳亢证的辨证分型。

4．生活方式

通过询问或问卷调查，了解患者吸烟、饮食、锻炼和睡眠情况。

（二）中医特色健康干预

1．中医健康教育

围绕脑卒中中西医防治知识的宣传，对脑卒中的基础知识、中西医预防与控制措施、脑卒中的院前急救向患者及其家属进行详细讲解，提高患者及其家属对脑卒中及其危险的认识，倡导健康的生活方式，提高易患与患病人群对脑卒中中西医防治知识与技能的掌握，以有效预防和控制脑卒中及其相关疾病，提高生活质量与健康水平。

2．生活方式指导

通过改变吸烟、饮酒等不良生活方式，增加体育锻炼，控制个人体重，并养成清淡饮食的良好膳食习惯，保持平和的心情，才能有效预防脑卒中的发生。

3．中医药指导

（1）常用内服方药指导：经典名方如天麻钩藤饮、安宫牛黄丸、苏合香丸、至宝丹、三黄汤、桃红四物汤、犀角地黄汤、涤痰汤、补阳还五汤、镇肝熄风汤、牵正散、解语丹、地黄饮子等对脑卒中及其恢复期的治疗取得了显著疗效。常用中成药（注射剂）包括血栓通胶囊、地龙胶囊、偏瘫复原丸、疏血通注射液、丹红注射液等。常用中药包括丹参、钩藤、石菖蒲、水牛角、牛黄、玄参、麦冬、生地、桃仁、红花、瓜蒌、胆南星、薤白、怀牛膝、石斛、地龙、全蝎、蜈蚣、僵蚕、菊花、白芍、川芎、桂枝、附子等。

（2）中医特色穴位针灸推拿技术指导：中医针灸广泛用于脑卒中患者偏瘫痉挛、运动与语言功能障碍、认知功能障碍和情感障碍（抑郁和焦虑）的康复训练中。常用穴位包括：阳陵泉、三阴交、足三里、曲池、尺泽、手三里、外关、内关、合谷、百会、水沟、四神聪、神庭、神门、委中、关元、血海、中脘、印堂、人中、风池、太溪、风市、太冲、丰隆、地仓、廉泉、丘墟、昆仑、承山、极泉、肩井、肩髃、环跳、绝骨等。现在临床康复治疗包括单独针刺治疗、电针治疗、温针灸、体针头针相结合，以及针灸联合药物治疗等方法。

第六节　慢性阻塞性肺疾病

一、慢性阻塞性肺疾病概述

慢性阻塞性肺疾病（Chronic Obstructive Pulmonary Disease，COPD），简称慢阻肺是常见的慢性气道疾病，也是"健康中国 2030"行动计划中重点防治的疾病。在中华医学会呼吸病学分会慢性阻塞性肺疾病学组和中国医师协会呼吸医师分会慢性阻塞性肺疾病工作委员会编制的《慢性阻塞性肺疾病诊治指南（2021 年修订版）》中对慢阻肺的定义是：一种常见的、可预防和治疗的慢性气道疾病，其特征是持续存在的气流受限和相应的呼吸系统症状，与肺部对香烟烟雾等有害气体或有害颗粒的异常炎性反应有关的疾病。

慢阻肺是一种严重危害人类健康的常见病，严重影响患者的生命质量，是导致死亡的重要病因，并给患者及其家庭以及社会带来沉重的经济负担。2007 年，钟南山院士牵头对我国 7 个地区 20 245 名成年人的调查结果显示，40 岁及以上人群中慢阻肺的患病率高达 8.2%。2018 年，王辰院士牵头的"中国成人肺部健康研究"调查结果显示，我国 20 岁及以上成人慢阻肺患病率为 8.6%，40 岁以上人群患病率高达 13.7%，估算我国患者数近 1 亿，提示我国慢阻肺发病仍然呈现高发态势。根据全球疾病负担调查，慢阻肺是我国 2016 年第 5 大死亡原因，2017 年第 3 大伤残调整寿命年的主要原因。世界卫生组织关于病死率和死因的最新预测数字显示，随着发展中国家吸烟率的升高和高收入国家人口老龄化加剧，慢阻肺的患病率在未来将继续上升，预测至 2060 年死于慢阻肺及其相关疾病患者数每年超过 540 万人。

引起慢阻肺的危险因素具有多样性的特点，宏观的概括为个体易感因素和环境因素的共同作用。

其中个体易感因素包括：① 遗传因素：慢阻肺有遗传易感性。国际慢阻肺遗传学联盟最新的研究发现了 82 个与慢阻肺有关的基因位点，不同的基因与慢阻肺的不同病理或临床特征关联，从遗传基因的角度支持慢阻肺存在异质性。② 年龄和性别：年龄是慢阻肺的危险因素，年龄越大，慢阻肺患病率越高。慢阻肺患病率在男女性别之间的差异报道不一致，但是，有文献报道女性对烟草烟雾的危害更敏感。③ 肺生长发育：妊娠、出生和青少年时期直接或间接暴露于有害因素时可以影响肺的生长，肺的生长发育不良是慢阻肺的危险因素。④ 支气管哮喘（简称哮喘）和气道高反应性：哮喘不仅可以和慢阻肺同时存在，也是慢阻肺的危险因素，气道高反应性也参与慢阻肺发病过程。⑤ 低体重指数：低体重指数也参与慢阻肺的发病有关，体重指数越低，慢阻肺的患病率越高。吸烟和体重指数对慢阻肺存在交互作用。

环境因素包括：① 烟草：吸烟是慢阻肺最重要的环境致病因素。与非吸烟者比较，吸烟者的肺功能异常率较高，第一秒用力呼气容积（FEV1）年下降率较快，死亡风险增加。被动吸烟也可能导致呼吸道症状及慢阻肺的发生。孕妇吸烟可能会影响子宫内胎儿发育和肺脏生长，并对胎儿的免疫系统功能有一定影响。② 燃料烟雾：柴草、煤炭和动物粪便等燃料产生的烟雾中含有大量有害成分，例如碳氧化物、氮氧化物、硫氧化物和未燃烧完全的碳氢化合物颗粒与多环有机化合物等。燃烧时产生的大量烟雾可能是不吸烟女性发生慢阻肺的重要原因。燃料所产生的室内空气污染与吸烟具有协同作用。改用清洁燃料同时加强通风，能够延缓肺功能下降的速率，减少慢阻肺发病的危险度。③ 空气污染：空气污染物中的颗粒物质（PM）和有害气体物质（二氧化硫、二氧化氮、臭氧和一氧化碳等）对支气管黏膜有刺激和细胞毒性作用，空气中 PM2.5 的浓度超过 35 μg/m³ 时，慢阻肺的患病危险度明显增加。空气中二氧化硫的浓度可随着 PM 的升高而升高，且与慢阻肺急性加重次数呈正相关。④ 职业性粉尘：当职业性粉尘（二氧化硅、煤尘、棉尘和蔗尘等）的浓度过大或接触时间过久，可导致慢阻肺的发生。职业环境接触的刺激性物质、有机粉尘及过敏原等可导致气道反应性增高，通过这一途径参与慢阻肺的发病。⑤ 感染和慢性支气管炎：呼吸道感染是慢阻肺发病和加剧的重要因素，病毒和（或）细菌感染是慢阻肺急性加重的常见原因。儿童期反复下呼吸道感染与成年时肺功能降低及呼吸系统症状的发生有关。有学者观察到，慢性支气管炎增加发生慢阻肺的可能性，并可能与急性加重的次数和严重程度有关。⑥ 社会经济地位：慢阻肺的发病与患者的社会经济地位相关。室内外空气污染程度不同、营养状况等与社会经济地位的差异可能存在一定内在联系。

二、中医对慢阻肺的认识

慢阻肺多属于中医学的"喘病""肺胀"等病症的范畴。本虚标实为慢阻肺的主要病理变化，正虚积损为慢阻肺的主要病机。正虚是指肺脾肾虚损而以肺虚为始、久必及肾，以气虚为本，积损难复；正虚不运，酿生痰瘀，痰瘀常互结成积，复愈损伤正气。正虚积损互为因果，终致肺之形气俱损，呈持续进展 而恢复困难。急性加重期以痰（痰热、痰浊）、瘀及其互阻的实证为主并兼有正虚；稳定期以肺气虚、肺脾气虚、肺肾气虚、肺肾气阴两虚的虚证为主，常兼见血瘀、痰浊。危险窗期则邪实渐去，本虚显露，出现以痰浊、痰瘀与气虚、气阴两虚相互兼夹的证候，病理性质为虚实夹杂并重。

三、慢阻肺的中医健康管理

（一）中医健康信息收集与评估

1．人口学资料

包括性别、年龄、身高、体重、教育程度、职业情况、经济收入、医保情况、宗教信仰情况、整体工作与生活环境等。

2．既往病史情况

诊断慢阻肺时，为减少漏诊，应全面采集病史，包括症状、危险因素暴露史、既往史、系统回顾和合并症等。危险因素暴露在前文中已具体介绍，不再重复。既往史：包括哮喘史、过敏史、结核病史、儿童时期呼吸道感染及呼吸道传染病史如麻疹、百日咳等。家族史：慢阻肺有家族聚集倾向。现病史：① 发病情况：起病隐匿，缓慢渐进性进展，常有反复呼吸道感染及急性加重史，随着病情进展，急性加重愈渐频繁；② 发病年龄、与季节的关系：多于中年以后发病，秋、冬寒冷季节症状明显；③ 合并症：心脏病、骨质疏松、骨骼肌肉疾病、肺癌、抑郁和焦虑等；④ 此外，慢性呼吸衰竭和肺源性心脏病史：慢阻肺后期出现低氧血症和（或）高碳酸血症，可合并慢性肺源性心脏病和右心衰竭。

3．慢阻肺相关信息

（1）症状。临床表现上，慢阻肺的主要症状是慢性咳嗽、咳痰和呼吸困难。早期慢阻肺患者可以没有明显的症状，随病情进展日益显著；咳嗽、咳痰症状通常在疾病早期出现，而后期则以呼吸困难为主要表现。症状特征及演变：① 慢性咳嗽：慢阻肺常见的症状。咳嗽症状出现缓慢，迁延多年，以晨起和夜间阵咳为著。② 咳痰：多为咳嗽伴随症状，痰液常为白色黏液浆液性，常于早晨起床时剧烈阵咳，咳出较多黏液浆液样痰后症状缓解；急性加重时痰液可变为黏液脓性而不易咳出。③ 气短或呼吸困难：早期仅在劳力时出现，之后逐渐加重，以致日常活动甚至休息时也感到呼吸困难；活动后呼吸困难是慢阻肺的"标志性症状"。④ 胸闷和喘息：部分患者有明显的胸闷和喘息，此非慢阻肺特异性症状，常见于重症或急性加重患者。

（2）并发症的表现。① 右心功能不全：当慢阻肺并发慢性肺源性心脏病失代偿时，可出现食欲不振、腹胀、下肢（或全身）浮肿等体循环淤血相关的症状。② 呼吸衰竭：多见于重症慢阻肺或急性加重的患者，由于通气功能严重受损而出现显著的低氧血症和二氧化碳潴留（Ⅱ型呼吸衰竭），此时患者可有明显发绀和严重呼吸困难；当二氧化碳严重潴留，呼吸性酸中毒失代偿时，患者可出现行为怪异、谵妄、嗜睡甚至昏迷等肺性脑病的症状。③自发性气胸：多表现为突然加重的呼吸困难、胸闷和（或）胸痛，可伴有发绀等症。

（3）体征。慢阻肺的早期体征可不明显，随着疾病进展，胸部体检可见以下体征。①视诊及触诊：胸廓前后径增大、剑突下胸骨下角（腹上角）增宽；呼吸变浅、呼吸频率增快、呼气时相延长、辅助呼吸肌（如斜角肌和胸锁乳突肌）参加呼吸运动，重症患者可见胸腹呼吸矛盾运动，部分患者在呼吸困难加重时采用缩唇呼吸方式和（或）前倾体位；合并低氧血症时可见患者黏膜和皮肤发绀；触诊可有剑突下心脏抬举感等。②叩诊：胸部叩诊可呈过清音，心浊音界缩小，肺肝界降低，均系肺过度充气所致。③听诊：双肺呼吸音减低，呼气延长，可闻及干性啰音或哮鸣音和（或）湿啰音；心音遥远，剑突下心音较清晰响亮。此外，合并肺心病时患者可见下肢水肿、腹水和肝脏肿大并压痛等体征。

（4）实验室检查及其他监测指标。①肺功能检查：肺功能检查是目前检测气流受限公认的客观指标，是慢阻肺诊断的"金标准"，也是慢阻肺的严重程度评价、疾病进展监测、预后及治疗反应评估中最常用的指标。慢阻肺的肺功能检查除了常规的肺通气功能检测，如第1秒用力呼气容积（FEV1）、FEV1与用力肺活量（FVC）的比值（FEV1/FVC），还包括容量和弥散功能测定等。②胸部影像学检查：包括胸部X线检查和胸部CT检查。慢阻肺早期X线胸片可无明显变化，随后可出现肺纹理增多和紊乱等非特征性改变；高分辨率CT对辨别小叶中心型和全小叶型肺气肿以及确定肺大疱的大小和数量有较高的敏感度和特异度，多用于鉴别诊断和非药物治疗前评估。③脉搏氧饱和度（SpO$_2$）监测和动脉血气分析：当患者临床症状提示有呼吸衰竭或右心衰竭时应监测SpO$_2$。如果SpO$_2$＜50 mmHg，应该进行动脉血气分析检查。呼吸衰竭的动脉血气分析诊断标准为静息状态海平面呼吸空气时动脉血氧分压（PaO$_2$）＜60 mmHg，伴或不伴有二氧化碳分压（PaCO$_2$）＞50 mmHg。④心电图和超声心动图检查：对于晚期慢阻肺以及慢阻肺急性加重的鉴别诊断、并发肺源性心脏病以及慢阻肺合并心血管系统疾病的诊断、评估和治疗具有一定的临床意义与实用价值。⑤血常规检查：稳定期外周血嗜酸粒细胞（EOS）计数对慢阻肺药物治疗方案是否联合吸入性糖皮质激素（ICS）有一定的指导意义，部分患者由于长期低氧血症，其外周血血红蛋白、红细胞和红细胞压积可明显增高，部分患者可表现为贫血。

（5）疾病诊断分期。①急性加重期。急性加重是指COPD患者症状急性恶化，导致需要额外的治疗。通常在疾病过程中，短期内患者咳嗽、咳痰、气短和/或喘息加重，痰量增多，呈脓性或黏液脓性，可伴发热等炎性反应明显加重的表现，需根据病情的轻、中、重度选择不同的治疗场所及治疗方案。COPD患者常伴有共患疾病，临床上急性加重需与急性冠脉综合征、急性充血性心力衰竭、肺栓塞和肺炎等疾病鉴别。②急性加重危险窗期。急性加重危险窗期是指在一次COPD急性加重后至稳定期之前的时期内，极有可能再次出现急性加重，导致住院率和病死率增高，大多集中在一次急性加重后的8周内。③稳定期：指患者咳嗽、咳痰、气短等症状稳定或症状轻微，6周内没有出现急性加重。

（6）中医体质辨识与辨证分型：COPD急性加重期常见风寒袭肺、外寒内饮、痰热壅肺、痰浊阻肺、痰蒙神窍等证，稳定期常见肺气虚、肺脾气虚、肺肾气虚、肺肾气阴两虚等证，急性加重危险窗期常见肺肾气虚兼痰浊阻肺、肺脾气虚兼痰浊阻肺、肺肾气阴两虚兼痰浊阻肺、肺肾气虚兼痰瘀阻肺和肺肾气阴两虚兼痰瘀阻肺等证。血瘀既是COPD的主要病机环节，也是常见兼证，常兼于其他证候中，如兼于痰浊阻肺证则为痰浊瘀肺证，兼于痰热壅肺证则为痰热瘀肺证，兼于肺肾气虚证则为肺肾气虚血瘀证。

4．生活方式

通过询问或问卷调查，了解患者的生活方式，主要包括吸烟与烟雾暴露、营养状况与体重、运动锻炼情况等。

（二）中医特色健康干预

1．中医健康教育

围绕慢阻肺中西医防治知识进行宣传，以提高患者和有关人员对慢阻肺的认识及自身处理疾病的能力，更好地配合管理，加强疾病预防，减少急性加重，提高生活质量，维持病情稳定。中医健康教育的具体内容包括：戒烟宣教；慢阻肺的病理生理与临床基础知识；长期规律使用药物与常用中药、中成药宣教；吸入药物和吸入装置的正确使用；缓解呼吸困难的技巧；需到医院就诊的时机；呼吸康复相关知识；急性加重的处理方式；终末期慢阻肺的伦理问题等。

2．生活方式指导

改变吸烟、烟雾暴露等不良生活方式，营养不良可使膈肌疲劳加重，应少食多餐，给以清淡、易消化、营养丰富的饮食，避免辛辣刺激性食物，保持大便通畅。在日常生活中，还应该保持空气湿润，指导患者咳嗽、排痰、预防感冒及呼吸道感染。此外，COPD患者长期受疾病折磨，精神负担十分沉重，易合并焦虑抑郁，应帮助患者树立战胜疾病的信心。

3．中医药指导

（1）常用内服方药指导：急性加重期常用方剂包括三拗汤、止嗽散、小青龙汤、通宣理肺丸、杏苏止咳颗粒、小青龙颗粒、清气化痰丸、贝母瓜蒌散、宣白承气汤、通塞颗粒、痰热清注射液、半夏厚朴汤、三子养亲汤、苏子降气丸、苓桂咳喘宁胶囊、涤痰汤、醒脑静注射液等，常用中药包括麻黄、杏仁、荆芥、紫苏、白前、百部、桔梗、枳壳、陈皮、桂枝、干姜、白芍、细辛、半夏、五味子、杏仁、厚朴、瓜蒌、贝母、栀子、桑白皮、黄芩、白头翁、鱼腥草、麦冬、薤白、茯苓、枳壳、白芥子、莱菔子、豆蔻、生姜、甘草等。稳定期常用方剂包括人参胡桃汤、人参养肺丸、玉屏风颗粒、六君子汤、黄芪补中汤、补肺益肾方、保元汤、生脉饮等，常用中药包括党参、黄芪、白术、淫羊藿、山茱萸、枸杞、黄精、熟地黄等。

（2）其他中医特色技术指导：研究表明，太极拳、呼吸导引与健身气功（如八段锦、六字诀）、针刺、穴位贴敷（如舒肺贴、消喘膏）、益肺灸等中医特色技术在缓解 COPD 患者临床症状、提高运动耐力、延缓肺功能下降、提高生命质量等方面具有较好疗效。针灸常用穴位包括选太渊、足三里、肺俞、脾俞、膻中、大椎、定喘、膏肓、心俞、膈俞、肾俞、关元、天枢等。

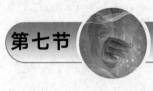

第七节　阿尔茨海默病

一、阿尔茨海默病概述

阿尔茨海默病（Alzheimer's disease，AD）是一种慢性、起病隐匿、进行性发展的神经退行性疾病，是引起老年期痴呆最常见的类型，已被世界卫生组织确认为全球公共卫生重点疾病。2019 年世界阿尔茨海默病报告指出：全球有超过 5 000 万人患有痴呆症，并且这一数字到 2050 年将增加到 1.52 亿。美国 2020 年阿尔茨海默病调查数据显示，2000 年至 2018 年间，脑卒中、艾滋病和心脏病导致的死亡人数逐渐减少，而 AD 导致的死亡人数增加了 146.2%。在我国，AD 的发病率呈现逐年增加的趋势，2018 年为 4.25%，2019 年中国痴呆症患者约有 1 000 万，占全世界痴呆症总人口的 25%，预计到 2050 年我国 AD 患者将超过 3 000 万。本病所带来的卫生经济支出也远远高于其他疾病，美国仅 2019 年一年，由痴呆所导致的经济损失就高达 2 900 亿美元。目前 AD 已是公认的具有高花费、高致残率、高致死率特点的疾病之一。

AD 的解剖学特征为脑内海马体和皮质的萎缩，其主要病理学特征包括 β-淀粉样蛋白（Amyloid β-protein，Aβ）异常沉积形成的老年斑（Senile plaques，SP）和 Tau 蛋白过度磷酸化形成的神经纤维缠结（Neurofibrillary tangles，NFT）。除了基因调控外，多种高风险因素参与 AD 发病，导致 AD 病程漫长，病理机制极其复杂。AD 的发病机制呈现多样性、复杂性和不确定性，普遍认为与遗传、环境和代谢等多种因素密切相关。几十年来，科学家们针对 AD 的病理机制展开了持续深入的研究，关于 AD 的发病机制，目前存在以下主流假说：Aβ 级联假说、tau 蛋白假说、神经炎症假说、肠脑轴假说、胆碱能假说，以及感染性假说等。

2011 年天津医科大学冯丽君等人的一项研究显示，高血压、冠心病、糖尿病、高水平的血清胆固醇、高水平的同型半胱氨酸可能是发生 AD 的危险因素，其中高血压患者发生 AD 的风险是无高血压病史的 2.31 倍，冠心病患者发生 AD 的风险为无冠心病病史者的 2.6 倍，糖尿病患者发生 AD 的风险是无糖尿病病史者的 2.75 倍。因此，早期诊断和处理高血压、冠心病、糖尿病、高胆固醇血症、降低同型半胱氨酸、改善脑缺血，对可干预的血管性危险因素进行干预，在预防和治疗 AD 的发生和发展方面是有利的。

二、中医对阿尔茨海默病的认识

虽然古代医籍中没有对 AD 的直接记载，但依据其症状描述可知，AD 属于中医"痴呆""呆病""健忘"等疾病范畴，其发生发展与"肾"关系密切。《黄帝内经·素问》言："丈夫八岁，肾气实，发长齿更……五八，肾气衰，发堕齿槁……八八，天癸竭，精少，肾脏衰"。是以肾藏精生髓，乃是人体先天之本，人始生于世，肾气渐生渐盛，濡养一身，推动促进人体生长发育，至老年阶段时，肾气逐渐衰减，气血津液生化乏源，四肢百骸及脑髓均逐渐失去濡养，继而出现诸多衰老甚至 AD 的症状。《医方集解》曰："人之精与志，皆藏于肾，肾精不足则志气衰，不能上通于心，故迷惑善忘也"。《医学心悟》曰："肾主智，肾虚则智不足"。陈士铎在《辨证录》中也指出："人有老年而健忘者，近事多不记忆，虽人述其前事，犹若茫然，此真健忘之极也。人以为心血之涸，谁知是肾水之竭乎？"均指出肾虚是 AD 的根本病机，也是导致 AD 发病的重要病因。《难经》言："损其肾者益其精。"《古本难经阐注》对其解释，指出："精亏则髓枯骨痿，必益其精而髓自充"。古代医家在治疗呆病时也多围绕补肾来进行药物配伍，文籍中记载的诸多药方如《千金方》的孔圣枕中丹、《洪氏集验方》中的还少丹、《辨证录》的生慧汤及《景岳全书》中的七福饮等，均以补肾为主。陈士铎更是明确提出"不去填肾中之精，则血虽骤生，而精乃长涸。但能救一时之善忘，而不能冀长年不忘也"。

现代中医将阿尔茨海默病的证型划分为以下几类。① 髓海不足证：老年渐呆，智力减退，或仅有遇事多忘，近记忆力减退，头晕耳鸣，齿枯发焦，腰酸腿软，懒惰思卧，步行艰难，舌瘦色淡，苔白，脉沉细弱；② 脾肾阳虚证：记忆力减退，失认失算，表情呆滞，沉默寡言，口齿含糊，腰膝酸软，倦怠流涎，四肢欠温，纳呆乏力，腹胀便溏，舌淡体胖，苔白或白滑，脉沉细弱；③ 肝肾阴虚证：记忆力、理解力和计算力减退，神情呆滞，反应迟钝，沉默寡言，举动不灵，头晕目眩或耳鸣，或肢麻，腰膝酸软，舌质暗红，或舌体瘦小，苔薄白或少苔，脉沉细弱或沉细弦；④ 阴虚火旺证：健忘，失认失算，心烦心悸，失眠多梦，潮热盗汗，五心烦热，口渴，颧红，或梦遗，腰痛，耳鸣，尿黄，舌红，少津，脉细数。

三、阿尔茨海默病的中医健康管理

（一）中医健康信息收集与评估

1. 临床诊断标准

AD 临床诊断的"核心标准"（NIA-AA，2011）以病史和检查证实的认知或行为症状为依据，除符合痴呆诊断外，还应具备：① 隐匿起病；② 报告或观察有明确的认知恶化病史；③ 病史和检查证实早期和显著的认知损害具有以下之一：遗忘症状和非遗忘症状；④ 符合排除标准。如有认知衰退的病史记录，或携带一致病性 AD 突变（APP、PSEN1 或 PSEN2），则可以加 AD 临床诊断的确定性。

2．认知评估

认知评估包括综合认知评估和单领域认知评估。综合认知评估包括：简易精神状态检查（MMSE）、蒙特利尔认知评估（MoCA）、安登布鲁克认知检查-修订版（ACE-R）、阿尔茨海默病评估量表-认知（ADAS-cog）和严重损害量表（SIB）等。其中 MMSE 检出痴呆的性能较高，对轻度认知障碍（MCI）有可接受的准确性，已建立最佳阈值和教育调整值；MoCA 检出痴呆的敏感度高，特异度低，对 MCI 的性能中等，未取得最佳阈值和教育调整值共识；ACE-R 检出痴呆和 MCI 的性能较高，未取得最佳阈值和教育调整值共识；而 ADAS-cog 和 SIB 主要用于 AD 痴呆药物临床试验的结局评估。单领域认知评估则包括记忆、语言、视空间与执行等四个领域的认知评估。

3．行为与功能评估

评估 AD 引起的行为障碍或精神行为症状最常用的量表有神经精神问卷（NPI）和神经精神问卷知情者版（NPI-Q）。而评估 AD 引起的功能障碍或日常生活活动量表则包括工具性生活功能（IADL）和基础性生活功能（BADL）。

4．脑影像学检查

包括 MRI、MTA-MRI、Aβ-PET、PDG-PET 和 Tau-PET，可检测分析脑的结构和功能异常情况。

5．实验室检查

包括脑脊液和血液检查。脑脊液检查脑脊液 Aβ 蛋白和 Tau 蛋白的含量，以及两者之间的比值。血液检查血浆 Aβ 蛋白和 Tau 蛋白的含量。

6．中医临床表现和分期

（1）早期症状（病期 1～3 年）。① 记忆障碍：以近事记忆力障碍为主，健忘出现于本病早期，是家属或同事发现的第一个症状，出现反复问同样的问题和重复回答，忘记东西放在哪里，难以学习新事物，即使一时记住的事，日后也回忆不起来。② 其他认知功能障碍：随着健忘加重，其他认知功能障碍也日渐明显。出现时空定向、图形定向障碍、判断力和解决问题的能力下降；语言出现找词困难，口语词汇减少，命名困难，不能写文章。③ 人格改变：情感淡漠，变得被动，对事物丧失兴趣，闷居家里，有时易激惹，可作为最早出现的症状；日常生活能够自理，可以处理自己周围的事情；可有妄想等精神症状。

（2）中期症状（病期 2～10 年）。① 远近记忆严重受损：很容易忘记新事物，出现远期记忆障碍，如弄错与亲属的关系，以及与其他人的关系。其他的认知功能障碍逐渐进展：视空间定向障碍，在熟悉的地方也容易迷路；判断力和解 决问题的能力明显下降；言语啰嗦，有流畅性失语，抽象词汇概念模糊；计算能力下降或不能计算；理解能力和阅读能力下降。② 人格明显改变：给别人添麻烦的行为明显，不稳重和易激惹，昼夜颠倒和睡眠障碍，有攻击性言语或行为，疑心重。③ 生活自理困难：若无人帮助，洗碗和穿衣等简单活动也变得困难。④ 精神状态：烦躁不安，某些患者有妄想等精神症状。

（3）晚期症状（病期 8～12 年）。① 记忆力严重衰退：只残留片断记忆，连亲近的家属也不认识。② 其他认知功能障碍：模仿及重复语言，只能反复重复简短的话和词语，仅能理解极其简单的口语，视觉、定向及运动功能障碍。可有失语、失认、失用，肢体强直，瘫痪或癫痫样发作，易跌倒。对外界刺激无反应，大小便失禁，基本的生活均依赖护理人员。

（二）中医特色健康干预

1. 早期预防

按照中医"治未病"的原则，应该对 AD 进行早期预防。包括：预防外伤、中毒等，积极治疗各种慢性病；避免不合理使用镇静安眠药、麻醉制剂；预防机体过早衰老，适当参加劳动，锻炼身体，生活有规律，合理膳食，保持心情舒畅，多参加社会活动，加强心理卫生教育；对于有家族病史者应及早排查基因学检测，早发现、早防治；对于 65 岁以上人群应定期筛查。

2. 生活方式指导

耐心训练患者的生活能力，给予充分的照顾，但不要全部代替患者，且要防止其自伤、伤人、毁物等意外事故；患者外出活动时，应佩戴定位手表或黄袖带，以防走失，保障患者活动安全；对于全部丧失生活能力的患者，要预防躯体疾病的发生；卧床的痴呆患者，注意大小便保持通畅，防止大小便失禁，定时变换体位，翻身拍背，防止各种并发症的发生，如褥疮、呼吸系统感染、泌尿系感染等，卧床久的患者应每天更换床单被褥。应当保持病室整洁、舒适，定时通风，室内阳光应充足，同时注意病室安静，以确保患者有足够睡眠时间；条件允许的应安置座便器、防滑地板，外出专人陪护，患者如外出活动无人陪同时需随身携带身份证或联系方式，做到防跌倒、防走失、防独居；合理安排其饮食起居，应加强营养，以蛋白丰富、低盐、低脂、多纤维素及易消化食物为主，对于吞咽困难或活动不便患者，应减少进食速度，延长进食时间，避免噎呛，严格定时定量饮食，注意饮食卫生。

3. 心理疗法

加强心理卫生教育，是对药物治疗的有益补充。同时，还应当与其家属充分交流，争取家属给予患者更多谅解、安慰；早期 AD 患者自知力存在时，注意情志调节，保持心情舒畅，避免情志内伤，应鼓励其参加各种社会活动和日常活动，鼓励患者间相互交流，提高其沟通、社交及语言表达能力，以延缓衰退速度；有条件者与家人、亲属在一起生活，患者有安全感，缓解其孤独、恐惧感，能延缓病情进展。在行为干预方面，鼓励患者适当参加活动锻炼，如步行，练太极拳、手指操、舌头操，进行头部按摩等，力求延缓痴呆进程；若患者有视空间功能障碍、行动困难者，需提供必要照顾，以防意外发生。在认知训练方面，对认知功能有障碍者，尤其在中晚期，应在专业康复人员指导下进行认知功能训练，学习一些新的知识和技能，锻炼一些手工活动能力，时常阅读报纸和期刊，坚持学习和坚持用脑、培养兴趣爱好。

4．中药辨证治疗

（1）髓海不足证：应补肾养神，益精填髓。推荐方药：补肾益髓汤，药物组成为熟地黄、山萸肉、紫河车、龟甲胶、续断、骨碎补、补骨脂、远志、石菖蒲。推荐中成药：复方苁蓉益智胶囊和肉苁蓉总苷胶囊。

（2）脾肾阳虚证：应温补脾肾，生精益智。推荐方药：补脾益肾汤（《古今名方》），药物组成为熟地黄、山茱萸、何首乌、枸杞子、菟丝子、淫羊藿、人参、白术、茯苓、石菖蒲、川芎、当归。

（3）肝肾阴虚证：应补益肝肾，滋阴潜阳。推荐方药：左归饮（《景岳全书》），药物组成为熟地黄、枸杞子、山茱萸、山药、牛膝、天麻、钩藤（后下）、赤芍、白芍、郁金。

（4）阴虚火旺证：应滋阴养血，清肝泻火。推荐方药：黄连解毒汤（《外台秘要》）联合天王补心丹（《校注妇人良方》），药物组成为酸枣仁、生地黄、人参、丹参、玄参、白茯苓、远志、桔梗、五味子、当归、天冬、麦冬、柏子仁、黄芩、黄柏、黄连、栀子。

（5）伴有精神症的：心气亏虚、心神失养者，治以益气温阳、化痰安神为法；推荐中成药：参枝苓口服液；心肝火旺、扰乱心神者，治以清肝泻火、安神定志为法，推荐方药为黄连解毒汤，其药物组成包括黄连、黄芩、黄柏、栀子；痰浊闭阻、夹有浊毒、脑窍失灵者，治以开通玄府、利水泄浊解毒为法，推荐方药为醒脑散，其药物组成包括附子、川芎、泽泻、栀子、白花蛇舌草、蔓荆子、夏枯草、决明子、石菖蒲、远志。

5．中医针灸干预

针灸常用穴位包括百会、四神聪、风池、内关、人中、太溪、大钟、悬钟、足三里、肝俞、三阴交、丰隆、中脘、膈俞、血海、委中等。实证针用泻法或平补平泻法，虚证针用补法。此外还可局部针刺头项、三焦，以及采用穴位埋线等法。

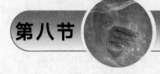

第八节　原发性骨质疏松

一、原发性骨质疏松概述

骨质疏松症（osteoporosis，OP）是最常见的骨骼疾病，是一种以骨量低，骨组织微结构损坏，导致骨脆性增加，易发生骨折为特征的全身性骨病。骨质疏松症可发生于任何年龄，但多见于绝经后女性和老年男性。骨质疏松症分为原发性和继发性两大类。原发性骨质疏松症包括绝经后骨质疏松症（Ⅰ型）、老年骨质疏松症（Ⅱ型）和特发性骨质疏松症（包括青少年型）。绝经后骨质疏松症一般发生在女性绝经后 5～10 年内；老年骨质疏松症一般指 70 岁以后发生的骨质疏松；特发性骨质疏松症主要发生在青少年，病因尚未阐明。继发性骨质疏松症指由任何影响骨代谢的疾病和/或药物及其他明确病因导致的骨质疏松。

随着人口老龄化日趋严重，骨质疏松症已成为我国面临的重要公共健康问题。早期流行病学调查显示：我国 50 岁以上人群骨质疏松症患病率女性为 20.7%，男性为 14.4%；60 岁以上人群骨质疏松症患病率明显增高，女性尤为突出。据估算 2006 年我国骨质疏松症患者近 7 000 万，骨量减少者已超过 2 亿人。尽管缺乏新近的流行病学数据，但估测我国骨质疏松症和骨量减少人数已远超过以上数字。

骨质疏松性骨折（或称脆性骨折）是指受到轻微创伤或日常活动中即发生的骨折，是骨质疏松症的严重后果。骨质疏松性骨折的常见部位是椎体、髋部、前臂远端、肱骨近端和骨盆等，其中最常见的是椎体骨折。国内基于影像学的流行病学调查显示，50 岁以上女性椎体骨折患病率约为 15%，50 岁以后椎体骨折的患病率随增龄而渐增，80 岁以上女性椎体骨折患病率可高达 36.6%。髋部骨折是最严重的骨质疏松性骨折，近年来我国髋部骨折的发生率呈显著上升趋势。2015 年我国主要骨质疏松性骨折（腕部椎体和髋部）约为 269 万例次，据此估计，到 2035 年将达到 483 万例次，到 2050 年达到 599 万例次。

骨质疏松性骨折的危害巨大，是老年患者致残和致死的主要原因之一。发生髋部骨折后 1 年之内，约有 20% 患者会死于各种并发症，约 50% 患者致残，生活质量明显下降。而且骨质疏松症及骨折的医疗和护理需要投入大量的人力、物力和财力，造成沉重的家庭和社会负担。据 2015 年预测，我国 2015、2035 和 2050 年用于主要骨质疏松性骨折（腕部、椎体和髋部）的医疗费用分别约为 720 亿元、1 320 亿元和 1 630 亿元。

绝经后骨质疏松症主要是由于绝经后雌激素水平降低，雌激素对破骨细胞的抑制作用减弱，破骨细胞的数量增加、凋亡减少、寿命延长，导致其骨吸收功能增强。尽管成骨细胞介导的骨形成亦有增加，但不足以代偿过度骨吸收，骨重建活跃和失衡致使小梁骨变细或断裂，皮质骨孔隙度增加导致骨强度下降。雌激素减少降低骨骼对力学刺激的敏感性，使骨骼呈现类似于废用性骨丢失的病理变化。

老年性骨质疏松症一方面由于增龄造成骨重建失衡，骨吸收/骨形成比值升高，导致进行性骨丢失；另一方面，增龄和雌激素缺乏使免疫系统持续低度活化，处于促炎性反应状态。炎性反应介质肿瘤坏死因子α（TNF-α）、白介素（interleukin，IL）及前列腺素 E2（prostaglandin E2，PGE 2）均诱导巨噬细胞集落刺激因子（M-CSF）和核因子-κB 受体活化体配体（RANKL）的表达，刺激破骨细胞，并抑制成骨细胞，造成骨量减少。雌激素和雄激素在体内均具有对抗氧化应激的作用，老年人性激素结合球蛋白持续增加，使睾酮和雌二醇的生物利用度下降，体内的活性氧类堆积，促使间充质干细胞、成骨细胞和骨细胞凋亡，使骨形成减少。老年人常见维生素 D

缺乏及慢性负钙平衡，导致继发性甲状旁腺功能亢进。年龄相关的肾上腺源性雄激素生成减少、生长激素-胰岛素样生长因子轴功能下降、肌少症和体力活动减少造成骨骼负荷减少，也会使骨吸收增加。此外，随增龄和生活方式相关疾病引起的氧化应激及糖基化增加，使骨基质中的胶原分子发生非酶促交联，也会导致骨强度降低。

骨质疏松症及其骨折的发生是遗传因素和非遗传因素交互作用的结果。遗传因素主要影响骨骼大小、骨量、结构、微结构和内部特性。峰值骨量的 60%~80% 由遗传因素决定，多种基因的遗传变异被证实与骨量调节相关。非遗传因素主要包括环境因素、生活方式、疾病、药物、跌倒相关因素等。骨质疏松症是由多种基因-环境因素等微小作用积累的共同结果。

二、中医对原发性骨质疏松的认识

传统中医学并没有"骨质疏松症"的病名。结合其病位、病因及临床表现，该病与中医学的骨痿、骨枯、骨痹证相似。目前比较认可的病名当属"骨痹""骨痿"。《内经》曰："骨痿者，生于大热也。"又云："肾气热则腰脊不举，骨枯而髓减，发为骨痿……有所远行劳倦，逢大热而渴，渴则阳气内伐，内伐则热舍于肾。肾者水脏也，今水不胜火，则骨枯而髓虚，故足不任身，发为骨痿。"阐明了骨痿发生的病机是大热伤肾阴，骨不得濡养而发生骨痿。《难经》曰："一损损于皮毛，皮聚而毛落……三损损于肌肉，肌肉消瘦，饮食不能为肌肤……五损损于骨，骨痿不能起于床。"说明人体内伤虚损的转归，伤及皮毛、血脉、肌筋，最终伤及骨骼，导致骨痿。

现代中医认为本病肾虚是主要病机，脾虚是重要病机，肝郁是重要病理，瘀血是重要环节。因为骨质疏松症的发生是以"虚"为本，以"瘀"为标，"多虚多瘀"为病机病理。"虚"为肝肾、脾胃等脏腑之虚，"瘀"为气血紊乱，脉络瘀滞，使骨骼失养，筋骨痿弱无力而引发本病。总的来讲，骨质疏松症的发生和发展与先天禀赋不足、肾精亏虚、脾气不充、肝气不调、气滞血瘀等有密不可分的关系。

三、原发性骨质疏松的中医健康管理

（一）中医健康信息收集与评估

1. 骨质疏松危险因素

骨质疏松症是一种受多重危险因素影响的复杂疾病，危险因素包括遗传因素和环境因素等多方面。骨折是骨质疏松症的严重后果，也有多种骨骼外的危险因素与骨折相关。因此，临床上需注意识别骨质疏松症及其并发症骨折的危险因素，筛查高危人群，尽早诊断和防治骨质疏松症，减少骨折的发生。

骨质疏松症的危险因素分为不可控因素与可控因素。不可控因素主要有种族（患骨质疏松症的风险：白种人高于黄种人，而黄种人高于黑种人）、老龄化、女性绝经、脆性骨折家族史。可控因素包括不健康生活方式（体力活动少、吸烟、过量饮酒、过多饮用含咖啡因的饮料、营养失衡、蛋白质摄入过多或不足、钙和/或维生素 D 缺乏、高钠饮食、体质量过低等）、影响骨代谢的疾病（包括性腺功能减退症等多种内分泌系统疾病、风湿免疫性疾病、胃肠道疾病、血液系统疾病、神经肌肉疾病、慢性肾脏及心肺疾病等）、影响骨代谢的药物（包括糖皮质激素、抗癫痫药物、芳香化酶抑制剂、促性腺激素释放激素类似物、抗病毒药物、噻唑烷二酮类药物、质子泵抑制剂和过量甲状腺激素等）。

跌倒是骨质疏松性骨折的独立危险因素，跌倒的危险因素包括环境、自身与健康因素等，应重视对跌倒相关危险因素的评估及干预。其中环境因素包括光线昏暗、路面湿滑、地面障碍物、地毯松动、卫生间未安装扶手等。而自身与健康因素包括高龄、缺乏运动、平衡能力差、既往跌倒史、肌少症、视觉异常、感觉迟钝、神经肌肉疾病、步态异常、心脏疾病、直立性低血压、抑郁症、精神和认知疾患、药物（如安眠药、抗癫痫药及治疗精神疾病药物）等。

2．骨质疏松症风险评估工具

骨质疏松症是受多因素影响的复杂疾病，对个体进行骨质疏松症风险评估，能为疾病早期防治提供有益帮助。临床上评估骨质疏松风险的方法较多，这里推荐国际骨质疏松基金会（International Osteoporosis Foundation，IOF）骨质疏松风险一分钟测试题和亚洲人骨质疏松自我筛查工具（OSTA），作为骨质疏松症风险评估的初筛工具。

而骨质疏松性骨折风险预测工具（Fracture Risk Assessment Tool，FRAX®）：是根据患者的临床危险因素及股骨颈骨密度建立的模型，用于评估患者未来 10 年发生髋部骨折及主要骨质疏松性骨折（椎体、前臂、髋部或肩部）的概率。针对中国人群的 FRAX®可通过登录以下网址获得：http：//www.sheffield. ac.uk/FRAX®/，通过对相关信息的简单勾选，就可直接得出未来 10 年骨折发生的可能性。

3．骨质疏松的诊断

（1）病史。

既往史：有无内分泌疾病史（如甲亢、甲状旁腺功能亢进症、性腺功能减退症、糖尿病、库欣综合征等）以及血液病、结缔组织病、肾脏疾病（如慢性肾功能衰竭或肾小管性酸中毒）、骨肿瘤、营养性疾病和胃肠疾病史，有无存在多种骨质疏松症危险因素（如体力活动少、吸烟、过量饮酒、过多饮用含咖啡因的饮料等不良生活习惯）。

药物应用史：是否应用糖皮质激素、抗惊厥药、甲氨蝶呤、环孢素、噻唑烷二酮类药物、质子泵抑制剂和过量甲状腺激素等药物。

月经史、手术史：有无闭经史及绝经年龄，有无卵巢早衰及卵巢切除手术史，有无产后大出血史，有无其他妇科疾病史等。

家族史：一级亲属是否有骨质疏松症或脆性骨折史。

（2）临床表现。

骨质疏松症初期通常没有明显的临床表现，因而被称为"寂静的疾病"或"静悄悄的流行病"。但随着病情进展，患者会出现骨痛、脊柱变形，甚至发生骨质疏松性骨折等后果。

骨痛及乏力：轻者无症状，仅在 X 线摄片或骨密度测量时被发现。较重患者常诉腰痛、乏力或全身骨痛。骨痛通常为弥漫性，无固定部位，体检不能发现压痛区/点。乏力常于劳累或活动后加重，负重能力下降或不能负重。

脊柱变形，身材缩短：常见于椎体压缩性骨折，身材变矮；严重者可出现驼背等脊柱畸形。

骨折：多发部位为脊柱、髋部和前臂，其他部位亦可发生，如盆骨、肋骨甚至胸骨和锁骨等。脊柱压缩性骨折突出表现为身材缩短，有时出现突发性腰痛，卧床而取被动体位。骨质疏松性骨折发生后，再骨折的风险显著增加。

并发症：驼背和胸廓畸形者常伴胸闷、气短、呼吸困难甚至紫绀等表现；髋部骨折者常因感染、心血管病或慢性器官衰竭而死亡；长期卧床会加重骨丢失，并常因感染等使骨折极难愈合。

（3）基本检查项目。

骨密度测定：骨密度是指单位体积（体积密度）或者是单位面积（面积密度）所含的骨量。目前临床最常用的骨密度测量方法有双能 X 线吸收检测法（DXA）。DXA 骨密度测量可用于骨质疏松症的诊断、骨折风险性预测和药物疗效评估，也是流行病学研究常用的骨骼评估方法。

胸、腰椎 X 线侧位片及其骨折判定：椎体骨折常因无明显临床症状被漏诊，故需要在骨质疏松性骨折的危险人群中开展椎体骨折的筛查。常规胸、腰椎 X 线侧位摄片的范围应分别包括胸 4 至腰 1 和胸 12 至腰 5 椎体。

骨转换标志物（骨代谢转换率评价）：骨转换标志物是骨组织本身的代谢产物，分为骨形成标志物和骨吸收标志物，前者反映成骨细胞活性及骨形成状态，主要有血清碱性磷酸酶、骨钙素、血清 I 型原胶原 N-端前肽（P1NP）等；后者代表破骨细胞活性及骨吸收水平，主要有空腹 2 h 尿钙/肌酐比值（UCa/Cr）、血清 I 型胶原 C-末端肽交联（S-CTX）等。

（4）基本辅助检查项目。

骨骼 X 线片：胸腰椎 X 线侧位影像可作为判定骨质疏松性椎体压缩性骨折首选的检查方法。常规胸腰椎 X 线侧位摄片的范围应分别包括胸 4 至腰 1 和胸 12 至腰 5 椎体。

实验室检查：包括外周血常规，尿常规，肝、肾功能，血钙、磷和碱性磷酸酶水平等。当有骨折时血碱性磷酸酶水平可有轻度升高。

酌情检查项目：为进一步鉴别诊断，可选择性进行以下检查，如红细胞沉降率、性腺激素、25-羟维生素 D、甲状旁腺激素、甲状腺功能、尿本周蛋白，甚至放射性核素骨扫描、骨髓穿刺或骨活检等。

（5）诊断标准。

基于骨密度测定的诊断：DXA 测量的骨密度是目前通用的骨质疏松症诊断指标。对于绝经后女性、50 岁及以上男性，建议参照 WHO 推荐的诊断标准：骨密度值低于同性别、同种族健康成人的骨峰值 1 个标准差及以内属正常，降低 1 ~ 2.5 个标准差为骨量低下（或低骨量），降低等于和超过 2.5 个标准差为骨质疏松，骨密度降低程度符合骨质疏松诊断标准，同时伴有一处或多处脆性骨折为严重骨质疏松。骨密度通常用 T 值（T-Score）表示。T 值 =（实测值 – 同种族同性别正常青年人峰值骨密度）/同种族同性别正常青年人峰值骨密度的标准差。基于 DXA 测量的中轴骨（腰椎 1 ~ 4、股骨颈或全髋）骨密度或桡骨远端 1/3 骨密度对骨质疏松症的诊断标准是 T 值 ≤ 2.5。对于儿童、绝经前女性和 50 岁以下男性，其骨密度水平的判断建议用同种族的 Z 值表示。Z 值 =（骨密度测定值 – 同种族同性别同龄人骨密度均值）/同种族同性别同龄人骨密度标准差。将 Z 值 ≤ – 2.0 视为"低于同年龄段预期范围"或低骨量。

基于脆性骨折的诊断：脆性骨折是指受到轻微创伤或日常活动中即发生的骨折。如髋部或椎体发生脆性骨折，不依赖于骨密度测定，临床上即可诊断骨质疏松症。而在肱骨近端、骨盆或前臂远端发生的脆性骨折，即使骨密度测定显示低骨量（ – 2.5 < T 值 < – 1.0），也可诊断骨质疏松症。

4．中医临床表现与辨证分型

（1）肾阳虚型：腰膝酸软而痛，肢软乏力，畏寒肢冷，尤以下肢为甚，气衰神疲，精神萎靡，面色白或焦黑，小便清长，或妇女宫寒不孕，男子阳痿或大便久泄不止，完谷不化，五更泄泻，或浮肿，腰以下为甚，按之略不起，舌质淡嫩苔白滑，脉沉弱。

（2）肾阴虚型：腰背酸痛，时发骨痛，关节酸痛，腰背部自感烁热，失眠多梦，伴头晕、耳鸣、潮热盗汗，咽干颧红，尿黄便干，舌质红苔薄。

（3）肾精不足型：腰背酸痛，足痿无力，发脱齿摇，早衰，耳鸣耳聋，骨筋酸软，动作迟缓，健忘恍伤，精神萎靡，性机能低下，舌淡苔白，脉细弱。

（4）肝肾阴虚型：腰背酸痛，头晕目眩，耳鸣健忘，口燥咽干，失眠多梦，胁痛，五心烦热，盗汗颧红，舌红、少苔、脉细数。

（5）脾肾阳虚型：腰背冷痛，面色㿠白，形寒肢冷，久泄不止，或五更泄泻，完谷不化，或面浮身肿，小便不利，舌质淡胖，舌苔白滑，脉沉迟无力。

（二）中医特色健康干预

1．健康教育与中医养生

遵循中医"治未病"的原则，通过讲座、宣传册、电话访问、支持团队及网站等途径，向患者及家属解释骨质疏松的发生机制和疾病转归，指导患者自我管理生活方式、运动习惯和情绪心态。对骨质疏松患者的中医养生指导包括规律作息、动静结合的生活方式、传统保健体育（如太极拳、五禽戏、八段锦等）、心情调摄方法，以及根据患者个体体质特点进行适宜、适量的食疗与药膳等方面的内容。

2．骨健康基本补充剂

（1）钙剂：充足的钙摄入对获得理想骨峰值、减缓骨丢失、改善骨矿化和维护骨骼健康有益。2022 版中国居民膳食营养素参考摄入量建议成人每日钙推荐摄入量为 800 mg（元素钙），50 岁及以上人群每日钙推荐摄入量为 1 000～1 200 mg。尽可能通过饮食摄入充足的钙，饮食中钙摄入不足时，可给予钙剂补充。营养调查显示我国居民每日膳食约摄入元素钙 400 mg，故尚需补充元素钙约 500～600 mg/d，钙剂选择需考虑其钙元素含量、安全性和有效性。其中碳酸钙含钙量高，吸收率高，易溶于胃酸，常见不良反应为上腹不适和便秘等。枸橼酸钙含钙量较低，但水溶性较好，胃肠道不良反应小，且枸橼酸有可能减少肾结石的发生，适用于胃酸缺乏和有肾结石风险的患者。高钙血症和高钙尿症时，应避免使用钙剂。补充钙剂需适量，超大剂量补充钙剂可能增加肾结石和心血管疾病的风险。在骨质疏松症的防治中，钙剂应与其他药物联合使用，目前尚无充分证据表明单纯补钙可以替代其他抗骨质疏松药物治疗。

（2）维生素 D：充足的维生素 D 可增加肠钙吸收、促进骨骼矿化、保持肌力、改善平衡能力和降低跌倒风险。维生素 D 不足可导致继发性甲状旁腺功能亢进，增加骨吸收，从而引起或加重骨质疏松症。同时补充钙剂和维生素 D 降低骨质疏松性骨折风险。维生素 D 不足还会影响其他抗骨质疏松药物的疗效。成人推荐维生素 D 摄入量为 400 IU（10 μg）/d，65 岁及以上老年人因缺乏日照、以及摄入和吸收障碍常有维生素 D 缺乏，推荐摄入量为 600 IU（15 μg）/d，可耐受最高摄入量为 2 000 IU（50 μg）/d。维生素 D 用于骨质疏松症防治时，剂量可为 800～1 200 IU/d。对于日光暴露不足和老年人等维生素 D 缺乏的高危人群，建议酌情检测血清 25OHD 水平，以了解患者维生素 D 的营养状态，并指导维生素 D 的补充。有研究建议老年人血清 25OHD 水平应达到或高于 75 nmol（30 μg）/L，以降低跌倒和骨折风险。临床应用维生素 D 制剂时应注意个体差异和安全性，定期监测血钙和尿钙浓度，不推荐使用活性维生素 D 纠正维生素 D 缺乏，不建议 1 年单次较大剂量普通维生素 D 的补充。

3．生活方式指导

（1）加强营养，均衡膳食：建议摄入富含钙、低盐和适量蛋白质的均衡膳食。推荐每日蛋白质摄入量为 0.8～1.0 g /kg 体质量，并每天摄入牛奶 300 mL 或相当量的奶制品。

（2）充足日照：建议上午 11:00 到下午 3:00 间，尽可能多地暴露皮肤于阳光下晒 15～30 min（取决于日照时间、纬度、季节等因素），每周两次，以促进体内维生素 D 的合成，尽量不涂抹防晒霜，以免影响日照效果，但需注意避免强烈阳光照射，以防灼伤皮肤。

（3）规律运动：建议进行有助于骨健康的体育锻炼和康复治疗。运动可改善机体敏捷性、力量、姿势及平衡等，减少跌倒风险。运动还有助于增加骨密度，适合于骨质疏松症患者的运动包括负重运动及抗阻运动，推荐规律的负重及肌肉力量练习，以减少跌倒和骨折风险。肌肉力量练习包括重量训练，其他抗阻运动及行走、慢跑，练太极拳、瑜伽、舞蹈和打乒乓球等。运动应循序渐进、持之以恒。骨质疏松症患者开始新的运动训练前应咨询临床医生，进行相关评估。

（3）其他：戒烟、限酒，避免过量饮用咖啡和碳酸饮料，尽量避免或少用影响骨代谢的药物等。

4．康复治疗

行动不便者可选用拐杖、助行架等辅助器具，以提高行动能力，减少跌倒发生。此外，可行适当的环境改造如将楼梯改为坡道，浴室增加扶手等，以增加安全性。骨质疏松性骨折患者可佩戴矫形器，以缓解疼痛，矫正姿势，预防再次骨折等。在作业疗法方面，指导患者日常生活采用正确的姿势，提高活动安全性。还可分散患者注意力，减少对疼痛的关注，缓解焦虑，抑郁等负面情绪。

5．中医药特色

（1）常用内服方药指导：根据不同的辨证分型，治疗骨质疏松的常用中药复方包括右归丸、补中益气汤、金匮肾气丸、六味地黄汤、身痛逐瘀汤等。常用中成药包括续断壮骨胶囊、仙灵骨葆胶囊、金天格胶囊、恒古骨伤愈合剂等。常用单味中药有熟地黄、附子、肉桂、山药、山茱萸、菟丝子、鹿角胶、枸杞子、当归、杜仲、黄芪、白术、陈皮、升麻、柴胡、人参、甘草、丹皮、泽泻、茯苓、秦艽、川芎、桃仁、红花、羌活、没药、灵脂、香附、牛膝、地龙等。

（2）中药食疗：依据中医"药食同源、药食同功、药食同理"原则，某些食物兼具营养和药物价值。其中羊肉、枸杞、乌鸡、海参、龙眼、韭菜、生姜等可补益肾阳，银耳、猪肝、黑豆、玫瑰花茶等可养肝疏肝，山药、薏米、山楂、牛肉、大枣等可健脾益胃，常配伍食用。研究表明，单纯或配合食疗膳食，可明显改善骨质疏松患者骨代谢指标，提高骨密度，缓解疼痛症状。

（3）中医特色穴位针灸推拿技术指导：骨质疏松治疗常用穴位包括肾俞、脾俞、肝俞、足三里、三阴交、中脘、太溪、关元、大椎、大杼、太白、膻中、命门、神阙等。可采用针刺、电针、艾灸、推拿、穴位贴敷等方法。

（4）中药熏洗指导：中药熏洗，其药力与热力结合，可透皮触骨，直达病灶。骨质疏松的中药熏洗，多以活血化瘀、疏通腠理、调畅气机、通络镇痛的药物为主。

🏥 本章思考题

（1）请简述常见慢性病中西医结合管理的必要性。

（2）常见慢性病中医健康管理特色技术有哪些？

（3）请简述常见慢性病中医健康管理现状与存在问题。

（4）请调查高血压、糖尿病等常见慢性病中医健康管理模式创新与实践。

参考文献

[1] 郭永胜.中医健康管理理论体系构建研究[D].济南：山东中医药大学，2015.

[2] 杨贵尧，刘颖，郑杰，等.中医健康管理的现状和展望[J].中国中医药现代远程教育，2012，10（18）.

[3] 李婧，杜颖，徐腾达，等.健康管理行业和学术体系在中国的兴起及展望[J].中国科学：生命科学，2021，51（8）.

[4] 毕四岭，水黎明，励涛.社区居民健康管理工作实践探索与对策研究.中国全科医学，2013，16（21）.

[5] 梁百慧，林静，方森，等.中医老年健康干预现状研究[J].中医药导报，2017，23（16）.

[6] 孙延娜，李海权.中医药终身教育在老龄化社会中的创新式发展[J].中国中医药现代远程教育，2017，15（6）.

[7] 鄢德政.大数据时代下中医健康管理的挑战与机遇[J].中医药管理杂志，2022，30（15）.

[8] 李灿东.状态辨识与中医健康管理的特点[J].福建中医药，2021，52（1）.

[9] 张诗妍，李书楠，许亮文，等.以状态为核心的中医健康管理的服务模式与应用[J].福建中医药，2022，53（3）.

[10] 董莹.北京市社区中医药适宜技术服务推广效果的调查研究[D].北京：北京中医药大学，2011，5.

[11] 文庆，田侃，陆超，等.中医药介入新冠肺炎的防治及启示[J].南京医科大学学报（社会科学版），2021，21（2）.

[12] 王国强.谋划发展中医药健康服务的战略布局[N].中国中医药报，2013-12-18.

[13] 朱雯.浙江省农村卫生适宜技术筛选评估研究[D].杭州：浙江大学，2007，5.

[14] 杨爱国.神经根型颈椎病推拿适宜技术筛选及临床疗效评价研究[D].成都：成都中医药大学，2011，4.

[15] 刘芹，许伟军，张德忠，等.村卫生室推广应用中医适宜技术的实践[J].中医药管理杂志，2004，12（2）.

[16] 杨丽萍.甘肃慢性病农村卫生适宜技术培训效果及影响因素研究[D].兰州：兰州大学，2009，5.

[17] 朱雯，王红妹，钱晓萍，等.卫生适宜技术研究进展[J].卫生经济研究，2006，17（7）.

[18] 汲进梅，于龙凤，李峻，等. 村卫生室就诊常见疾病及其诊治技术分析[J]. 中国卫生事业管理，2009，26（5）.

[19] 韩俊红. 传统中医药海外发展的澳大利亚模式与启示[J]. 广西民族大学学报（哲学社会科学版），2019，41（6）.

[20] 黄建始，陈君石. 健康管理在中国的历史、现状和挑战[J]. 中华全科医师杂志，2007，6（1）.

[21] 陈丽波. 城市轨道交通工程实施策划问题研究[D]. 北京：中国铁道科学研究院，2010，8.

[22] 周继祥. M医院绩效管理与绩效支付体系研究[D]. 长沙：中南林业科技大学，2007，10.

[23] 赵雨薇，闫川慧，张俊龙，等. 应用层次分析法和百分权重法确定中医适宜技术评估指标体系权重[J]. 中华中医药杂志，2017，32（7）.

[24] 娄圣睿. 转型国家银行竞争力比较研究[D]. 上海：复旦大学，2008，5.

[25] 蔡艺，熊振芳，程爽，等. "互联网+"中医健康管理模式在社区老年高血压患者中应用效果评价[J]. 时珍国医国药，2021，32（4）.

[26] 朱亚. 社区健康管理与传播研究[D]. 武汉：武汉大学，2010，10.

[27] 曾国书. 中医学"治未病"思想探析[D]. 济南：山东中医药大学，2011，4.

[28] 胡广芹，陆小左，于志峰，等. 浅析中医健康状态的内涵[J]. 西部医学，2012，24（9）.

[29] 杨逢春，胡静，杨金洪. 浅谈针灸"治未病"防治亚健康[J]. 世界中医药，2012，7（3）.

[30] 何清湖，周兴. 论中医"治未病"的原则[J]. 中国中医药现代远程教育，2009，7（21）.

[31] 韦伟. IGF-1和IGFBP-3基因多态性与非创伤性股骨头坏死及中医血瘀体质关联性研究[D]. 广州：广州中医药大学，2018，4.

[32] 江鸿，林忠嗣. 从中医治未病思想谈青少年安全健康教育[J]. 中华中医药学刊，2009，27（3）.

[33] 娄玉铃，张广辉. "虚邪瘀"理论的风湿病"治未病"探微[J]. 辽宁中医杂志，2009，36（8）.

[34] 杨凯，张兰. "治未病"与糖尿病肾病治疗[J]. 实用中医内科杂志，2014，28（5）.

[35] 孙广仁. 中医基础理论[M]. 北京：中国中医药出版社，2007.

[36] 刘带，李锐锋. 论中医理论中的系统整体性思想[J]. 系统科学学报，2009，17（3）.

[37] 中华中医药学会. 中医体质分类与判定[M]. 北京：中国中医药出版社，2009.

[38] 董丽萍. 中医体质学说与疾病的关系[J]. 中国中医基础医学杂志，2006，12（11）.

[39] 龚勇军. 中医辨体养生原则研究[D]. 南京：南京中医药大学，2010，5.

[40] 朱文锋. 中医诊断学[M]. 北京：中国中医药出版社，2004.

[41] 张治霞. 四诊合参辅助诊疗关键技术在新型医疗模式中的应用价值与意义[D]. 北京：北京中医药大学，2016，5.

[42] 骆真. 中医症状的分类研究[D]. 济南：山东中医药大学，2014，4.

[43] 瞿岳云. 中医入门精要[M]. 北京：人民军医出版社，2008.

[44] 肖迪尹. 基于机器学习的中医脉诊辅助决策研究[D]. 成都：电子科技大学，2021，3.

[45] 孙昕霙. 健康调查问卷设计原理与实践[M]. 北京：北京大学出版社，2020.

[46] WARE JE. SHERBORNE CD. The MOS 36-item short-form health survey (SF-36): Conceptual Farmer-work and item selection.Medical Care, 1992, 30.

[47] 李鲁，王红妹，沈毅. SF-36 健康调查量表中文版的研制及其性能测试[J]. 中华预防医学杂志，2002，36（2）.

[48] 杜宇婷. 居民健康档案管理现状分析[D]. 哈尔滨：黑龙江大学，2020，5.

[49] 许金星. 社区老年人中医养生保健素养与健康状况调查研究[D]. 延边：延边大学，2020，5.

[50] 夏艾抒. 昆明市慢性病健康档案管理现状及其影响因素研究[D]. 昆明：昆明医科大学，2016，5.

[51] 赵西婷. 唐山市居民健康档案的建档及管理研究[D]. 沈阳：辽宁大学，2019，6.

[52] 吴长汶，朱龙，唐娜娜，等. 基于治未病思想指导下的疾病风险预警系统研究[J]. 中华中医药杂志，2017，32（7）.

[53] 朱立强. 社区居民健康危险因素评价系统软件的研制[D]. 重庆：第三军医大学，2009，5.

[54] 吴长汶，朱龙，唐娜娜，等. 基于整体观念的肿瘤病风险预警[J]. 中华中医药杂志，2017，32（8）.

[55] 朱彦军. 对山区公路隧道施工安全评估体系的研究[J]. 交通世界（运输·车辆），2011，（7）.

[56] 宋霜蒙. TK 人寿陕西分公司健康险营销策略研究[D]. 西安：西北大学，2021，12.

[57] 赵超华. 泰式按摩与中医推拿治疗膝关节骨性关节炎的比较探析[D]. 沈阳：辽宁中医药大学，2020，6.

[58] 中华中医药学会. 亚健康中医临床指南[M]. 中国中医药出版社，2006.

[59] 傅华. 健康教育学[M]. 北京：人民卫生出版社，2017.

[60] 伍星，黄晓梅，邓海清，等. "互联网+"下的社区健康教育新模式[J]. 中国医药导报，2016，13（21）.

[61] 孙浩林，傅华. 健康素养的涵义研究现状[J]. 中国慢性病预防与控制，2011，19（3）.

[62] 中华人民共和国国家中医药管理局中华人民共和国国家卫生和计划生育委员会. 关于发布《中国公民中医养生保健素养》的公告[EB/OL].[2014-08-06]. http://

www.gov.cn/xinwen/2014-06/08/content_2696452.htm.

[63] 周恒忠，夏晓萍.全科医学与社区卫生服务[M].北京：人民军医出版社，2010.

[64] 高学敏.中药学[M].2版.北京：中国中医药出版社，2017.

[65] 张涵灵.基于"药食同源"理论的安和怡养茶研制及其作用机理的研究[D].武汉：湖北中医药大学，2021，5.

[66] 胡荣瑾，蔡文智.中草药入门[M].北京：人民军医出版社，2008.

[67] 王玉川.中医养生学[M].上海：上海科学技术出版社，2008.

[68] 谭芳，陈雅，林彭勇.药膳源流及药膳常用中药的归类分析[J].湖南中医药大学学报，2017，37（9）.

[69] 国家卫生计生委.关于发布推荐性卫生行业标准《0～6岁儿童健康管理技术规范》的通告[EB/OL].[2015-06-26].http://www.nhc.gov.cn/fzs/s7852d/201507/a0ba3f1f4a3843bf9e577a993d88ac10.shtml.

[70] 国家卫生计生委.关于发布推荐性卫生行业标准《老年人健康管理技术规范》的通告[EB/OL].[2015-11-04].http://www.nhc.gov.cn/fzs/s7852d/201511/c17dd8f1f7a146c29ef34ca2ad26b264.shtml.

[71] 国家卫生计生委.国家卫生计生委关于印发《国家基本公共卫生服务规范（第三版）》的通知[J].中华人民共和国国家卫生健康委员会公报，2017，3.

[72] 国家中医药管理局.国家中医药管理局关于印发中医药健康管理服务技术规范的通知[EB/OL].[2013-09-22].http://www.natcm.gov.cn/yizhengsi/ gongzuodongtai/2018-0324/2776.html.

[73] 符美玲.重庆市社区中医健康管理现状及发展策略研究[D].重庆：重庆医科大学，2012，5.

[74] 李赣，平立，黄景山，等.青少年中医药科普教育模式实践探索[J].上海中医药大学学报，2014，28（1）.

[75] 廖艳，刘红双，热依拉·吐尔逊，等.具有中医营养特色的"校园食育与实践项目"课程构建与实施[J].中医药管理杂志，2020，28（12）.

[76] 中华人民共和国教育部.教育部关于印发《中小学健康教育指导纲要》的通知[EB/OL].[2008-12-01].http://www.gov.cn/gzdt/2008-12/27/content_1189107.htm.

[77] 廖艳，林殷，张聪，等.基于传统饮食文化建立中西医营养结合的大学生"食育"校园实践方案[J].中医药管理杂志，2021，29（14）.

[78] 邓姣，王维斌，陈锦明，等.中医健康管理在慢性病管理中的优势分析[J].福建中医药，2021，52（5）.

[79] 《中国高血压防治指南》修订委员会.中国高血压防治指南（2018年修订版）[J].中国心血管杂志，2019，19（1）.

[80] 于晓静.社区高血压患者中医健康管理效果及其影响因素研究[D].开封：河南大学，2014，5.

[81] 张珊. 基于超大城市的国家慢性病综合防控示范区建设效果评价[D]. 北京：中国疾病预防控制中心，2019，6.

[82] 张轩. 养阴降压方穴位贴敷联合耳穴压豆治疗原发性高血压的临床观察[D]. 武汉，湖北中医药大学，2021，5.

[83] 张旭东."育阴潜阳，平冲降逆"针刺治疗肝阳上亢型高血压病研究[D]. 北京：北京中医药大学，2021，6.

[84] 中华医学会糖尿病学分会. 中国 2 型糖尿病防治指南（2020 年版）（上）[J]. 中国实用内科杂志，2021，41（08）.

[85] 中华医学会糖尿病学分会. 中国 2 型糖尿病防治指南（2020 年版）（下）[J]. 中国实用内科杂志，2021，41（09）.

[86] 庞国明，倪青，张芳. 2 型糖尿病病证结合诊疗指南[J]. 中医杂志，2021，62（4）.

[87] 郑传飞. 昆明市两社区 2 型糖尿病患者中医体质的研究[D]. 昆明：云南中医药大学，2019，5.

[88] 姜潇. 玉液降糖方治疗 2 型糖尿病气阴两虚证的临床观察[D]. 重庆：重庆医科大学，2020，6.

[89] 薛玲. 中药复方益糖康治疗糖调节受损合并代谢综合征临床及相关基础研究[D]. 沈阳：辽宁中医药大学，2019，6.

[90] 陶冶. 中医手法治疗代谢类疾病的文献研究[D]. 长春：长春中医药大学，2013，4.

[91] 刘艳平. 针刺脾相关穴位治疗 2 型糖尿病的研究[D]. 南京：南京中医药大学，2015，4.

[92] 郑孟姗，何丽云，王天芳，等. 中医养生思想在亚健康状态调摄中的应用[J]. 中国中医基础医学杂志，2009，15（5）.

[93] 王瑾. 代谢综合征合并颈动脉粥样硬化临床观察及病机分析[D]. 济南：山东中医药大学，008，4.

[94] 中华医学会心血管病学分会介入心脏病学组，中华医学会心血管病学分会动脉粥样硬化与冠心病学组，中国医师协会心血管内科医师分会血栓防治专业委员会，等. 稳定性冠心病诊断与治疗指南[J]. 中华心血管病杂志，2018，46（9）.

[95] 中华医学会，中华医学会杂志社，中华医学会全科医学分会，等. 稳定性冠心病基层诊疗指南（2020 年）[J]. 中华全科医师杂志，2021，20（3）.

[96] 魏康康. 冠心病及其中医证型与维生素 K1、MK-4、MK-7 水平的相关性研究[D]. 北京：北京中医药大学，2020，5.

[97] 陈志娟. 左归饮治疗稳定型心绞痛（心肾阴虚型）的临床疗效观察[D]. 哈尔滨：黑龙江中医药大学，2022，6.

[98] 王于心. 黄芪建中汤合四逆汤加减方治疗冠心病不稳定型心绞痛脾肾阳虚证的临床研究[D]. 济南：山东中医药大学，2020，6.

[99] 李铁术. 基于数据挖掘技术总结杨丽华教授治疗冠心病（稳定型心绞痛）用药特点[D]. 长春：长春中医药大学，2020，6.

[100] 黄火炎. 双清消斑饮对痰瘀互结型冠心病伴糖耐量异常患者糖代谢的影响[D]. 福州：福建中医药大学，2020，6.

[101] 姜晓桐. 护心止痛方治疗经皮冠状动脉支架植入术后心绞痛气滞血瘀证的临床研究[D]. 济南：山东中医药大学，2021，6.

[102] 刘亚楠. 枳壳煮散对冠心病合并 A 型行为的干预作用[D]. 济南：山东中医药大学，2020，6.

[103] 王宇. 五龙通络解郁方治疗冠心病稳定型心绞痛合并抑郁症的研究[D]. 北京：北京中医药大学，2021，5.

[104] 中华医学会神经病学分会，中华医学会神经病学分会脑血管病学组. 中国脑出血诊治指南（2019）[J]. 中华神经科杂志，2019，52（12）.

[105] 中华中医药学会脑病分会，广东省中医药学会脑病专业委员会，广东省中西医结合学会卒中专业委员会. 中西医结合脑卒中循证实践指南（2019）[J]. 中国循证医学杂志，2020，20（8）.

[106] 中华医学会神经病学分会，中华医学会神经病学分会脑血管病学组. 中国急性缺血性脑卒中诊治指南 2018[J]. 中华神经科杂志，2018，51（9）.

[107] 王雅妹. 星蒌承气汤对痰热腑实型缺血性脑卒中患者的临床疗效观察[D]. 天津：天津医科大学，2019，5.

[108] 中华医学会呼吸病学分会慢性阻塞性肺疾病学组，中国医师协会呼吸医师分会慢性阻塞性肺疾病工作委员会. 慢性阻塞性肺疾病诊治指南（2021 年修订版）[J]. 中华结核和呼吸杂志，2021，44（3）.

[109] 李建生. 国际中医临床实践指南 慢性阻塞性肺疾病[J]. 世界中医药，2020，15（7）.

[110] 王芳. 393 例 COPD 住院患者基本情况回顾性调查[D]. 成都：成都中医药大学，2014，4.

[111] 田金洲，解恒革，王鲁宁，等. 中国阿尔茨海默病痴呆诊疗指南（2020 年版）[J]. 中华老年医学杂志，2021，40（03）.

[112] 张允岭. 国际中医临床实践指南 阿尔茨海默病[J]. 世界中医药，2021，16（8）.

[113] 朱立猛. 壳寡糖对阿尔茨海默病的作用效果评价及其机制初探[D]. 北京：中国科学院大学，2021，6.

[114] 冯丽君. 阿尔茨海默病与血管性痴呆血管性危险因素筛选及脑 SPECT 显像的临床表现[D]. 天津：天津医科大学，2011，5.

[115] 周梦玲. 补肾法对阿尔茨海默病肠道菌群失衡的影响研究[D]. 北京：北京中医药大学，2020，6.

[116] 中华医学会骨质疏松和骨矿盐疾病分会. 原发性骨质疏松症诊疗指南（2017）[J]. 中华骨质疏松和骨矿盐疾病杂志，2017，10（5）.

[117] 中华医学会，中华医学会杂志社，中华医学会全科医学分会，等. 原发性骨质疏松症基层诊疗指南（2019 年）[J]. 中华全科医师杂志，2020，19（4）.

[118] 中华医学会，中华医学会杂志社，中华医学会全科医学分会，等. 原发性骨质疏松症基层诊疗指南（实践版·2019）[J]. 中华全科医师杂志，2020，19（4）.

[119] 卢依伶. 龟鹿二仙胶治疗原发性骨质疏松症的临床研究[D]. 南京：南京中医药大学，2016，4.

[120] 中国中西医结合学会骨伤科专业委员会. 骨质疏松症中西医结合诊疗指南[J]. 中华医学杂志，2019，99（45）.

[121] 葛继荣，王和鸣，郑洪新，等. 中医药防治原发性骨质疏松症专家共识（2020）[J]. 中国骨质疏松杂志，2020，26（12）.